图书在版编目（CIP）数据

EMORY 脊柱外科技巧图解 /（美）约翰·M. 李 (John M. Rhee) 原著；黄霖等主译 . — 北京：中国科学技术出版社 , 2021.2

ISBN 978-7-5046-8920-7

Ⅰ . ① E… Ⅱ . ①约… ②黄… Ⅲ . ①脊柱病—外科学—图解 Ⅳ . ① R681.5-64

中国版本图书馆 CIP 数据核字 (2020) 第 247203 号

著作权合同登记号：01-2020-7270

策划编辑	焦健姿	王久红
责任编辑	黄维佳	
装帧设计	佳木水轩	
责任印制	李晓霖	

出 版	中国科学技术出版社
发 行	中国科学技术出版社有限公司发行部
地 址	北京市海淀区中关村南大街 16 号
邮 编	100081
发行电话	010-62173865
传 真	010-62179148
网 址	http://www.cspbooks.com.cn

开 本	889mm×1194mm 1/16
字 数	686 千字
印 张	27.75
版 次	2021 年 2 月第 1 版
印 次	2021 年 2 月第 1 次印刷
印 刷	天津翔远印刷有限公司
书 号	ISBN 978-7-5046-8920-7 / R·2649
定 价	398.00 元

EMORY UNIVERSITY SPINE
Illustrated Tips and Tricks in
Spine Surgery

EMORY

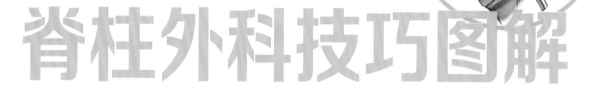

脊柱外科技巧图解

原著　[美] John M. Rhee

主审　田　伟　沈慧勇

主译　黄　霖　何　达　赵　宇　秦　毅

中国科学技术出版社

·北　京·

内容提要

本书引进自世界知名的 Wolters Kluwer 出版社，由国际著名骨外科、脊柱外科专家 John M. Rhee 教授团队倾力编著，国内 60 家医院 100 余位骨科专家联袂翻译而成。全书共五篇 40 章，全方位系统地介绍了各种脊柱外科手术的方法及技巧。本书编写思路清晰、注重实用，每章均以典型病例带出本章所述技术方法的应用示范，并详细列出各种手术方法的适应证、技巧、术后管理关键、并发症处理等，同时配有大量高清图片帮助读者理解手术细节。纵览全书，编写独具匠心，内容丰富、实用，非常适合广大脊柱外科、骨外科、脊柱脊髓神经外科医师阅读参考，是一部不可多得的临床案头必备工具书。

译校者名单

主　　审　田　伟　沈慧勇

主　　译　黄　霖　何　达　赵　宇　秦　毅

副 主 译　马晓生　王　鹏　钱　宇　周文钰

学术秘书　李玉希　蔡兆鹏　叶记超

统筹整理　秦　毅　周文钰

译 校 者 （以姓氏笔画为序）

万　勇	中山大学附属第一医院	朱泽章	南京鼓楼医院
凡　进	江苏省人民医院	任海龙	南方医科大学南方医院
马　雷	河北医科大学附属第三医院	刘　洋	上海长征医院
马向阳	中国人民解放军南部战区总医院	刘　斌	中山大学附属第三医院
马晓生	上海复旦大学华山医院	刘　臻	江苏省南京鼓楼医院
王　冰	中南大学湘雅二医院	刘亚军	北京积水潭医院
王　征	中国人民解放军总医院第一医学中心	刘卓劼	中山大学孙逸仙纪念医院
		刘翔戈	中山大学孙逸仙纪念医院
王　涛	天津医院	刘新宇	山东齐鲁医院
王　博	大连医科大学附属第一医院	闫　亮	西安交通大学附属红会医院
王　鹏	中山大学附属第八医院	江晓兵	广州中医药大学第一附属医院
王圣林	北京大学第三医院	李　明	中山大学孙逸仙纪念医院
王吉兴	南方医科大学南方医院	李　波	中山大学孙逸仙纪念医院
王孝宾	中南大学湘雅二医院	李　楠	北京积水潭医院
王洪立	上海复旦大学华山医院	李玉希	中山大学孙逸仙纪念医院
王维山	新疆石河子医学院附属医院	李危石	北京大学第三医院
仇胥斌	江苏省常州市第一人民医院	李军伟	郑州大学第一附属医院
方向前	浙江大学邵逸夫医院	李进腾	中山大学附属第八医院
艾福志	中山大学孙逸仙纪念医院	李良满	中国医科大学附属第一医院
左建林	吉林大学中日联谊医院	李春海	中山大学孙逸仙纪念医院
卢世新	中山大学孙逸仙纪念医院	李振宙	中国人民解放军总医院第四医学中心
叶记超	中山大学孙逸仙纪念医院		
宁广智	天津医科大学总医院	杨　强	天津医院

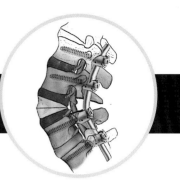

杨松杰	广东省汕头市中心医院	柳　达	中国医科大学盛京医院
何　达	北京积水潭医院 / 中山积水潭骨科医院	祝　勇	内蒙古医科大学第二附属医院
闵少雄	南方医科大学珠江医院	姚关锋	汕头大学附属第二医院
张忠民	南方医科大学南方医院	秦　安	上海交通大学附属第九医院
张奎勃	中山大学附属第五医院	秦　毅	广东省珠海市人民医院
张顺聪	广州中医药大学第一附属医院	莫　健	中山大学附属第三医院
陆　声	云南省第一人民医院	夏　虹	中国人民解放军南部战区总医院
陈　亮	苏州大学附属第一医院	钱　宇	浙江省绍兴市人民医院
陈　铿	中山大学附属第八医院	徐　韬	新疆医科大学第一附属医院
陈华江	上海长征医院	徐宝山	天津医院
陈克冰	南方医科大学附属第三医院	唐　勇	中山大学孙逸仙纪念医院
陈甫超	苏州大学附属第二医院	黄　霖	中山大学孙逸仙纪念医院
陈展鹏	广东省汕头市中心医院	黄浚燊	中山大学孙逸仙纪念医院
陈绪彪	广东省汕头市中心医院	黄家俊	中山大学孙逸仙纪念医院
陈瑞强	中山大学附属第三医院	麻育源	浙江省人民医院
林坚平	海南省人民医院	梁育玮	中山大学孙逸仙纪念医院
罗　飞	陆军军医大学西南医院	梁道臣	中山市人民医院
周文钰	深圳市第二人民医院	董　健	上海复旦大学附属中山医院
周晓岗	上海复旦大学附属中山医院	蒋　晖	南方医科大学南方医院
郑　冠	中山大学附属第八医院	程子颖	中山大学孙逸仙纪念医院
郑国权	中国人民解放军总医院第一医学中心	程细高	南昌大学附属第二医院
宗少辉	广西医科大学附属第一医院	谢广渊	广东省东莞市大朗医院
赵　宇	北京协和医院	谢中瑜	中山大学附属第八医院
赵　岩	内蒙古医科大学第二附属医院	谢沛根	中山大学附属第三医院
赵凤东	浙江大学邵逸夫医院	蔡兆鹏	中山大学附属第八医院
赵伟华	东莞市人民医院谢岗医院	熊　伟	华中科技大学附属同济医院
赵松川	西安交通大学附属红会医院	黎松波	广东省东莞市人民医院
胡旭民	中山大学孙逸仙纪念医院	颜　滨	深圳市第二人民医院
胡学昱	空军军医大学西京医院	魏富鑫	中山大学附属第七医院

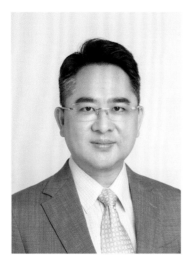

黄 霖

- 教授，主任医师，博士／硕士研究生导师
- 中山大学孙逸仙纪念医院骨外科党支部书记、脊柱外科主任
- 中山大学孙逸仙纪念医院骨外科规培基地教学主任
- 中山大学孙逸仙纪念医院生物材料与 3D 打印部主任
- 广东省杰出青年医学人才
- 中华医学会骨科学分会第十届委员会青委会副主任委员
- 中华医学会骨科学分会第十一届青年委员会脊柱学组副组长
- 国际矫形与创伤外科学会 SICOT 中国部青年学会副主任委员
- 广东省医学会骨科学分会常务委员兼智能骨科学组组长
- 广东省医学教育协会第一届脊柱外科专委会副主任委员
- 广东省医学会粤港澳大湾区骨科联盟秘书长
- 白求恩公益基金会广东省骨科加速康复联盟副主任委员兼秘书长
- 广东省医师协会脊柱外科医师分会第三届委员会副主任委员

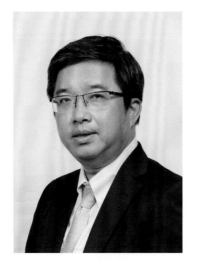

何 达

- 教授，主任医师，博士／硕士研究生导师
- 中山积水潭骨科医院执行院长（首任）
- 北京积水潭医院脊柱外科主任助理
- 中华医学会骨科学分会脊柱外科学组委员兼秘书
- 中华医学会骨科学分会第十届委员会青委会副主任委员
- 白求恩公益基金会骨科基层教育委员会秘书长
- 中国医师协会显微外科分会显微神经脊柱专业委员会常务委员
- 中国医疗保健国际交流促进会加速康复外科学分会脊柱外科康复学组委员
- 中国研究型医院学会加速康复外科专业委员会骨外科学组委员
- 国际矫形与创伤外科学会（SICOT）中国部脊柱外科学会秘书长
- 亚太颈椎外科学会（APCSS）执行委员
- 《实用骨科杂志》《中国组织工程研究》《生物骨科材料与临床研究》《骨科临床与研究杂志》《BMC Musculoskeletal Disorders》等期刊编委

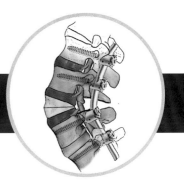

赵 宇

- 教授，主任医师，博士 / 硕士研究生导师
- 中国医学科学院北京协和医院骨科
- 师从著名骨科学家邱贵兴院士，毕业后于北京协和医院骨科工作
- 中华医学会骨科学分会第十届委员会青委会副主任委员
- 中华医学会骨科学分会脊柱外科学组委员
- 白求恩公益基金会理事、副秘书长、骨科委员会主任委员
- 中国老年学和老年医学学会老年骨科分会社区学组组长
- 北京航空航天大学、西安交通大学、上海理工大学兼职导师，联合培养研究生，建立医工融合研究团队，创办"未来骨科医工融合创新沙龙"
- 《BMC Musculoskeletal Disorders》期刊副主编
- 《中华骨科杂志》《中华骨与关节外科杂志》编委
- 主译《达拉斯贡袖珍骨科学》《骨修复与重建》《石膏固定操作手册》《脊柱功能解剖学》等专著
- 参编《骨科手术学（第三版 / 第四版）》等骨科巨著
- 参编《中国骨科大手术静脉血栓预防指南》《骨关节炎诊疗指南》《中国骨质疏松骨折诊疗指南》等

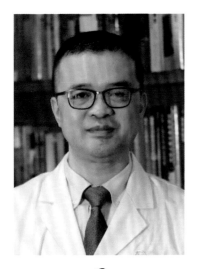

秦 毅

- 博士后，主任医师，暨南大学副教授，硕士研究生导师
- 广东省珠海市人民医院脊柱骨病科行政主任
- 擅长微创治疗腰椎间盘突出症、腰椎滑脱症、颈椎病、脊髓损伤、脊柱骨折、脊柱肿瘤
- 广东省杰出青年医学人才
- 广东省医学会骨科学分会青委会副主任委员
- 广东省医师协会脊柱外科分会委员
- 广东省医学会脊柱外科学分会青年委员
- 广东省康复医学会脊柱脊髓分会青委会副主任委员
- 主持国家级课题 2 项、省部级 2 项、厅局级课题 4 项
- 第一作者发表 SCI 收录论文 10 篇

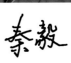

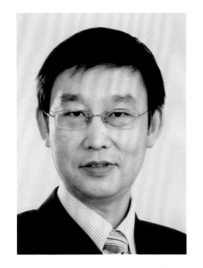

马晓生

马晓生

- 教授，主任医师，复旦大学硕士研究生导师
- 复旦大学附属华山医院骨科行政副主任
- 中华医学会骨科学分会第十一届委员会青年委员会副主任委员
- 中国医师协会骨科医师分会青年工作委员会副主任委员
- 中国医师协会骨科分会脊柱畸形委员会委员
- 中国康复医学会脊柱脊髓专业委员会脊柱畸形学组委员
- 中国医药教育协会骨科专业委员会脊柱分会青年委员会副主任委员
- 上海市医学会骨科学分会脊柱学组委员
- 上海医学会骨科学分会青年委员会副主任委员
- 《实用骨科杂志》通讯编委
- 《Spine Deformity（中文版）》通讯编委
- 《脊柱外科杂志》通讯编委

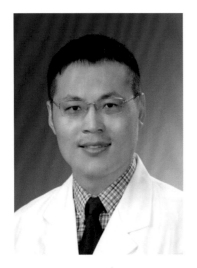

王 鹏

王鹏

- 教授，主任医师，医学博士，博士研究生导师
- 中山大学附属第八医院骨科副主任兼脊柱外科主任
- 美国杜克大学访问学者
- 广东省杰出青年医学人才
- 深圳市高层次专业人才
- 深圳市重点实验室副主任
- 广东省医学会骨科学分会常务委员
- 广东省医学会细胞治疗学会青年委员会副主任委员
- 中国康复医学会脊柱脊髓专业委员会腰椎学组委员
- 深圳市医学会骨科学分会常务委员
- 主持国家自然科学基金 2 项，在《Arthritis Rheum》《Stem Cells》等期刊发表 SCI 收录论文 30 余篇，参编专著 4 种、国家"十三五"规划教材 1 种

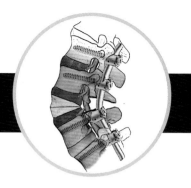

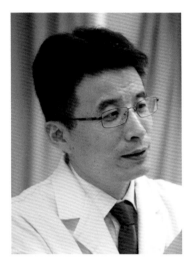

钱 宇

- 博士，骨科教授，主任医师，浙江大学博士研究生导师
- 浙江省绍兴市人民医院副院长兼骨科重点学科带头人
- 国务院特殊津贴专家
- 浙江省有突出贡献的中青年专家
- 中华医学会骨科学分会青委会委员
- 浙江省医学会骨科学分会副主任委员
- 浙江省医师协会骨科学分会常委
- 绍兴市医学会骨科学分会主任委员
- 主持多项国家自然基金项目

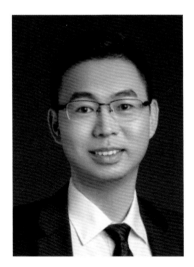

周文钰

- 主任医师，硕士研究生导师
- 深圳大学第一附属医院（深圳市第二人民医院）脊柱外科
- 美国哈佛大学及杜克大学访问学者、校友会成员
- 2017 年评为首届广东省杰出医学青年人才
- 2018 年评为深圳市福田区高层次人才
- 专业方向为脊柱肿瘤及骨科运动力学
- 中国抗癌协会脊柱肿瘤学组委员
- 广东省医学会骨科学分会智能骨科学组副组长
- 广东省医学会骨科学分会青年委员会副主任委员
- 广东省医师协会骨肿瘤分会常务委员
- 广东省基层医药协会修复重建专委会副主任委员

中文版序一

当今，脊柱外科领域的新技术层出不穷，微创理念被大众广泛接受，尤以脊柱内镜为代表的微创技术、着眼于精准医疗和远程医疗新模式的机器人手术、远程手术等精准脊柱外科的临床实践发展最为蓬勃。

古语有云："合抱之木，生于毫末；九层之台，起于垒土；千里之行，始于足下。"在科技发展日新月异的时代，新技术的革新、应用和推广更加有赖于坚实的基础。人们常言，书籍是人类进步的阶梯。*EMORY UNIVERSITY SPINE: Illustrated Tips and Tricks in Spine Surgery* 可以帮助脊柱外科医师夯实基础技术方法，进而拾阶而上，不断进步。通览全书，有以下特点。

首先，本书由 Emory 大学脊柱外科的专科培训医师共同执笔，具有明显的进阶诉求和简明实用的知识构成。他们在上级医师的指导下，结合病例，详细总结了科室处理脊柱疾病中的原则、规范步骤、经验和心得，充分体现了科室教师团体对脊柱外科疾病和治疗技术的共识、思考逻辑、规范技术及对学员的教导方法。这些都是实现专科医师规范化培训同质性、规范性的重要内核，也是本书值得借鉴、应用的重要价值之一。

其次，全书结构清晰、图解精美，分五篇 40 章。各章均以病例带出本章所述技术方法的应用示范，简要列出各种手术方法的适应证、技巧和术后管理等内容，且图文并茂，方便读者按图索骥，快速掌握手术精髓。

最后，本书特设"并发症处理"部分。脊柱外科因其复杂性和挑战性，让人既痴迷又倍感压力，加之其并发症如影随形，稍不小心就可能如遇到"岩石下藏着的毒蛇"一样让人惊悚。因此，培养脊柱外科专科医师既要有胆识又要有巧手，既要有勇于开拓的魄力又要有临危收场的能力，这就要求我们必须有过硬且规范的基础技术和临场不惧的应变能力与素质。

好书宜分享，青年有担当。本书的主要译者及参与译校工作的中青年专家，大多曾在或正在中华医学会骨科学分会、青年委员会或其他各级兄弟学会里历练成长，如今在各自的领域中也有了一定的造诣和影响。本书能够顺利翻译出版，从另一个角度见证了他们追求基础技术规范的普及、造就更多合格专科医师的初心。

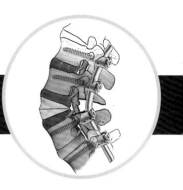

本书是 Emory 大学脊柱外科同仁、专培医师和我国中青年专家秉承学习、合作与分享的共同结晶。相信本书一定会成为我国脊柱外科医师的案头必备工具书。

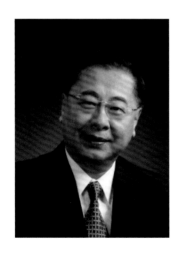

田 伟 院士

- 中国工程院院士
- 北京大学和清华大学教授，主任医师，博士研究生导师
- 北京积水潭医院特级教授、首席科学家
- 国务院特殊津贴专家
- 中央保健委员会保健专家
- 英国爱丁堡皇家外科学院名誉院士
- 法国国家医学科学院外籍院士
- 中华医学会骨科学分会第十届委员会主任委员
- 中华预防医学会骨与关节疾病防治委分会主任委员
- 中华医学会骨科学分会脊柱外科学组组长
- 中国生物医学工程学会医用机器人分会主任委员
- 第十八届国际计算机辅助骨科学会主席
- 何梁何利基金科学与技术进步奖
- 全国创新争先奖奖章获得者
- 《中华骨科杂志》总编辑
- 我国骨科手术导航机器人和智能骨科领域的奠基者和开拓者
- 骨科机器人技术北京市重点实验室创办者
- 国家骨科手术机器人应用中心创建者

中文版序二

随着生活水平的提高，人们对脊柱健康的要求较以往更高，脊柱外科面临新的挑战，其发展也变得更加迅速、蓬勃。

一方面，脊柱微创理念与技术风行，脊柱内固定器械日益更新，新一代导航、机器人技术引领临床，脊柱外科进入更为精准和安全的时代。

另一方面，由于脊柱结构本身的复杂性和脊髓神经结构穿行及老龄化的影响，以及脊柱手术向基层大面积普及的现实需求，脊柱外科手术的风险依旧很高，对专业医师的技术要求更高。

因此，规范化培训特别关键。经过大规模培训，造就出更多同质化、具有进取力的合格专业医师，其重要性不言而喻。就培训基地而言，除了需要改善原有的硬件基础外，还需要着意建设带教医师的教学意识、技能和规范性，带教团队也需要经常阅读高质量的专业著作、论文，同时安排高质量的临床教学实践。就个人而言，在进入专业科室尚无法独当一面的时期，还需要进行专科医师规范化培训，即个人职业发展的筑基阶段。这一阶段，学员既要专注于系统化和深入性的理论专著，又要关注疾病研究最新进展的期刊论文和会议交流，还要通过简明、清晰、系统的技术图鉴帮助上手。犹如开

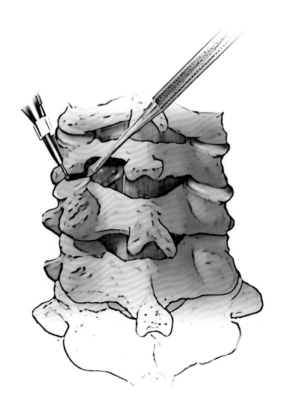

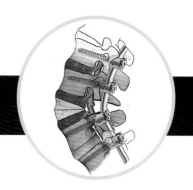

车到新的目的地，车况要好，地图导航亦属必备。

脊柱外科专业的图书数量众多，放眼其间，*EMORY UNIVERSITY SPINE: Illustrated Tips and Tricks in Spine Surgery* 独具特色。其内容丰富，图文并茂，条目清晰，简明扼要。书中所述既有集体的传承共识，又不乏个人自身经验，不但可供临床快速查阅，更值得结合病例反复感悟。有志于从事脊柱外科专业的医师，非常需要有助于专业水平巩固和提升的参考资料，本书正是这样一部值得常置案头的工具书。在原著序言中，我们可以了解 Emory 大学脊柱外科的发展历史，了解他们早期是如何致力于脊柱外科专科医师培训，以及成立脊柱外科专培助学金培养人才的初衷。缘起与成就相续，感慨和欣慰同在。筚路蓝缕、开启山林的贡献值得铭记和颂扬。

庚子年春，脊柱外科领域的中青年专家们群策群力，顺利翻译完成，与广大同仁共享，善莫大焉，乐为之序，并志祝贺。

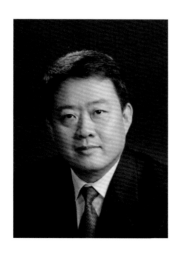

沈慧勇 教授

- 教授，主任医师，博士/硕士研究生导师
- 国务院特殊津贴专家
- 中山大学附属第八医院院长
- 中山大学附属第八医院骨外科主任
- 中山大学孙逸仙纪念医院骨外科学科带头人
- 中华医学会骨科学分会常务委员
- 中华医学会骨显微学组副组长
- 广东省医学会骨科学分会主任委员
- 广东省医师协会脊柱外科医师分会首任主任委员
- 《中华骨科杂志》副总编

原书序一

Emory 大学脊柱外科专培助学金的缘起

在 20 世纪早期，人们对骨科亚专业手术没有过多关注，甚至在美国范围内都没有设立专门的组织。为期 1 年的亚专科助学金最初出现于手外科。继骨科医生 Joe Barr Sr 最先确定椎间盘破裂的解剖性质后，神经外科医生一直通过广泛的后路或前路经硬膜切除椎间盘，并称其为"软骨瘤"。突出髓核的切除手术在神经外科医生和骨科医生中都很盛行，当时尚无专门的脊柱亚专科。我受训于华盛顿大学，在那里 90% 的椎间盘切除手术由骨科医生完成。完成住院医生实习后，我在美国空军（USAF）的日本和东南亚基地服役了 2 年。在那里，脊柱结核非常常见，我学习了那些在中国香港由 Hodgson 医生和 Stock 医生通过前路经胸或经胸腹入路成功的病例，掌握了通过前方入路治疗累及前柱脊柱结核的方法。从美国空军退役后，我于 1962 年回到 Emory 大学，成为第三位在职的骨科医生。

由于此前的工作经历，我在亚特兰大地区施行了许多第一例脊柱前路手术，包括第一例咽后入路治疗枕骨至胸椎畸形及第一例经胸腹前入路处理骨折。虽然刚开始的时候，我的临床实践非常常规，但之后遇到枕骨至骶骨的脊柱手术变得更加频繁，至 1980 年，我的个人实践中有 80% 或更多的情况是针对脊柱的手术。脊柱外科专培助学金在明尼阿波利斯、克利夫兰、圣地亚哥、路易斯维尔等地早有发展。20 世纪 80 年代，随着我在脊柱外科方面的实践不断增长，加之原创论文的发表，许多骨科医生通过美国、欧洲、日本和韩国的项目，跟随我一起参与了 3~12 个月的非正式教学项目。显而易见，是时候成立一个有组织的骨科脊柱专培助学金了。

1989 年初，Bill Horton 医生和我一起加入了 Emory 大学医学中心。他曾在肯塔基州路易斯维尔接受过专培助学金，并在亚特兰大独立开展脊柱手术，实习了 1 年，同时他渴望得到学术认可。几个月后，John G. Heller 医生也加入了 Emory 大学医学中心。他曾跟随俄亥俄州克利夫兰的 Bohlman 医生接受脊柱外科住院医生培训，然后跟随圣地亚哥的 Garfin 医生接受了助学金培训 1 年。至此，我们成立了骨科的脊柱外科，并于 1989 年 8 月设立了专培助学金。随后，Scott Boden 医生也在 Henry Bohlman 医生的指导下接受了培训，加入并巩固了脊柱外科小组的最初核心力量。

为促进脊柱外科小组的进一步发展，Emory 医学中心骨科为我们专门设计了一处独立的办公场所，包括办公室、门诊 X 线检查室、CT 扫描检查室、研究实验室、教学会议设施等。知名的生物工程师 William Hutton 博士带来了显微放射照相、电子显微镜等研究设备和诸多最新方法。随着项目的扩大，我们迎来了更多的脊柱外科医

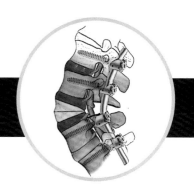

生，包括 Tim Yoon 医生（先后在旧金山大学和拉什大学接受培训）、John M. Rhee 医生（先后在旧金山大学和圣路易斯华盛顿大学接受培训）、Dheera Ananthakrishnan 医生（先后在伊利诺伊大学芝加哥分校和旧金山大学接受培训）、Keith Michael 医生（先后在杜克大学和 Emory 大学接受培训）、Steven Presciutti 医生（先后在康涅狄格大学和拉什大学接受培训）。另外，还有 3 名神经外科脊柱专家和 13 名理疗师。

专培助学金项目，虽然第一年只有 1 名完成培训，但随着时间的推移和全职教师规模的逐渐扩大，目前每年接受专科培训的人员已增加为 4 名。截至 2019 年，已有 76 名人员专科培训结业。

Thomas E. Whitesides, MD
Professor Emeritus
Department of Orthopaedic Surgery
Emory University School of Medicine
Atlanta, Georgia

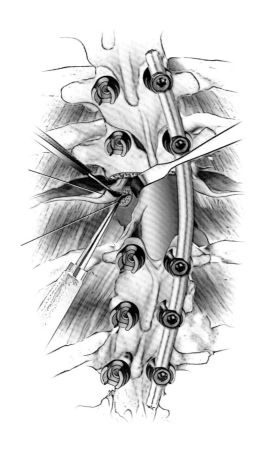

原书序二

当 Whitesides 医生在 Emory 大学启动脊柱外科专培助学金项目时，他以同样的探索精神、智慧、创新精神、对细节的关注和勇气开创了他的职业生涯，同时还奠定了一种深植于他个人的基调——谦虚、热情、富有魅力及绅士风度。专培助学金将成为一个进一步深入学习的机会，帮助外科医生发展他们的临床敏锐性、分析技术和技能，并激励他们继续前进，努力投身于一个快速发展的领域。在 20 世纪 80 年代后期，Whitesides 医生一直在这一过程中扮演重要角色，他一直与美国骨科委员会合作，在临床和科学研究方面贡献卓著，并一直信奉终身学习和探索的理念。专培助学金将成为一个起点。接受专培助学金的人员可以掌握更多知识和技术信息，随着时间的推移和领域的发展，这些信息将形成框架，吸引更多学员为其添砖加瓦。

我们每个人都会以不同的方式探索开展脊柱手术。但我们每一次尝试可能都会由一个或多个导师引领我们。他们有着无限吸引力，源自其个性、精力、智慧及对这个领域的热情，吸引并激励我们。他们促使我们深入了解每一个病例。他们鼓励我们挑战现状，不断寻求更好的诊断和治疗脊柱疾病的方法。每一天，我都在思考 Lee Riley、Henry Bohlman 和 Steve Garfin 医生在我加入这个团队过程中所起的作用。在这里，我们一直致力于对学识和卓越的不断追求。

Emory 大学脊柱外科的全体教师将为更多人提供这样的机会。每一例患者都是一部开放式作品——为了寻求诊断而被仔细倾听和检查，了解他们的问题及其对生活产生的影响。每一个外科病例都将成为一个了解其病理解剖的好机会，这也将成为一个改变他们生活的机会。这些机会既宝贵又鼓舞人心。在整个过程中与住院医师和进修生分享，有一种特殊的趣味，这让我们的工作更加出色。我们每天都会受到非常聪明和积极的年轻外科医生的质疑、探究和挑战，他们让我们随时保持敏锐。每年年底，看到他们进入自己选择的岗位，苦乐参半。在过去的 30 年，我们的大家庭在世界各地蓬勃发展，我们以此为豪，因为他们担当的正是 Whitesides 医生从一开始就提出的使命。他们是这个领域的未来！

我们非常感谢 John M. Rhee 医生付出的巨大努力。由于各位教师的背景多样性和手术施行的差异性，将手术原则完美地提炼出来成为一项重大挑战。但是最终我们还是做到了，Rhee 医生还归纳出许多经典临床要点与广大同行分享。Emory 大学脊柱外科大家庭非常感谢 Rhee 医生及所有贡献者的默默努力。这是另一种分享礼物的方式。

John G. Heller, MD
Baur Professor of Orthopaedic Surgery, Spine Fellowship Director
Department of Orthopaedic Surgery
Emory University School of Medicine
The Emory Spine Center
Atlanta, Georgia

我们深知，脊柱外科的实践和进阶离不开优质图谱的启发和指引，医生将个体的临床实践与图谱相互印证，常读常新、常做常悟、不断精进，方能臻于至善。

EMORY UNIVERSITY SPINE: Illustrated Tips and Tricks in Spine Surgery（《EMORY 脊柱外科技巧图解》）一书，是 Emory 大学脊柱外科的专科培训医师们在繁忙的临床培训中，在上级医师的指导下，结合各自负责的病例，对 Emory 大学脊柱外科日常手术的原则、步骤、经验和体会进行的系统总结。全书按部位介绍，均以典型病例开篇，简明扼要，然后逐一列出各种手术的适应证、技巧、误区及技巧、术后管理等，还特别设置了"创伤"和"并发症处理"部分。所涉及的外科技巧均以图解形式展示，清晰美观，体现了规范诊疗行为、培养合格专科医师的思索与实践。

通览全书，有感于斯。为与国内更多同道分享，我们迅速组织国内脊柱外科中青年专家骨干共同翻译了本书。参与译校的专家在脊柱退变、畸形、肿瘤、创伤、感染及微创等方面均训练有素、传承有源，熟悉并参与了脊柱外科技术在国内的应用与演变，同时不断拓展脊柱外科新技术和开展相关研究，并担负着区域性规范化住院医师培训和即将开展的专科医师培训工作，医、教、研方面均积累了丰富且具特色的经验。各位专家以"信、达、雅"为准则，在突如其来的庚子新冠肺炎疫情期间，在防控疫情和复工复产之余，认真高效地完成了书稿的翻译及审校工作。在中国科学技术出版社编辑团队的大力支持和通力合作下，终于得以顺利付梓。感激原著者的精心撰写和师长、朋友们的大力支持，特别感谢田伟院士和沈慧勇教授在百忙中审订译稿并欣然作序。

衷心希望本书能成为脊柱外科医师案头常备的工具书，帮助更多中青年医师快速成长，亦可作为住院医师培训、专科医师培训基地的参考教材，更好地助力我国当前正起步的脊柱外科专科医师规范化培训事业，进一步促进我国脊柱外科的发展，从而造福更多患者。尽管翻译过程中我们反复斟酌，希望能够准确表述原著者的本意，但由于翻译者众多，译文风格可能各具特色，加之中外语言表达习惯有所差别，中文翻译版中可能存在一些表述欠妥或失当之处，敬请各位同道不吝指正。

原书前言

实践过复杂脊柱外科的人都知道，要想手术成功，就必须与"Scylla"和"Charybdis"做斗争。"Scylla"表现为脊柱外科手术的复杂性，这与其他外科领域不同，需要宏观和微观技能并重。脊柱外科医生需要了解如何在关键的、至关重要的结构上丝毫无误地施加可控的力，这不仅在进行神经减压时，而且在放置器械、切除肿瘤、预防感染及矫正脊柱畸形时同样要考虑到。使这些活动的内在复杂性变得更为复杂的是，每一例脊柱疾病的患者都是不同的。细微的解剖变异常被忽视，这会对手术策略和手术难度产生深远的影响。一个有经验的脊柱外科医生不会采取千篇一律的方法，而是敏锐地识别细微的解剖差别，以获得更多优势。

如果复杂性是脊柱外科的"Scylla"，那么危险性就是它的"Charybdis"所在。每个步骤都有潜在的重大风险。正如我经常告诉我们的专科培训医生和住院医生的那样，"每块岩石下都藏着一条毒蛇"。脊柱外科医生需要时刻保持警惕。这也许就是我们被吸引到这一领域的主要原因之一，我们原本有这么多替代路径可以选择。我们愿意将这份伴随着巨大风险的丰厚回报馈赠给我们的患者。然而，凡事都有两面性，任何脊柱病例都可能因一瞬间的考虑不周或执行不当而出现不利的转折，进而导致严重且不可逆转的后果。我也在不断提醒我们的住院医生和专科培训医师（同事），与其他领域不同，脊柱外科手术的成功与失败之间仅有一条非常细的界限，没有到达那条界限，手术不会成功；越过界限，则会出现严重的并发症。

因此，造就一名称职的脊柱外科医生需要时间。在我的教学生涯中，我最得意于对专科培训医师的教育。最欣慰的是看到尚不成熟的学员求知若渴，通过助学金培训成长为一位成熟的同事，随时准备迎接任何可能的挑战。我们在 Emory 大学的目标是培养技术娴熟的脊柱外科医生，高效且安全，果断但不轻率，谨慎但不畏缩。在一定程度上，这些品质的形成是我们在诊所、手术室及教学会议上以极其有意义的方法教育培训他们的结果。简而言之，我们的目标是造就杰出的脊柱外科医生，无论他们在哪里都会产生不一样的影响。

本书包含了我们对脊柱疾病的手术治疗方法。这些是我们每天在手术室实际操作中使用的方法。尽管也可以采用其他方法来开展手术，但这里描述的每一步都蕴含着一个经过深思熟虑的基本原理。我们采用这些技术是希望为患者提供最好的外科治疗，同时也使我们的住院医生和专科培训医师具有开展相同手术的能力。我希望他们能给予患者最好的照护。

John M. Rhee, MD
Professor
Department of Orthopaedic Surgery and Neurosurgery
Emory University School of Medicine
Atlanta, Georgia

本书始于 2016—2017 年与 Emory 大学脊柱外科专培助学金的一个联合项目。在 Cyriac、Martin、Milby 和 Saadat 进修的早期，他们都被分配了各自的任务。在这一年中，他们确定了各自选择的说明性病例，并根据他们参与的病例为各章撰写草稿。为了在一年内完成这项工作，他们投入了许多时间、精力和努力，同时还完美消化了繁忙的本职工作安排，我们对此表示感谢。还要感谢医学插画师 Bernie Kida，正是他的才华和技巧，绘制出精美细致的艺术作品使书中所述的内容栩栩如生。此外，非常感谢 Wolters Kluwer 出版社的出色编辑团队——Brian Brown、Sean McGuire、Tim Rinehart 和 Joan Sinclair，感谢他们的才华、专业，以及对书稿终版漫长等待的耐心。

感谢 Emory 大学脊柱外科大家庭的专科培训医师们，感谢他们成为我们的同事及代言人。感谢那些以性命相托的患者，我们向您保证，在您的治疗上我们一直追求卓越。感谢 Marcia、Julia 和 James，你们是上帝赐予我的无价之宝。感谢 Lord Jesus，感谢您的庇佑并赐予我无数机会。

John M. Rhee

目 录

第一篇 颈 椎
Cervical Spine

第二篇 胸 椎
Thoracic Spine

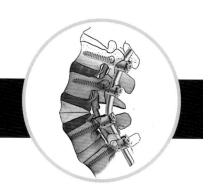

第三篇 腰 椎
Lumbar Spine

第四篇 创 伤
Trauma

第五篇 并发症处理
Management of Complications

第一篇 颈 椎
Cervical Spine

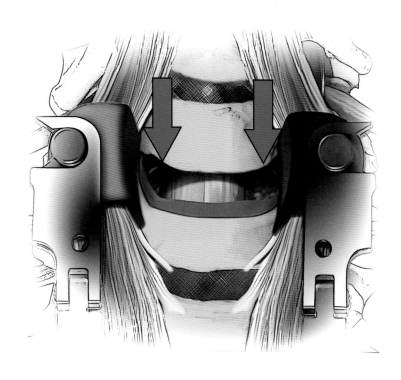

第 1 章　前路颈椎椎间盘切除融合术

Anterior Cervical Diskectomy and Fusion

Ehsan Saadat　John G.Heller　John M. Rhee　**著**

李玉希　谢广渊　**译**

黄　霖　**校**

病例说明（图 1-1）

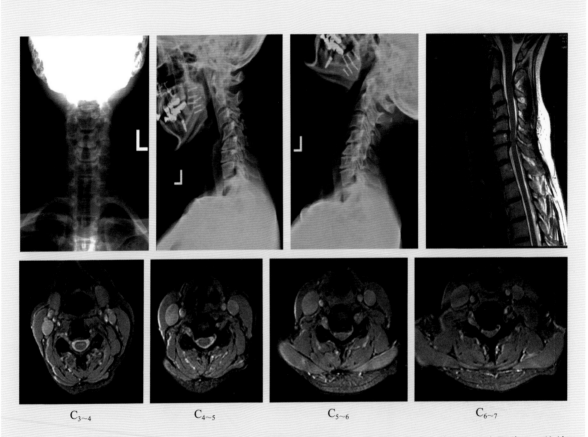

$C_{3\sim4}$　　$C_{4\sim5}$　　$C_{5\sim6}$　　$C_{6\sim7}$

▲ 图 1-1　一名 **58** 岁女性患者，患有颈椎病，**2** 年间进行性加重，表现为手功能障碍和步态不稳。**X** 线片可见轻度颈椎后凸和 $C_{3\sim4}$ 滑脱，**MRI** 显示 $C_{4\sim7}$ 脊髓受到轻至中度压迫

一、影像学评估

- X 线
  - 注意是否有任何来自前方和（或）后方骨赘、后纵韧带骨化（OPLL）的征象。
  - 注意颈椎整体形态、手术节段水平椎间盘的角度和是否存在颈椎不稳。
  - 注意肩部和需处理间隙的位置关系，根据拟处理的手术节段判断需要向远端拉肩的力度，以便透视时不被遮挡。
- MRI
  - 注意神经受压迫的位置、骨赘和椎间盘突出情况。
  - 仔细评估椎动脉是否存在解剖变异，特别注意椎动脉内侧变异，从而决定手术显露和处理的安全区域。
    - 注意椎动脉的深度和外侧偏移到钩突的程度，这点在实施钩椎关节和神经根孔减压手术，充分减压神经根，避免椎动脉损伤时尤其重要（图 1-2）。
- CT
  - 需要评估骨赘形成程度和（或）怀疑存在后纵韧带骨化时。
  - 仔细评估所有手术节段椎动脉的横突孔。
- 术前轴位片测量椎体前后长度有助于在最后重建时提供螺钉长度的初步参考。

二、专用设备

- 高速磨钻。
- 小刮匙。
- 显微镜用于所有的 JMR 手术和酌情用于 JGH 手术。

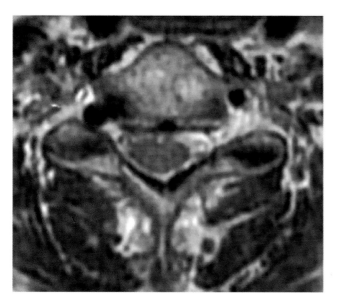

◀ 图 1-2 另一个患者 MRI 显示右侧椎动脉变异

如果右侧椎动脉再靠近内侧一些，很有可能会在神经根孔减压时受到损伤。右侧椎动脉比左侧椎动脉更靠近背侧。左侧椎动脉位于典型的位置，即深度大致处于椎间盘的中间水平。椎动脉位置因人而异或者因节段而异，因此需要仔细研读来避免术中损伤

三、体位

- 患者仰卧位于常规手术床（可头尾调转），肩胛下垫沙袋，以增加颈部过伸，头下放置头圈防止压迫坏死。
  > 患者摆体位前手术床上放置一较长的手术布单，用于全身麻醉诱导后卷起患者的双侧手臂。
- 每只手臂外侧均放置泡沫板，将静脉管道和导线固定在泡沫板的外侧。
- 牵拉手术布单，卷起两侧手臂，布单一端掖进患者身体下方，固定好双侧手臂。
- 如果需要髂骨取骨，同侧髋部下方垫沙袋。取骨区域需广泛显露并用布单盖好。
- 肩部用宽胶布粘住下拉，胶布从外侧肩峰开始，环绕手术床尾。
  > 助手保持牵拉状态，同时粘胶布。
  > 避免过度牵拉导致臂丛损伤（图1-3）。
- 如果不需要使用显微镜，手术床调整成水平状态。
- 如果需要使用显微镜，手术床调整成 Trendelenburg 体位，以确保手术节段处于垂直排列（图1-4和图1-5）。

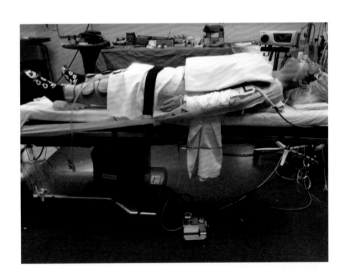

◀ 图 1-3　ACDF 患者的合适体位

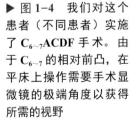

▶ 图 1-4　我们对这个患者（不同患者）实施了 C$_{6\sim7}$ACDF 手术。由于 C$_{6\sim7}$ 的相对前凸，在平床上操作需要手术显微镜的极端角度以获得所需的视野

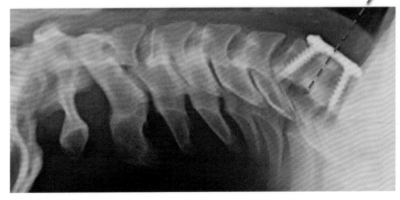

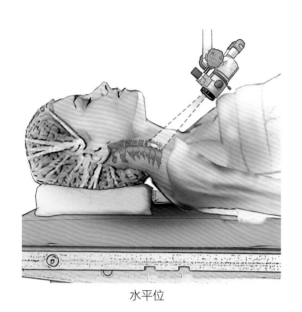
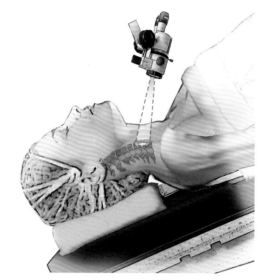

水平位　　　　　　　　　　　　　　　　　　Trendelenburg 位

▲ 图 1-5　手术床调整成 Trendelenburg 体位，相同手术节段，允许视线方向更加竖直，工程学上更有利于手术操作的进行

四、麻醉和神经监测关注要点

- 采用气管内全身麻醉。
- 眼睛使用类似"佐罗面罩"的护目镜覆盖。气管插管通过小泡沫板向上跨过面部，并用胶布固定。
- 需要处理 C_4 及以上节段，在特定患者可以考虑采用经鼻插管以便允许同时经口处理。是否需要如此处理，可以通过术前 X 线片评估下颌骨的位置和拟处理椎间隙视线方向的关系进行判定。
- 我们一般仅在脊髓病变患者手术时才使用神经监测。对于神经根病变患者，由于患者的体形，需要识别潜在的体位相关问题时可以考虑采用神经监测（例如，体形大的患者拉伸肩部和弯曲手臂时的外周神经压迫）。

五、切口定位

- 体表标志有助于切口定位（图 1-6）。
  - ➢ 舌骨对应 C_3。
  - ➢ 甲状软骨对应 $C_{4\sim5}$。
  - ➢ 颈动脉结节对应 C_6。
  - ➢ 环状软骨对应 C_7。
- 切口的大致位置也可通过在术前侧位 X 线下颌骨和胸骨之间的距离来估计（图 1-7）。

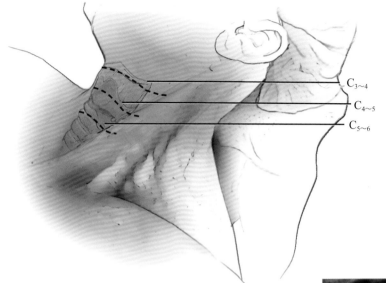

◀ 图 1-6　ACDF 手术皮肤切口
定位标志

$C_{3\sim4}$

$C_{4\sim5}$

$C_{5\sim6}$

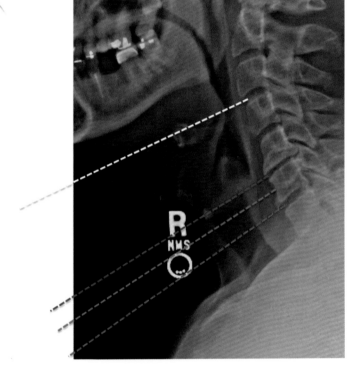

▶ 图 1-7　通过术前侧位 X 线片评估获取合
适的切口定位
我们一般利用中立位和侧位片来做评估，因为术
中颈椎的体位通常位于这两者之间。在这种情况
下，$C_{3\sim4}$ 入路（白线）可选择切口正好位于下颌
骨下方处；$C_{5\sim6}$ 入路（蓝线）可选择切口位于胸
骨至下颌骨距离的一半处；$C_{6\sim7}$ 入路（红线）可
选择切口位于胸骨至下颌骨距离的 1/5 处；处理
$C_{5\sim7}$ 可选择使用绿线。以上定位可通过触诊体表
标志确定。我们通常将切口选在处理节段最近的
皮肤皱褶处

六、入路

- 1～3 个节段的前路颈椎间盘切除融合（ACDF）手术，我们通常采用横切口。根据患者体形，3 个以上节段可以考虑采用纵切口。

- 横切口：由前面所述方法而定的皮肤自然皱褶处，切口从中线开始，向外侧延伸直至超过胸锁乳突肌（SCM）内侧边缘。皮肤自然皱褶处的大切口比皱褶外的小切口更容易愈合。

- 纵切口：如果采用，区分直接纵向切口和沿胸锁乳突肌前内侧边缘切口之间的不同。切开前皮肤标记横线有助于随后的美容缝合。

- 10 号刀片切开皮肤，电刀切开皮下脂肪至颈阔肌。

- 电刀沿切口方向切开颈阔肌，直至颈阔肌深部筋膜处停止。

- 小的 Weitlaner 拉钩（皮肤和软组织自动撑开器）分开颈阔肌断端。
- 助手使用 DeBakey 钳（无创血管钳）提起颈阔肌，而主刀医生使用 Metzenbaum 式手术组织剪刀头尾撑开分离颈阔肌和深筋膜之间的界面，以便扩大显露和利于软组织松弛。
- 横跨的表浅小静脉可以结扎或者双极电凝处理（图 1-8）。
- C_6 水平胸锁乳突肌内侧可见肩胛舌骨肌从外下横跨至内上。切断该肌肉可减少伤口张力，允许更大的显露。
  - ➤ Richardson 拉钩用于向内侧牵拉，将肩胛舌骨肌显露于撑开器下，单极电刀切断肩胛舌骨肌，因为手术医生使用止血钳时该肌肉会上抬。切断肩胛舌骨肌可放松切口张力，无任何可察觉的功能障碍。只要遇到该肌肉，我们会切断它。
- 识别胸锁乳突肌前内侧缘。
- 通过深部颈筋膜钝性切开直至胸锁乳突肌内侧。
  - ➤ 多节段手术时，广泛纵向切开胸锁乳突肌内侧这层筋膜界面将有助于更好地纵向显露和放松切口张力。
- 向外牵开胸锁乳突肌可以触摸和看到颈动脉。
- 一旦识别颈动脉，即创造了一个通过气管前筋膜进入位于颈动脉和食管之间的界面，可用手指分离扩大界面（图 1-9）。
- 到达脊柱前方，将脊椎穿刺针置入邻近椎体，侧位 X 线透视定位。
- 确定正确的手术节段后，使用双极电凝分离颈长肌两侧至钩突水平，头尾至少至椎间盘相邻椎体的中部（图 1-10）。

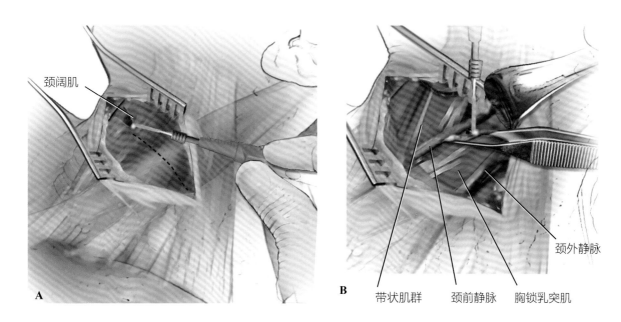

颈阔肌

颈外静脉

带状肌群　颈前静脉　胸锁乳突肌

▲ 图 1-8　颈阔肌切开和广泛显露

为了更广泛显露，我们会在横切口中斜行切开颈阔肌（经许可转载，引自 Rhee J，Boden SD，Wiesel SW. *Operative Techniques in Spine Surgery*. 2nd ed. Philadelphia, PA：Wolters Kluwer；2016.）

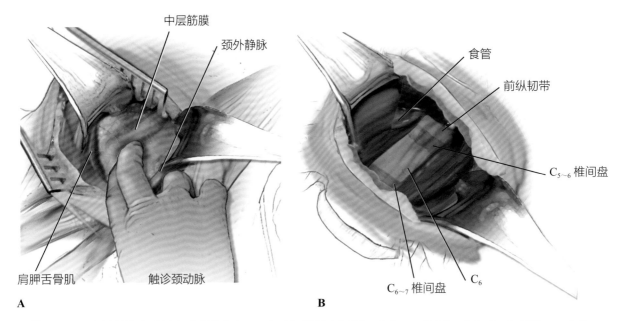

中层筋膜
颈外静脉
食管
前纵韧带
C₅₋₆ 椎间盘
肩胛舌骨肌
触诊颈动脉
C₆₋₇ 椎间盘
C₆

A

B

▲ 图 1-9   **A.** 钝性拉钩向外侧牵开胸锁乳突肌，有助于触摸和识别颈动脉；**B.** 识别颈动脉后，即创造了一个位于颈动脉鞘和内侧脏器（甲状腺、气管和食管）之间的界面

钝性分离技术在分离该界面时是最有效的（经许可转载，引自 Rhee J，Boden SD，Wiesel SW. *Operative Techniques in Spine Surgery.* 2nd ed. Philadelphia，PA：Wolters Kluwer；2016.）

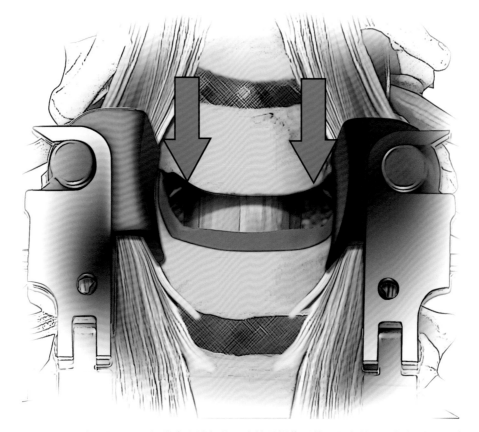

▲ 图 1-10   分离颈长肌至两侧钩突上坡部位，也就是操作（箭）的角落以便提供减压的边界

七、放置扩张器

- 中间和外侧大的齿状叶片放在颈长肌下方。
- 随着助手下压内侧叶片时，安装张力装置，撑开扩张器。
  - ➢ 扩张器叶片放置于颈长肌下方至关重要，可以防止出现花费较长时间去除冲洗椎体带出来的外侧骨赘。
  - ➢ 对于多节段的 ACDF 手术，每完成一个椎间盘切除，我们会取出扩张器，重新进行安放，这样有利于放松对软组织的牵张（图 1-11）。

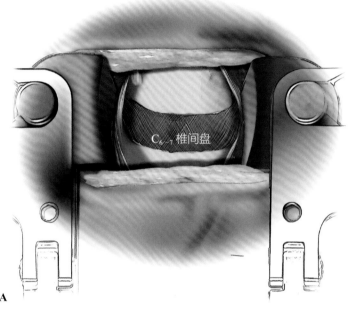

A

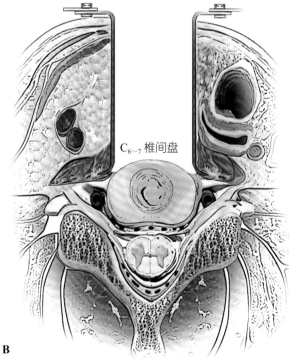

B

▲ 图 1-11　在进行下一步之前，仔细分离两侧颈长肌和确定扩张器安放位置在颈长肌下方至关重要。减压过程中，扩张器下方软组织会慢慢移位阻碍视野，发生食管损伤的潜在风险

八、减压技术

- 对于多节段的 ACDF 手术，第一个椎间盘切除最困难（重建头侧或尾侧）。
- Leksell 咬骨钳咬除前方骨赘，咬平前面椎体以便结束时安放钢板，骨蜡止血。
- 在拟切除椎间盘上下椎体中线处置入 Caspar 螺钉。
  - ➢ Caspar 螺钉置入时不能太靠近终板，以防处理终板时干扰到螺钉（图 1-12）。
  - ➢ 这点对于头侧椎体尤其重要：由于通常上方椎体下终板需要处理更多，头侧椎体安装 Caspar 螺钉需要更靠上。
  - ➢ 如果存在矢状畸形，想形成更多前凸，置钉时可以将 Caspar 螺钉前方靠拢。撑开靠拢的 Caspar 螺钉可以形成更多的前凸（图 1-13）。

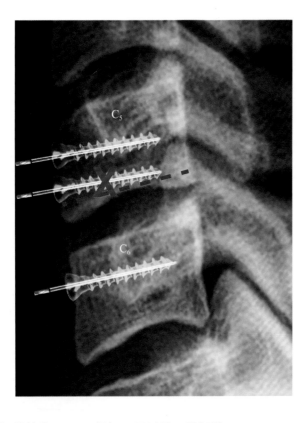

◀ 图 1-12 放置 Caspar 螺钉
由于上方椎体下终板需要处理更多（红色虚线），术者需要将上方 Caspar 螺钉（C_5）远离终板（如 C_5 椎体中间或更上方），但注意不能进入上方邻近椎间隙。Caspar 螺钉置于中线位置是为了避免和后续安装钢板螺钉时相冲突（经许可转载，引自 Rhee J, Boden SD, Wiesel SW. *Operative Techniques in Spine Surgery*. 2nd ed. Philadelphia, PA：Wolters Kluwer；2016.）

- 轻微扩张 Caspar 螺钉，足以撑开椎间隙。
- 15 号刀片环形切开椎间盘，从外侧钩突开始，刀片朝内下方，沿着椎间盘下边缘朝中线切开（从钩突到钩突，画"笑脸"形状）。
- 随后，再从钩突开始，刀片朝上，沿椎间盘上边缘环形切开。
- 刮匙刮除椎间盘。
  - ➢ 直刮匙刮除钩突角落的椎间盘。
  - ➢ 刮匙几乎可以刮除整个椎间盘，减少脱垂部分需要的工作。
- 使用 2mm、3mm 的 Kerrison 咬骨钳（枪状咬骨钳）或者高速磨钻移除上方相邻椎体前方的唇样部分，可为后方唇样部分和后纵韧带操作提供更好的视野（图 1-14）。

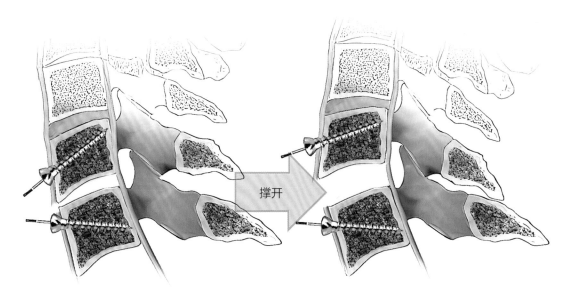

▲ 图 1-13　如果 Caspar 螺钉头分散放置，螺钉撑开时可形成前凸

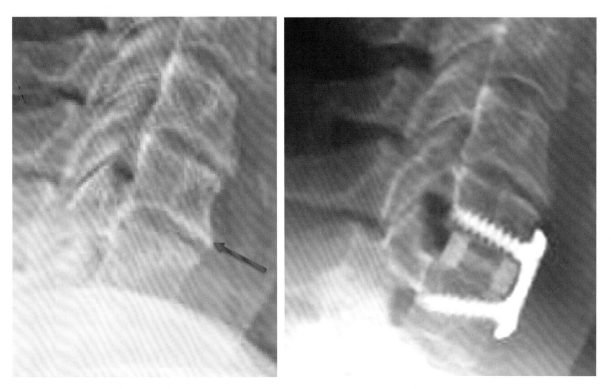

▲ 图 1-14　磨钻磨除上终板前方的"唇样"部分（箭），打磨终板中部凹面，以便植入物和终板能够紧密接触，同时提供视野以便切除后方骨赘减压神经（术后 X 线片，右图）。注意术后"矩形"椎间隙和平行扁平终板的形成，椎间隙后方骨赘已切除，因此达到椎管完全减压效果

- 小的椎板剥离子插入椎间隙，轻微旋转撑开椎间隙，然后 Caspar 螺钉可以撑开更多。
  - ➢ 这项技术减少撑开螺钉的负荷以防切出。
- 使用高速磨钻，可创造一个平行的矩形空间。

> ➤ 为了减少术后重建物沉降，尽量避免切除上终板的中间部分和下终板的所有底部部分。
- 使用磨钻将后方唇样部分磨成薄纸状。
  > ➤ 目标是创造一个从钩突到钩突平行终板构成的"矩形椎间隙"。
  > ➤ 理想情况下，骨块被完全打薄磨掉或薄到可用刮匙刮掉。尤其对脊髓压迫严重的病例，减压过程中尽量减少工具侵入椎管内的机会。
- 后纵韧带仍然完整，此时行椎间孔扩大术。
  > ➤ 直视下磨除一半钩突后方的内侧部分，打开椎间孔入口的顶部（图 1–15）。
  > ➤ 一旦骨赘打薄成纸片状，使用小刮匙或 1～2mm 的 Kerrison 咬骨钳去除残存的骨赘，小心紧贴钩突进入，然后减压椎间孔，如此可防止损伤腹外侧的神经根。

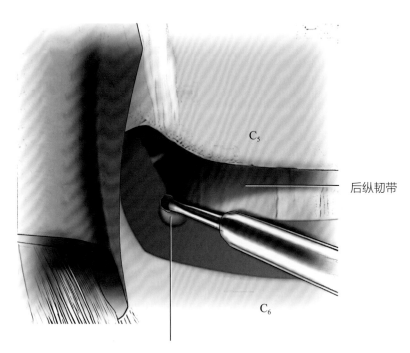

C₅

后纵韧带

C₆

"钩突笑脸"角落

▲ 图 1–15　磨除钩突内侧部分至薄片状时完成前方椎间孔扩大
我们一般去除 6～8mm 内侧钩突，从而保证对出口神经根减压充分

九、去除后纵韧带

- 去除椎管内和椎间孔内的骨赘后，如果有指征，可以考虑切除后纵韧带。指征如下。
  > ➤ 软性椎间盘突出：确保所有脱出到韧带下的椎间盘被摘除。
  > ➤ 有压迫迹象的后纵韧带。
  > ➤ 切除骨化的后纵韧带。
  > ➤ 怀疑减压不够充分。
  > ➤ 直视硬膜囊和出口神经根，以确保完全减压。
    - 弯刮匙去除后方纤维环，识别后纵韧带中间裂缝。

- 神经钩或者小刮匙分离后纵韧带和硬膜囊之间的间隙。
- 使用 1～2mm 的 Kerrison 咬骨钳沿着椎间隙上下边缘从内向外切除后纵韧带。
- 后纵韧带切除后可行进一步的椎间孔减压。彻底的椎间孔成形术后，可见神经根起始部分在腹外侧通过。几乎在所有病例神经根起始部分内侧均可见一条纵行静脉（图 1-16）。

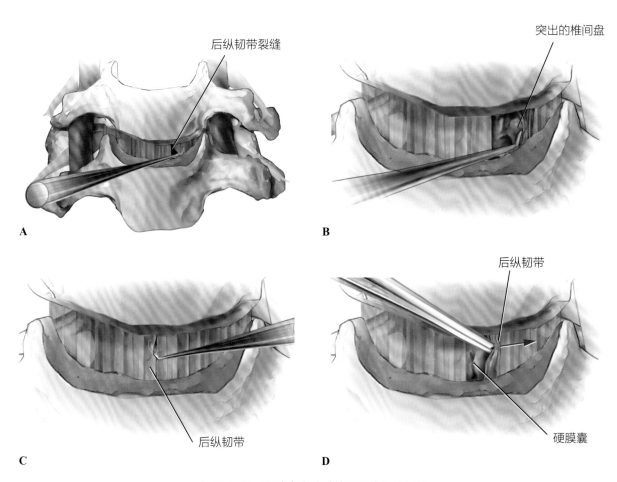

▲ 图 1-16　切除突出的髓核和切除后的韧带

A 和 B. 切除突出的髓核。A. 椎间盘脱出时，后纵韧带纵向纤维间可见一条裂缝。使用刮匙探及后纵韧带裂缝边缘。一经确认，主刀医生找到后纵韧带和下方硬膜囊之间的界面后，可用 Kerrison 咬骨钳扩大裂缝边缘。B. 扩大裂缝获得更多空间以寻找突出的椎间盘，使用刮匙刮出椎间盘碎块，减压脊髓和神经根。C 和 D. 切除后纵韧带。C. 如果后纵韧带是完整的，可通过刮匙挑起纵向纤维去除。一旦分离出界面，可用 Kerrison 咬骨钳去除后纵韧带。D. 通常在后纵韧带正中比较容易找到该界面，因为正中后纵韧带较厚，而两侧后纵韧带较薄，难以分辨（经许可转载，引自 Rhee J, Boden SD, Wiesel SW. *Operative Techniques in Spine Surgery.* 2nd ed. Philadelphia，PA：Wolters Kluwer；2016.）

十、内固定 / 融合技术

- 轻微撑开 Caspar 扩张器后，融合器的上下高度由公司提供的融合器规格决定。
  - ➢ 撑开状态时紧密匹配能够保证去掉撑开螺钉后仍然良好匹配。
  - ➢ 如果较松，更换大一个型号试模。

> 如果试模不匹配，但换小一个型号又显得太松，停下来并找到骨性顶撞的地方，骨钻轻轻打磨，然后再次确认型号。

> 必要时，可用磨钻打磨融合器增加匹配度或者增加前凸度（图 1-17）。

- 提高融合率的方法是椎间隙尽可能多地植骨：融合器和钩突之间空隙可植入自体或异体骨材料。当然，如果空隙足够宽，可在整个空隙并排植入两个融合器；这点在多节段重建的底部特别实用（图 1-18）。

- 植入融合器，去除 Caspar 扩张器和螺钉。

- 所有的融合器植入和 Caspar 螺钉去除后，安装前路钢板。

- 理想的钢板长度应该是让螺钉起始段紧挨终板，螺钉可以远离椎间盘；这样可以让螺钉比直接平行终板螺钉更长。

- 钢板应该匹配前凸弧度，平放在椎体前方，正中处（与两侧钩突等距离）。

- 一旦选中最后钢板，C 形臂透视，拍摄标准侧位片（JGH）（图 1-18）。

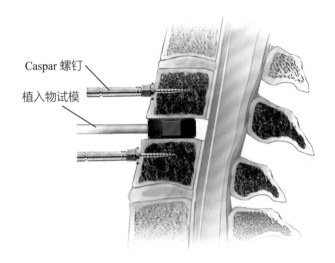

Caspar 螺钉
植入物试模

◀ **图 1-17 商用配套不同规格的试模决定植入物最佳大小**
轻微撑开 Caspar 扩张器时紧密匹配最好。如果植入自体骨，需要尝试选择合适的试模来修整自体骨。主刀医师应该在椎间隙尽可能多地植骨，但不能过撑。因为过撑会导致颈后疼痛，或植骨块掉入椎管（经许可转载，引自 Rhee J, Boden SD, Wiesel SW. *Operative Techniques in Spine Surgery*. 2nd ed. Philadelphia, PA：Wolters Kluwer；2016.）

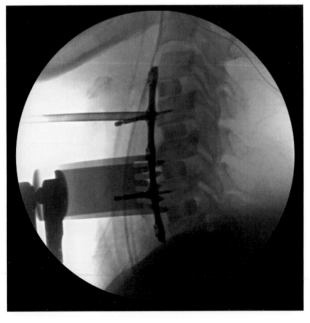

◀ **图 1-18 融合器植入后临时固定钢板**
注意 $C_{6\sim7}$ 节段是两个融合器旋转 90° 后并排植入，与植骨材料一起填充椎间隙

> 或者，此步骤也可在没有 C 形臂透视获得椎体参数的情况下完成，相关螺钉的角度可参考定位时侧位片（JMR）。

● 必要时，可使用临时螺钉将板固定在位。制作螺钉钉道，置入螺钉。

> 螺钉一般向内倾斜成角，远离椎动脉和神经根（图 1-19）。

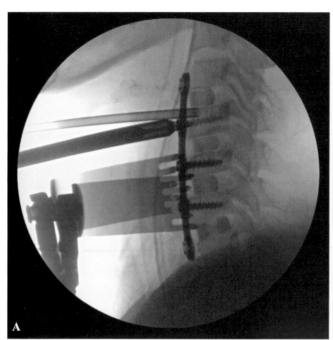
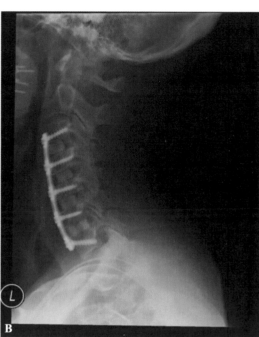
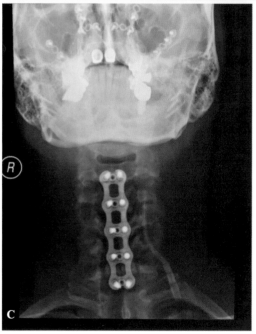

▲ 图 1-19　图 1-1 病例说明中的患者最终的正侧位 X 线片

两个融合器旋转 90° 后植入 C_{6~7} 节段，以便在重建远端更好地分担载荷

十一、缝合技术

- 最终止血后，咽后间隙放置 10F 引流管，从深面远端引出。
- 2-0 可吸收线单纯间断缝合颈阔肌。
- 4-0 倒刺线连续缝合皮肤。

十二、术后管理

- 我们一般术后将床头摇高 45°，床旁吸引。
- 术后第 1 天早上拔除咽后引流管，除非遇到前 8h 引流量不足 30ml。
- 术后饮食由清亮液体饮食开始，耐受的情况下，逐步升级。冷饮和冰激凌有助于减少术后吞咽困难和肿胀。
- ACDF 术后需要担心的直接并发症是咽后血肿加重，阻碍呼吸道。症状和体征包括缺氧、喘鸣、颈前肿胀和进行性呼吸困难致呼吸障碍。处理措施是床旁打开切口，直接手指去除血肿，或者如果可能的话立即返回手术室处理。
- 其他常见早期并发症包括短暂的吞咽困难，该症状普遍存在，但一般症状轻微。在极少情况下，有发生喉上神经损伤致不能发高音，或者喉返神经损伤致声音嘶哑。

第 2 章　前路颈椎椎体切除和融合术

Anterior Cervical Corpectomy and Fusion

Andrew H. Milby　John M. Rhee　John G. Heller　**著**

陈　铿　谢中瑜　**译**

赵　宇　**校**

病例说明（图 2-1）

　　43 岁女性，患有脊髓型颈椎病和颈椎畸形。C$_4$ 椎体后方脊髓压迫，C$_{5~6}$ 和 C$_{6~7}$ 椎间盘层面脊髓和神经根压迫，伴有明显的颈椎后凸畸形。术前患者进行颈椎牵引以改善序列。

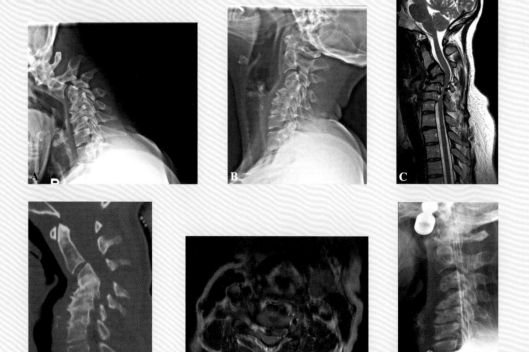

▲ 图 2-1　**A.** 屈曲位；**B.** 伸展侧位 **X** 线片；**C.MRI** 矢状位 **T$_2$**；**D.** 矢状位 **CT** 重建；**E. C$_4$** 椎体平面轴位 **MRI**；**F.** 颈部牵引 30 磅后

一、适应证

- 颈椎椎体切除术的主要适应证是，椎体后方压迫脊髓，需要切除椎体以便进行脊髓前方彻底减压。
- 需要切除椎体病变的疾病（如肿瘤或骨髓炎）。
- 如果脊髓压迫并非来自椎体后方，在选择前路手术时，我们通常倾向于颈椎前路椎间盘切除融合术（anterior cervical diskectomy and fusion，ACDF），优点在于允许在每个节段进行螺钉固定，更好地恢复颈椎前凸，生物力学更稳定，减少骨质疏松患者出现塌陷或沉降的风险。
  - ➤ 根据骨质量、颈椎序列和其他情况，如果需要 1 个节段以上的椎体切除，我们强烈建议辅助后路内固定，以防止内固定沉降或失败。
- 后路或前后路联合入路是解决脊髓压迫的其他选择。

二、影像学评估

- 根据椎体后方减压的需要，确定每个节段需要部分或全部椎体切除。
- 如有可能，在不需要椎体切除减压的节段，建议行椎间盘切除术。
  - ■ 例如，1 个节段的椎体切除与其他节段的椎间盘切除相结合。
- 注意椎动脉的位置（内 – 外侧和腹 – 背侧）和优势侧。如果需要切除的椎体存在异常动脉，那么这个节段可能是椎体切除的禁忌证，或者代以椎体半侧切除术。
  - ➤ 最好在轴位 CT 或轴位 MRI 扫描上进行评估。
  - ➤ 我们一般对椎体切除术患者常规进行术前 CT 扫描（图 2–2）。
- 在计划固定的节段上测量螺钉的长度。
- 确定在不同节段是否需要进行椎间孔减压。
- 确定畸形区域是固定还是可活动的，比如是否在椎间隙和（或）关节突之间存在融合。对于可活动的畸形，考虑使用术前牵引逐步矫正畸形。我们的病例看似僵硬，但清晰显示牵引下的可活动性。

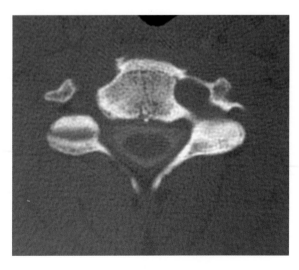

◀ **图 2–2　异常的左椎动脉侵犯椎体的内侧**
表现为扩大的、内移的横孔。如果术前未发现，这可能导致椎体切除术中损伤椎动脉

三、特殊设备

- 可用于后纵韧带骨化（posterior longitudinal ligament，PLL）患者的磨钻及腰椎引流。
- Gardner–Wells 牵引器，可用于严重畸形，或术中使用 Caspar 牵引器仍无法获得节段性牵张的患者。
  - ➢ 根据椎体的大小，Caspar 螺钉通常可以牵开 1～2 个椎体。
- 适用于椎体切除重建的同种异体腓骨移植物和（或）椎体融合器。
- 矢状摆锯，用于自体移植获取和（或）同种异体移植物修整。

四、体位

- 请参阅 ACDF 的章节。
- 如需取髂嵴骨，可选择同侧（如需取髂骨，应准备手术同侧的髂骨区域）。
- 取髂嵴骨移植物（iliac crest bone graft，ICBG），需垫高同侧髋部。
- 取 ICBG 前，先进行椎体切除并测量所需骨块的大小。

五、麻醉 / 神经监测

- 经鼻气管插管允许牙齿对合，对于处理 C_3 以上椎体更方便。
  - ➢ 术前侧位 X 线定位，在大多数情况并非必要。
- 脊髓病患者的平均动脉压维持＞ 80mmHg。
- 有关使用神经监测的建议，请参阅神经监测章节。

六、定位

- 请参阅 ACDF 章节。

七、入路

- 请参阅 ACDF 章节。
- 考虑使用斜切口以充分显露。
  - ➢ 在超过 4 个节段的手术中可能会有帮助，适用于有明显的前凸或者脖子粗短的患者。
  - ➢ 然而，在大多数 3～4 个节段的病例中，以手术节段中点为中心的横向切口也可以达到充分显露，特别在软组织充分游离的基础上。

八、牵引器放置

- 请参阅 ACDF 章节。

- 尤其是在进行多节段前路手术时，在显露切口时需花时间充分游离多个筋膜平面，以避免用力牵拉颈部软组织。
- 在手术过程中定期拆卸牵引器，可在完成每个节段的减压之后。这样做可以减少组织缺血和牵拉时间。

九、椎体切除 / 减压

- 当椎体切除联合其他节段椎间盘摘除时，我们一般先进行椎体切除。
  - 当移植物插入到相邻的椎间隙后，可以压缩椎体切除的间隙。
  - 用刀、枪状咬骨钳和刮匙切除椎体上下的椎间盘，以便能够清楚地辨认两侧钩椎关节。
  - 椎间盘减压的操作如 ACDF 章节中所述。椎间孔切开术的完成方式与神经根减压类似。
- 跨过要切除的椎体，置入 Caspar 螺钉。
  - 钉孔应居中，以免放钢板时影响螺钉钉道。
  - 确保 Caspar 螺钉不要太靠近终板，以免妨碍磨钻的使用。
  - 如果没有矢状畸形，请将 Caspar 螺钉与椎间盘平行放置。
  - 如果需要额外的前凸，将 Caspar 螺钉在椎体前方交叉，牵开后可增加前凸（图 2-3）。
- 椎体切除外侧边界由钩突决定。
  - 非常重要的一点是，要清楚地看到上下两个椎体的钩椎关节，因为它们为椎体切除提供了标志。

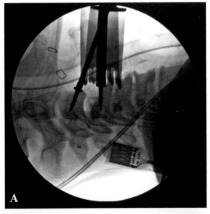
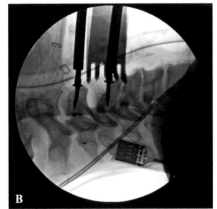
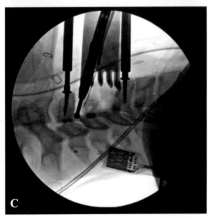

◀ 图 2-3 A 和 B. 侧位透视图像显示 Caspar 螺钉在椎体前方交叉，当牵开时增加脊柱前凸；C. 远端钉随后移动到下一节椎体以完成椎体切除

> 椎体切除不需要向外侧延伸到钩突之外，因为脊髓并不延伸到钩突的外侧。
    - 肿瘤或感染例外，累及椎体可能需要在钩突外侧切除。
    - 然而，如 ACDF 章节所述，适当的椎间孔切开术通常需要在椎间盘水平切除内侧钩突。
> 椎体切除宽度从一侧钩突到另一侧的钩突，可以确保脊髓得到充分减压，也有助于椎体切除位于椎管的中心（图 2-4）。

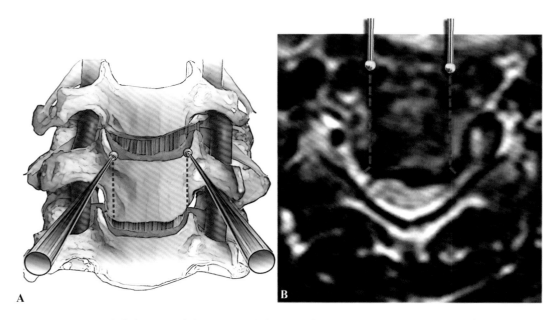

▲ 图 2-4　椎体切除的宽度应从一侧钩突到另一侧钩突（红色虚线）。在椎间盘间隙水平，可能需要切除更靠外以充分减压

- 使用 Leksell 咬骨钳在双侧钩突间切除。保留骨骼以供植骨。
- 使用磨钻将残留的椎体后壁削薄至后纵韧带。
    > 用骨蜡或吸收性明胶海绵 – 凝血酶止血。
    > 磨钻可以直接用在后纵韧带的顶面，避免任何向下的压力。达到完全去除或只剩下一小块骨壁时可用刮匙去除。为了避免意外的硬脊膜切开，我们通常会选择磨钻（JGH）或者火柴棍性状侧切（JMR）（图 2-5）。
- 后纵韧带是否需要去除取决于其是否产生压迫或者其后方存在突出椎间盘。
    > 如需切除后纵韧带，请用小的弧形刮匙在后纵韧带和硬脊膜之间分离。
    > 一旦分离出平面，就可以使用 Kerrisons 咬骨钳切除后纵韧带（图 2-6）。

十、终板准备

- 理想情况下，剥离终板的中央部分软骨，但保留完整的皮质骨，形成稳定界面，为移植物提供支撑。
- 此外，在理想情况下，椎体切除后的上下终板将彼此平行。
    > 这样做将使移植物 – 终板界面处的剪切力最小化，从而避免移位，并使结构更稳定。

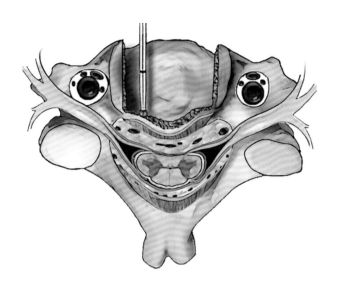

◀ 图 2-5 后路椎体用磨钻去除，直到它消失或薄到可以用一个小刮匙去除

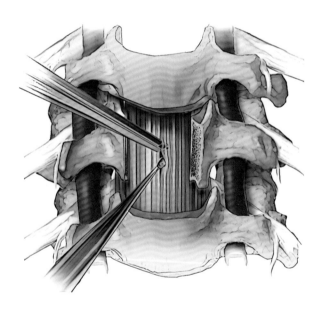

▲ 图 2-6 后纵韧带切除术：用弧形刮匙分离平面，然后用 Kerrison 咬骨钳切除

- 然而，由于颈椎生理前凸，相对于近端而言，椎体切除术结构的远端可能是前凸的。
  ➢ 解决这一问题的具体策略如下。
    ■ 底部终板可以磨成斜角，与顶部终板平行，但这取决于骨的质量，可能会导致移植物的下沉。
    ■ 底部终板开槽，移植物修整成"衣夹式"，使其中心部分沉入松质终板，而前部则卡在终板皮质骨上。但这种方法在技术上可能难以实现（图 2-7）。
    ■ 移植物的远端修整成斜形。但这种方法并不能解决剪切力的问题，将导致移植物从远端向前脱出。
    ■ 使用可扩张带末端帽的融合器，使其与前凸相匹配。

> 多节段椎体切除更需要注意这个问题，因为单节段椎体切除更稳定，而且通常终板相对较为平行。所以，我们尽可能避免一个以上的椎体切除术。如果不可避免，强烈考虑补充后路固定。

十一、移植物植入

- 通过用 Caspar 螺钉或牵引钳（在 Caspar 牵张器不够长的多节段椎体切除的情况下）牵开间隙，测量移植物的长度。可使用棉签的柄（"Q-tip"）作为模板（图 2-8）。
- 选择合适的腓骨做支撑植骨（或使用结构性髂嵴植骨块）。
  > 移植物应该足够长，比术前测量的终板间长度更长一些。
  > 也可以使用融合器。
- 用微摆锯将移植物切成一定长度。
- 确保上方椎体的前下唇已被切除，中间的 1/3 是平坦的以获得光滑的移植表面。后唇可以留在原位（如果没有造成压迫）以尽量减少移植物向后移位的风险。
- 用椎体切除的自体骨填充所植入腓骨和前方固定钢板间的中央残腔。
- 用磨钻在移植的腓骨中心钻一个小孔，置入 Caspar 螺钉作为引导器（图 2-9 和图 2-10）。
- 用磨钻将移植物的边缘稍微斜切成前凸，后侧面比前侧面稍短。降低移植物向后移位的风险。
- 测试合适的移植物，并用磨钻将其边缘打薄。
- 增加 Caspar 螺钉的牵张力或牵引力（只有在彻底完成减压后）。
- 在椎体切除处放置移植物。可能需要用锤子轻轻敲击到位（可使用空的 Caspar 螺钉把手）。移植物就应该贴合终板正中。
- 松开牵引器。

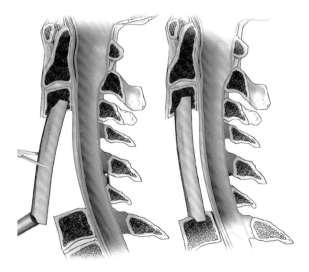

▲ 图 2-7　置入"衣夹式"移植骨

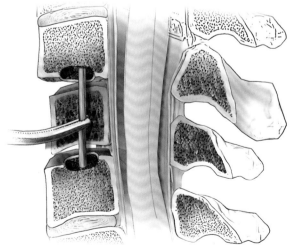

▲ 图 2-8　用于测量椎体切除术后分心位置移植物长度的木制 **Q-tip**

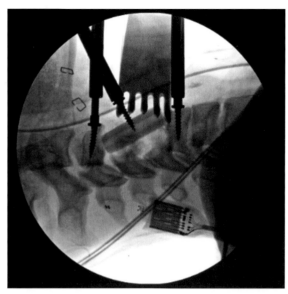

▲ 图 2-9　移植物置入 Caspar 螺钉有助于控制移植物的插入

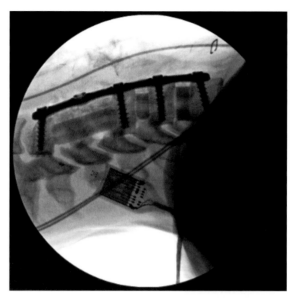

▲ 图 2-10　邻近两个节段椎体切除 ACDF

- 确认神经监测信号稳定。
- 沿移植物 – 终板界面和钩突之间放置额外的颗粒状骨移植物。
- 从影像上评估移植物的排列和位置。后方小关节突关节过度牵拉可能提示移植物过大。

十二、内固定技术

- 参见颈椎前路椎间盘切除融合术章。
- 我们通常在椎体切除和大多数 ACDF 中使用双皮质螺钉固定，以最大限度地提高固定率和稳定性。
  - ➢ 透视可用于辅助双皮质螺钉置入。

十三、关闭切口

- 参见颈椎前路椎间盘切除融合术章。

十四、术后关注点

- 参见颈椎前路椎间盘切除融合术章。
- 对于牵拉器使用时间＞ 3h 的患者，在拔管前可以进行气囊漏气测试（评估是否发生喉头水肿），或留置插管直到气道肿胀缓解。
- 床头要抬高 45° 以上。

- 床边备 Yankauer 吸引器。
- 通常使用硬质颈围至少 6 周。
- 根据骨质量、畸形程度、韧带结构的完整性评估是否需要后路固定。

病例说明（图 2-11）

患者接受颈椎前路减压融合、C_4 椎体切除和腓骨移植支撑重建、$C_{5\sim6}$ 和 $C_{6\sim7}$ 椎间盘切除和融合、$C_{3\sim7}$ 内固定。

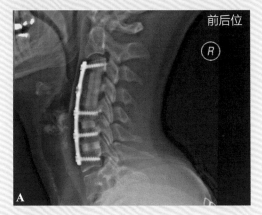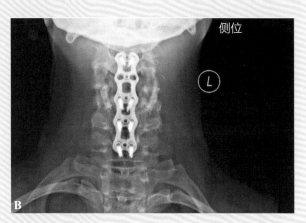

▲ 图 2-11　A. 正位片；B. 患者行椎间盘切除术后的 X 线片

推 荐 阅 读

[1] Ikenaga M, Shikata J, Tanaka C. Long-term results over 10 years of anterior corpectomy and fusion for multilevel cervical myelopathy. *Spine*. 2006;31:1568-1574.

[2] Douglas AF, Cooper PR. Cervical corpectomy and strut grafting. *Neurosurgery*. 2007;60(1 suppl 1):S137-S142.

[3] Shamji MF, Massicotte EM, Traynelis VC, Norvell DC, Hermsmeyer JT, Fehlings MG. Comparison of anterior surgical options for the treatment of multilevel cervical spondylotic myelopathy: a systematic review. *Spine*. 2013;38(22 suppl 1): S195-S209.

第 3 章　前路颈椎关节成形术
（颈椎人工椎间盘置换术）
Anterior Cervical Arthroplasty

Mathew Cyriac　John G. Heller　**著**

艾福志　胡旭民　**译**

何　达　**校**

一、理想适应证

● 年轻患者伴有软性椎间盘突出和轻微的节段僵硬，希望保留颈椎活动度（图 3-1 和图 3-2）。

二、影像学检查

● 术前行 X 线检查，评估颈椎小关节病变、骨赘及颈椎不稳的情况。明显的骨赘、小关节病变和颈椎不稳是颈人工椎间盘置换术的相对禁忌证。

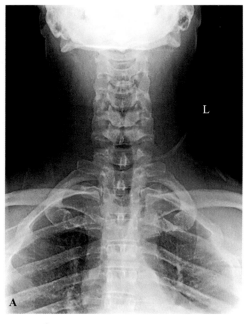
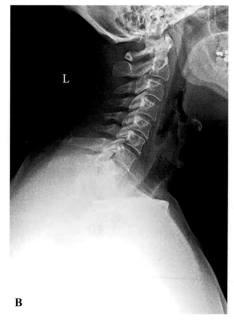

▲ 图 3-1　37 岁男性患者，$C_{5\sim6}$ 软性椎间盘突出致左侧 C_6 神经根受压，保守治疗失败

- 术前 MRI、CT 检查，可测量椎间隙的深度、宽度和高度，有助于预先估计植入假体型号。

三、专用器械

- 准备厂家提供的颈椎人工椎间盘置换系统。
- 准备颈前路椎间盘切除植骨融合术〔anterior cervical diskectomy with fusion，ACDF〕的内固定及植骨材料，以备术中临时改变手术方案时采用。
    - ➢ 每一位拟行颈人工椎间盘置换术的患者，术前均应被告知并同意根据术中具体情况可能转为融合手术。
- 准备 ACDF 手术的标准器械和牵开器。

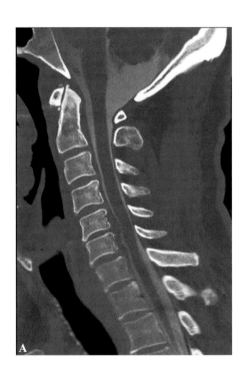
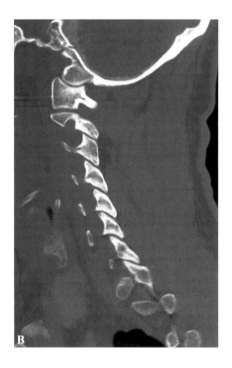
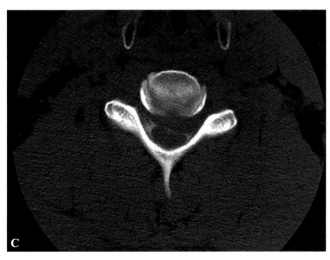

◀ 图 3-2　A. CTM 矢状面提示 $C_{5\sim6}$ 软性椎间盘突出；B. CT 旁正中矢状面评估小关节正常；C. CTM 轴位显示左侧旁中央软性椎间盘突出

四、体位、麻醉、定位、手术入路及牵开器放置

手术步骤与 ACDF 手术大体相同，可参考 ACDF 章节。

- 术前准备 C 形臂。
  - 如术中透视下不能充分显示手术节段，则禁止行颈人工椎间盘置换术，需改为融合术（此情况少见）（图 3-3）。
- 定位针准确定位椎间隙，本例为 $C_{5\sim6}$ 椎间盘（图 3-4）。

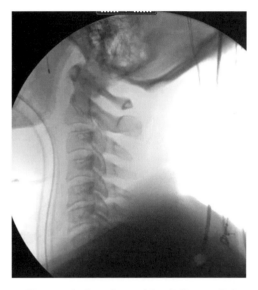

▲ 图 3-3　侧位 X 线显示拟手术的 $C_{5\sim6}$ 节段

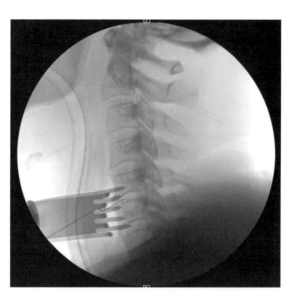

▲ 图 3-4　定位针定位手术节段

如不确定是否为拟手术的病变椎间盘，建议把定位针定位于椎体，以免损伤正常椎间盘

五、减压技术

- Leksell 咬骨钳咬除椎体前方的骨赘，骨蜡止血。
- 将 Caspar 螺钉放置于椎体正中。对于颈人工椎间盘置换术而言，精确地放置 Caspar 螺钉至关重要。
  - Caspar 撑开器的两臂套入椎间隙的 Caspar 螺钉。
  - 在椎间隙内插入小 Cobb 剥离器，小心旋转、轻柔撑开椎间隙，然后用 Caspar 撑开器撑开 2～3 齿，撑开高度取决于椎间隙的松紧程度（图 3-5）。
- 用 15 号刀片切开纤维环。
  - 从外侧的钩椎关节开始，刀片向内，沿着下终板向中线方向切开椎间盘纤维环。再翻转刀片，对侧用同样的方法向中线方向切开。
  - 用同样的方法沿上终板切开纤维环。
- 使用刮匙、髓核钳和 Kerrison 椎板咬骨钳完成椎间盘切除。

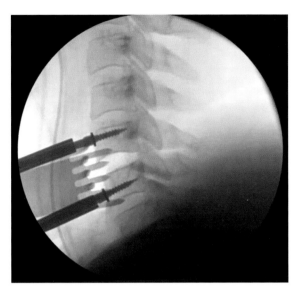

◀ 图 3-5　放置 Caspar 螺钉并行浅表的椎间盘切除后。Caspar 螺钉已轻微牵开

- ➢ 直刮匙伸向对侧钩椎关节沿终板向中线方向刮除椎间盘和软骨终板。
- ➢ 用髓核钳取出椎间盘和软骨终板。
- ➢ 用 2mm 或 3mm 的 Kerrison 咬骨钳咬除深部的纤维环。
- ➢ 操作前可以根据钩椎关节的间距界定椎间隙的宽度，通过两侧的钩椎关节即可将假体放置在冠状面正中位置。
- 用磨钻打磨椎间隙上下相邻椎体前方的骨赘，使椎体前缘平整。
  - ➢ 头端的终板是凹陷的，需打磨平整。
  - ➢ 小心操作，尽可能保留骨性终板。
  - ➢ 继续使用磨钻磨除后方的骨赘，使椎体后缘平整。
  - ➢ 完成椎体从前到后的终板准备，使终板面积尽量最大化，是非常重要的。必须对神经充分减压（图 3-6）。

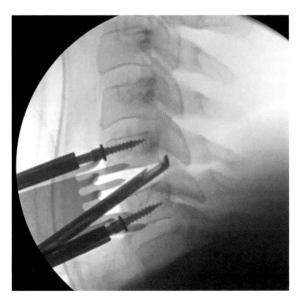

◀ 图 3-6　完成整个椎体从前到后的终板准备，以使终板表面区域尽量最大化，这点非常重要。此外，还必须对神经进行充分减压

> 最终目的是修整出平整的终板而且使两侧钩椎关节之间的冠状面的上下终板平行。
  - 与 ACDF 手术相比，颈椎人工椎间盘置换术（CDR）需要完全平整并且在钩椎关节之间清晰可见的平行的上下终板，以利于放置植入物。
  - 有些假体考虑到了上终板是凹陷的，做成穹隆顶形状。这类假体不需要磨除上终板的骨质，仅需要用刮匙刮除软骨终板即可。
> 用合适大小的骨锉打磨终板（图 3-7）。
> 如需切除后纵韧带，详细请参考第 1 章和第 2 章。

- 同 ACDF 相比，颈人工椎间盘置换术需要更充分的椎间孔切开减压，因为保留了椎间隙的活动，减压不充分会导致症状残留或复发。
  > 椎间孔切开减压技术请参考第 1 章。

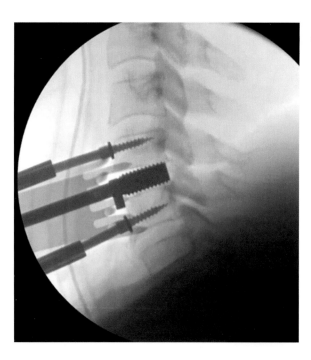

◀ 图 3-7　将骨锉插入椎间隙

六、器械

- 选择合适尺寸的植入物。
  > 松开 Caspar 撑开器。
  > 试模测试尺寸。
  > 试模应紧贴终板，不易被晃动。
    - 如果轻敲试模无法插入，则应继续刮除终板或改小试模。
    - 侧位透视用于确保手术间隙相比相邻间隙不会过度撑开（图 3-8）。
- 建立椎体内的植入物通道。
  > 颈椎间盘置换（CDR）的不同系统之间存在差异。有些用导向钻头在终板里钻孔，有些直

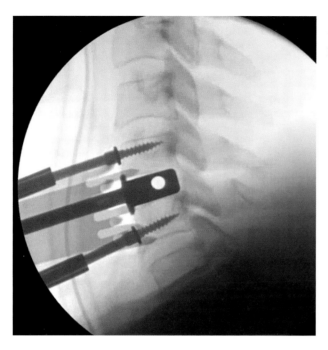

◀ 图 3-8 试模匹配良好。该试模很好地填充了椎间隙，为椎间提供合适的高度，未出现过度撑开

接用锐利的开路器插入终板。读者应根据实际使用的系统，参照说明书中的技术指引来操作（图 3-9 和图 3-10 ）。

> 与 ACDF 相比，CDR 要求植入物绝对居中。

■ 钻孔前，用正位片确认钻头轨道位于椎间盘的中心位置。

● 最后置入植入物。

> 冲洗椎间隙，减少存留碎骨，避免异位成骨。

> 置入适当型号的植入物。

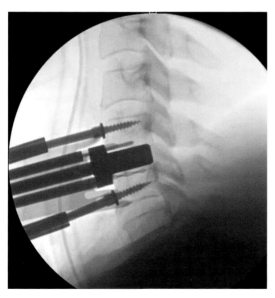

▲ 图 3-9 在探针保护下建立通道

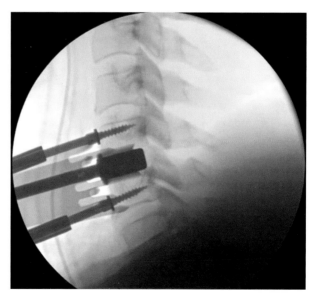

▲ 图 3-10 在终板中建立通道

> ➤ 侧位片确定深度（图 3-11）。
> ➤ 正位片确定植入物位于中心位置（图 3-12）。

七、切口缝合技术

● 参见第 1 章。

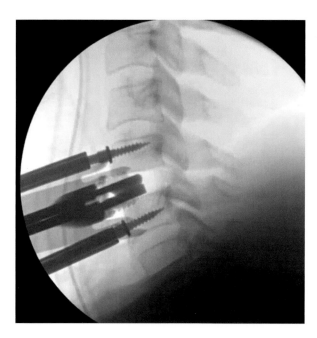

◀ 图 3-11　置入植入物

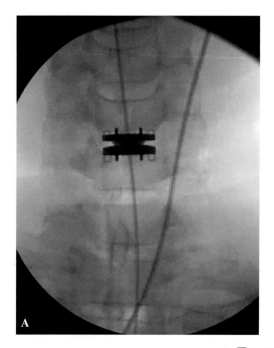

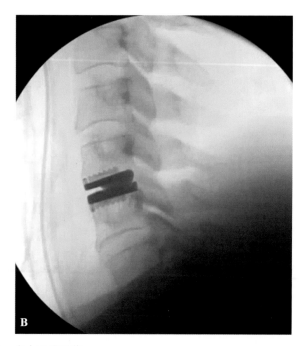

▲ 图 3-12　术中最终图像

八、术后问题

- 参见第 1 章。
- 不需佩戴颈围，因为这是一种保留运动功能的手术（图 3–13 和图 3–14）。

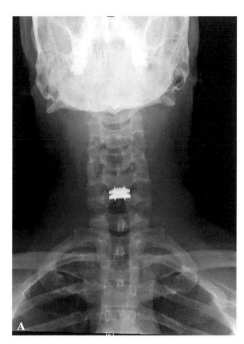
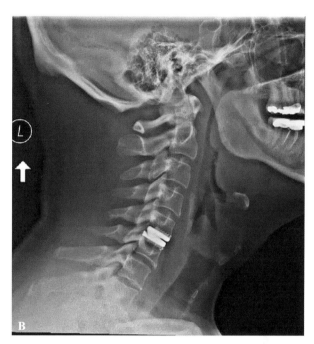

▲ 图 3–13　术后 3 个月随访正位和侧位片

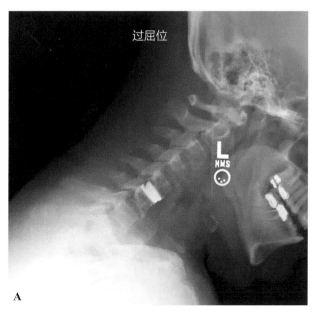
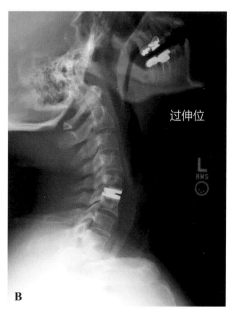

▲ 图 3–14　术后 6 个月的过屈位和过伸位片

第 4 章　颈椎椎板成形术
Cervical Laminoplasty

Ehsan Saadat　John G. Heller　John M. Rhee　**著**

叶记超　郑　冠　**译**

秦　毅　**校**

病例说明（图 4-1）

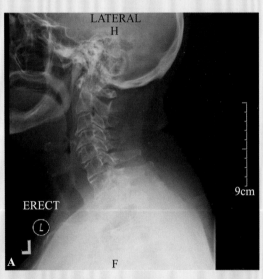

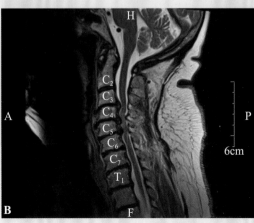

◀ 图 4-1　**70 岁女性**，进展性脊髓型颈椎病，无明显颈项疼痛症状，**X** 线片显示颈椎前凸序列可，**MRI** 显示 $C_{3\sim7}$ 多节段脊髓重度压迫影像

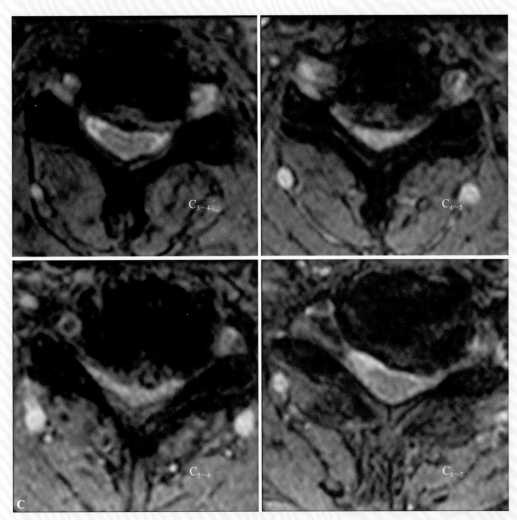

▲ 图 4-1 （续）70 岁女性，进展性脊髓型颈椎病，无明显颈项疼痛症状，X 线片显示颈椎前凸序列可，MRI 显示 $C_{3\sim7}$ 多节段脊髓重度压迫影像

一、影像学评估

- 椎板成形术的理想适应证是多节段脊髓型颈椎病，且站立位 X 线侧位片显示颈椎拥有良好的前凸曲度，无明显颈椎不稳，无明显颈部轴性疼痛。
  - ➢ K 线应为阳性，背侧减压不仅能够解除脊髓背侧压迫，同时也允许脊髓由前方向后方充分漂移，从而能够有效解除来至前方的压迫。
- 仔细阅读术前 MRI 影像，明确脊髓受压范围，以确定近端和远端椎板成形术的范围，从而达到充分减压。

> 在 MRI T_2 的正中矢状位片上，设想椎板成形术后脊髓"向后漂移"的情况。
> 大多数适合椎板成形术的患者需要 C_4、C_5 和 C_6 节段椎板成形术，同时进行 C_3 椎板切除术，以达到 $C_{2\sim3}$ 至 $C_{6\sim7}$ 椎间盘层面的脊髓充分减压。
> 设想是否需要额外的 C_2 椎板减压，以解除近端 $C_{2\sim3}$ 椎间盘层面的压迫，或者实现脊髓更大幅度的向后漂移。
> 仔细辨识出任何可能需要额外行椎间孔成形术的颈椎间孔狭窄。

二、特殊设备

- Mayfield 头架。
- 3mm 直径的长柄磨钻。
- 能够稳定椎板的内固定。我们通常使用椎板成形术专用的异型钢板，使用方便，能提供安全、牢靠的固定；也可以使用骨块，缝线或带缝线的锚钉来代替。

三、体位

- 患者俯卧于有 Mayfield 头架固定器和胸部支撑的手术台上（图 4-2 和图 4-3）。
  > 确保患者下方有一个长托板，以便将患者的手臂放置在身体两侧并托起。
  > 腹部应尽可能放松，避免压迫，以减少椎旁静脉出血并防止通气困难。

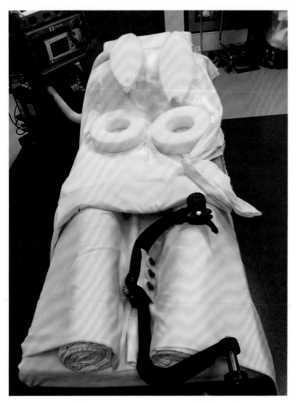

◀ 图 4-2　椎板成形术手术床摆放与设置

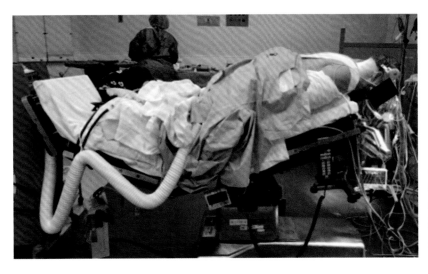

◀ 图 4-3 椎板成形术患者的正确体位
手术床反折（反 Trendelenburg 位），颈部水平或略微弯曲，且颈部大体上与地面平行

- 在两侧手臂周围放置泡沫垫，静脉输液管和监护导线应放置在泡沫垫的外面，以避免皮肤受压。
- 使用长托板将手臂托起，该托板上放置泡沫垫，泡沫垫由下胸部反转至背部，将手臂包于泡沫垫内，并用束缚带固定。同时确保静脉输液管和动脉测压管通畅。
- 将手术台反折（反 Trendelenburg 位），最终的体位保持颈椎大致平行于地面。
  - ➤ 手术台腿部抬高，保持弯曲膝盖，以防止患者向尾端滑动或由于身体向尾端滑动而对颈椎产生过多的纵向牵引。
  - ➤ 抬高颈椎可以减少静脉出血。
    - ■ 避免"头朝下"的姿势，这会增加手术操作难度并增加静脉出血。
- 根据需要调整 Mayfield 头架，以实现颈椎伸直或轻微屈曲，保持下巴悬空。
  - ➤ 理想情况下，当患者摆好体位时，从侧面看颈部应大致平行于地面。
  - ➤ 适度屈曲颈椎可通过减少"叠瓦效应"，减少头侧椎板对尾侧椎板的重叠遮挡，使得手术更容易进行。
  - ➤ 术前评估患者可忍受的、不会增加神经系统症状的颈部后仰程度，以免将脊髓放置于不能耐受的过伸位。
- 如果需要进行侧位透视，则从肩峰侧面开始将肩部用胶带粘住，并轻轻地向下牵拉，并将胶带贴在手术台的远端。
  - ➤ 牵拉肩膀时要小心，以免过度牵引，这可能会导致神经监测信号丢失，甚至进一步造成真正的神经牵拉损伤。

四、麻醉和神经监测相关问题

- 麻醉师应意识到患者为脊髓型颈椎病患者，进行插管时应避免颈椎过度后仰。
  - ➤ 在 Emory 大学，我们要求麻醉师使用可视喉镜进行插管。
    - ■ 使用该工具基本上不需要任何颈部后仰即可进行插管。
    - ■ 几乎不需要支纤镜辅助插管。

- 维持脊髓型颈椎病患者术中合适的平均动脉压，以确保在整个手术过程中有足够的脊髓灌注。
  - ➢ 我们通常在椎板成形术中仅使用体感诱发电位神经监测，因为该术式不涉及畸形矫正或脊柱序列的改变。请参阅关于神经监测的章节以了解更多细节。
    - ■ 相反，涉及畸形矫正或序列改变的病例（如截骨术），则需要采用有更高敏感性的运动诱发电位神经监测。

五、切口定位

通常不需要 X 线来定位切口。可通过触摸 C_2 和 C_7 棘突来估计切口头端和尾端的范围。

六、入路

- 用 10 号手术刀片切开皮肤，需切透至真皮层，用单极电凝止血。
- 确定颈后正中线，此处无血管；沿正中线分离至棘突尖端，最突出和最容易触及的是 C_2 和 C_7 棘突，可通过触摸棘突来引导显露。
- 一旦分离出棘突的尖端，就在最靠近头颅侧的棘突放置定位夹或定位针，侧位 X 线片定位。
  - ➢ 这一步需要在继续分离棘旁和椎板前完成，以避免无意中剥离 C_2 棘突的肌肉附着点。
- 继续用电刀进行骨膜下分离，显露出所需的椎板。要注意保持在中线无血管区域操作，以减少出血。
- 在横向显露范围上，仅需显露至两侧椎板和侧块交界处（图 4-4）。
  - ➢ 放置钢板侧（开门侧）通常较门轴侧需要更多的侧方显露，以提供足够的位置放置钢板。

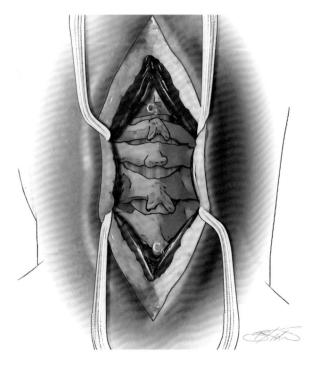

◀ 图 4-4　$C_{4\sim6}$ 椎板成形、C_3 椎板切除术的显露范围

请注意，C_2 上的附着点完好无损。C_7 上的近端附着点被分离，但远端附着点仍保留。横向显露不需要超过两侧的椎板和侧块交界处

- 在 C_2 棘突上的伸肌附着点需要小心保留，以防止术后颈椎前凸的丢失。
  - 如果可能，我们更倾向于 C_3 椎板切除术，而不是 C_3 椎板成形术，以减少术后前凸丢失[1]。
  - 我们还试图尽可能保留 C_7 的肌肉附着。

七、放置牵开器

- 常规应用自动撑开器：浅部结构时用 Weitlanar 撑开器，深部结构时为 Cerebellar 撑开器（颅后窝拉钩）。
  - 建议间歇放松撑开器，让肌肉再灌注。

八、减压技术

- 一旦达到手术所需的显露范围，用咬骨钳（JGH）切除棘突。
  - 这一措施可显著改善显露，也减少了术后椎旁肌肉的不对称后移位。
    - 骨蜡用于松质骨表面止血。
  - 棘突也可以留在原位直至手术结束。它们可以作为杠杆，通过牵拉棘突进行椎板开门，并同时能够使黄韧带产生张力，以利于切除（JMR）。
- 实施 C_3 椎板切除术，需先切除 C_3 棘突。从小关节突内侧开始用磨钻将 C_3 椎板磨除，显露黄韧带（图 4-5）。

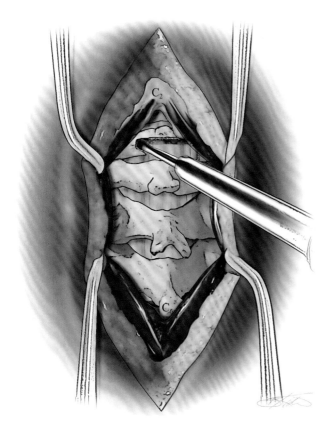

◀ 图 4-5　用磨钻从两侧关节突内侧缘将 C_3 的椎板磨薄，直到显露黄韧带
注意 C_3 椎板的上 1/3 下方没有黄韧带保护，在该区域使用磨钻时需要小心。C_2 棘突可能遮挡 C_3 椎板，为了保留 C_2 所有肌肉附着点，在进行 C_3 椎板切除术时，可能需要潜行减压

- C$_{3\sim4}$ 椎板间韧带可以通过枪钳咬除，减压至两侧侧块 – 椎板交界处，显露整个椎管横径。
  - ➤ 任何残余的 C$_3$ 椎板都可以用枪钳咬除。

九、开门侧准备

- 开骨槽时磨钻需垂直于椎板。
- 骨槽的外侧边缘与椎板尾侧的小凹口相对应，该处即是侧块与椎板交界处。
- 从头侧向尾侧开骨槽，因为头侧椎板的远端遮盖了尾侧椎板的近端（图 4-6）。

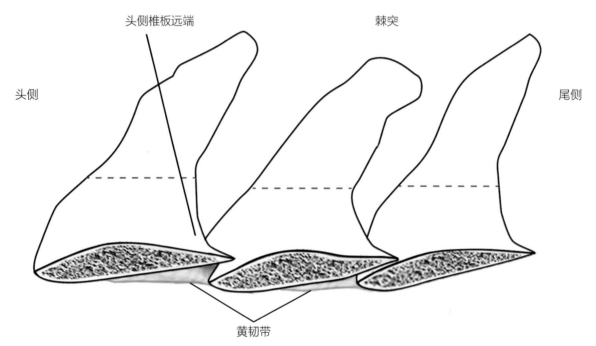

▲ 图 4-6　头侧椎板的远端遮盖了尾侧椎板的近端，必须去除头侧椎板的远端，充分显露尾侧椎板的近端，以利于磨钻开槽

- 依次逐层去除骨质，从外层皮质层开始，然后是松质层，最后是内层皮质层。
- 当骨质逐渐磨除变薄时，使用微型刮匙等精细工具或磨钻尖端触碰，判断残余的骨质厚度。当剩下一层薄薄的骨头后，就可以用微型刮匙或 1mm 的薄唇枪钳去除残余的内层骨质（图 4-7）。
  - ➤ 轻压椎板的切缘，以确认开门侧没有骨性连接。
    - ■ 一旦确认，进入下一步操作。
  - ➤ 在这一步可能发生硬膜外出血，应采用双极电凝或者粉末状的吸收性明胶海绵和脑棉止血。尽可能在静脉丛背面操作，避免损伤静脉。
  - ➤ 骨槽处出血通过骨蜡控制，或者不用理会，直接用磨钻磨除松质骨，磨透内面皮质骨。

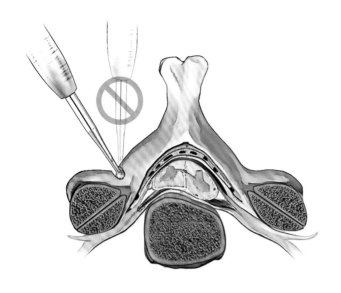

◀ 图 4-7 要保持磨钻的角度为朝向椎管，即垂直于侧块 – 椎板交界处的椎板

一个常见的错误是将磨钻与地面垂直，这将导致不必要的小关节突内侧部分切除

十、铰链侧（门轴侧）准备

● 铰链侧骨槽位于开门侧对侧，解剖标记、开槽位置和操作顺序均与开门侧相同（图 4-8）。

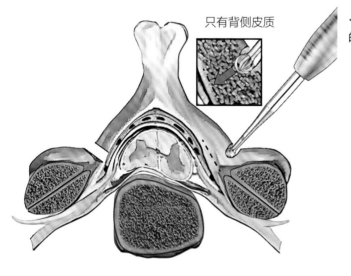

只有背侧皮质

◀ 图 4-8 在侧块和椎板交界处开骨槽，磨钻的使用角度与开门侧操作类似

● 每一个椎板的铰链部位都用磨钻磨除骨质至腹侧皮质，然后用刮匙轻轻地撬动棘突来测试椎板的运动度，如果椎板有足够活动度，此节段的铰链侧准备才算完成，可进行下一节段的操作。如果椎板没有足够的移动度，用磨钻一点点地磨薄骨质，并重新检查直至椎板有足够活动度。

➤ 当铰链足够薄时，将会赋予椎板弹性。尽量避免铰链过薄，这可能导致铰链断裂（图 4-9）。

● 我们不建议使用骨蜡在铰链侧止血，仅使用吸收性明胶海绵 / 脑棉等止血，可使骨愈合不受阻碍。

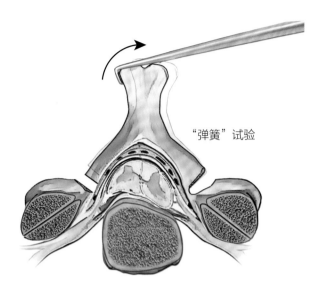

◀ 图 4-9　用刮匙轻轻地拨动棘突或撬动开门侧，测试铰链的"弹性"

一旦有足够的活动度，铰链侧就完成了。注意不要过度破坏腹侧骨皮质，以保持铰链的完整性

"弹簧"试验

十一、"开门"（打开椎板成形术）

- 一旦铰链侧开槽完成，术者用刮匙逐渐撬起椎板，而助手同时使用神经钩或微型刮匙维持椎板的高度和张力，防止椎板回弹。

  ➢ 此时在开门侧黄韧带受到张力而紧绷，用枪钳咬除各节段的黄韧带（图 4-10）。

    ■ 通常黄韧带非常紧密，对开门有很强的阻力。当切除黄韧带进行松解，而铰链的厚度处理的又恰当时，椎板很容易开门。

  ➢ 在这个操作过程中，非常重要的是助手要稳定地维持住椎板位置，突然失手可能会导致椎板急剧回弹到硬脑膜上，从而可能引起脊髓损伤。

    ■ 助手可以从开门侧的切缘下钩起椎板，或者钩入到棘突的膨大部分下缘（图 4-11）。

  ➢ 必要时使用双极电凝控制硬膜外静脉出血。

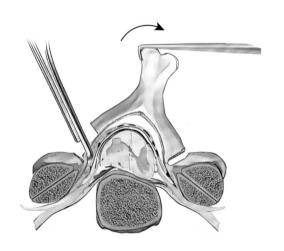

▲ 图 4-10　在棘突上牵拉或在开门侧的切缘下勾起椎板，逐渐用力造成铰链侧的青枝骨折。黄韧带也处于紧张状态，可以用枪钳咬除

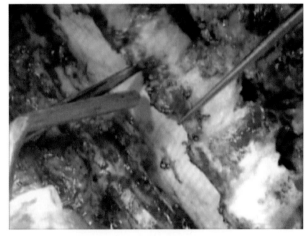

▲ 图 4-11　椎板成形术的术中照片

在开口的椎板切缘下方有一个神经钩勾住椎板，刮匙也从椎板切缘下方撬起椎板，可见减压的硬膜囊。此时黄韧带已经被切除

十二、内固定技术

- 钢板是我们首选的后弓重建方法，因为它是目前最稳定的内固定（图 4–12）[2]。
- 钢板有不同尺寸、开口宽度和螺钉布局。
  - ➤ 通常，我们使用 16～18mm 的钢板来最大限度地扩大椎管。
- 椎板由助手提起并保持。
  - ➤ 再次提醒，助手牵拉椎板必须牢靠，以防止椎板回弹到硬膜。
- 术者保持钢板的侧翼位于侧块中心，内侧翼卡住椎板中央部分以维持椎板的位置（图 4–13）。
  - ➤ 如果铰链侧的张力合适，椎板有一定的压力作用于钢板上，此时单纯依赖钢板就可以保持椎板的抬高位置而钢板不会移位，可以从容地置入螺钉。

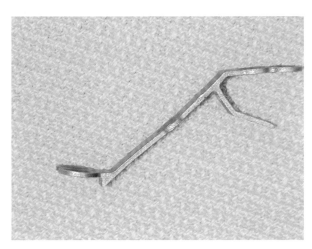

▲ 图 4–12　椎板成形术的异形钢板

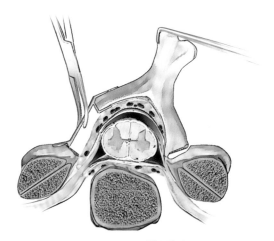

▲ 图 4–13　放置钢板
我们通常每个节段放置一块钢板。通常有两个螺钉固定在侧块，1～2 个螺钉固定在椎板侧，能够为重建后弓提供稳定的固定

- 用钳夹持钢板并维持钢板的位置，并在侧块和椎板上钻孔。通常我们在侧块上放置 2 个螺钉，在椎板上放置 1 个螺钉。
  - ➤ 当拧入螺钉时，可使用黄韧带夹持棘突并轻轻反向扭转棘突以对抗。
- 每个节段均重复此过程（图 4–14）。
- 在椎板成形术中，如果铰链侧断裂，可以在铰链侧应用钢板固定。
  - ➤ 然而在大多数情况下，即使在铰链侧骨折时，也并不需要铰链钢板固定，铰链侧黄韧带的铰链作用，加上开放侧的支撑侧板，能够提供足够的稳定性来维持椎板位置。
- 所有钢板放置完毕后，用磨钻去除棘突。
- 在椎管头端和尾端仔细探查，防止残余的黄韧带对椎管产生压迫。
- 在必要时可在此时进行颈椎间孔扩大成形术，具体技术可参考颈椎间孔扩大成形术章节。

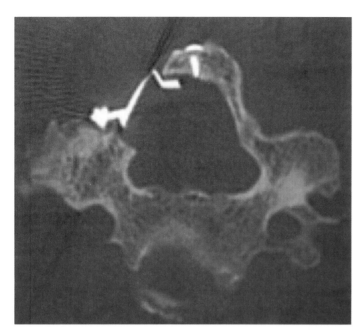

◀ 图 4-14　CT 扫描显示一个铰链侧已经愈合和扩大的椎板弓

> ➤ 开门后，在开门侧实施颈椎间孔扩大成形术较容易。
> ➤ 如果需要在铰链侧进行颈椎间孔扩大成形术，应在开门前进行。
> ➤ 一般情况下，我们在需要椎间孔成形的一侧进行开门。

● 切口闭合前，通过 X 线片检查内固定位置（图 4-15）。

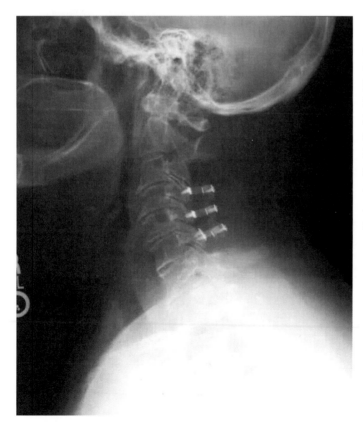

◀ 图 4-15　图 4-1 患者术后 1 年的 X 线片
C$_4$、C$_5$、C$_6$ 椎板成形术加 C$_3$ 椎板切除术。从 C$_{3\sim4}$ 椎间盘水平到 C$_{6\sim7}$ 椎间盘水平的椎管达到减压效果。C$_7$ 椎板的近端部分也被切除以利于 C$_{6\sim7}$ 椎间盘水平减压；但 C$_7$ 全椎板切除减压或椎板成形并不是必需的，应根据狭窄的程度和范围确定。在 C$_{4\sim5}$ 和 C$_{5\sim6}$ 进行了椎间孔切开成形术，这就是为什么在 C$_4$ 和 C$_5$ 使用椎间孔成形钢板的原因（此钢板的侧面有两个与钢板平行的螺钉孔）。尽可能保存肌肉附着点和细致的逐层闭合伤口，有助于减少颈椎前凸丢失，术后能够维持术前的颈椎前凸序列

十三、闭合伤口

- 中号引流管。
- 伤口撒上 1g 万古霉素粉末。
- 细致的、逐层闭合可最大限度地保留术后颈部伸肌功能并减少术后颈椎前凸的丢失。
  - ➤ 首先，1 号线间断 8 字缝合，轻柔地对合颈伸长肌（以防止肌肉绞窄）。
  - ➤ 一旦肌肉闭合，1 号线间断 8 字缝合，紧闭深筋膜层；此时用 8 字缝合可勾住一部分肌肉，使其缝合在深筋膜上。目的是保持肌肉和筋膜的紧密结合。
- 2–0 缝线缝合真皮层。
- 3–0 缝线皮内缝合。

十四、术后处理

- 可选择短时间（＜ 2 周）使用软质颈围。
- 颈伸肌等长收缩练习应在可耐受的情况下尽早进行。指导患者保持颈椎伸展位，避免颈部屈曲或后凸。
- 一旦棘旁肌愈合，通常在术后 4～6 周开始肌肉拉伸训练。另外，我们不推荐颈椎屈曲。
- 节段性神经根麻痹的发生率＜ 5%。最常出现的节段是 C_5，通常是无痛性运动丧失，通常在术后 24～48h 发生，大多数可以逐渐缓慢恢复（3～6 个月）[3]。
- 对于大多数适应证选择合适、术前并没有明显颈部轴性痛的患者，轴向颈部疼痛并不严重，我们通常避免为术前即存在明显颈部轴性痛的患者实施椎板成形术。

推 荐 阅 读

[1] Michael KW, Neustein TM, Rhee JM. Where should a laminoplasty start? The effect of the proximal level on post-laminectomy loss of lordosis. *Spine J.* 2016;16(6):737-741.

[2] Rhee JM, Register B, Hamasaki T, Franklin B. Plate-only open door laminoplasty maintains stable spinal canal expansion with high rates of hinge union and no plate failures. *Spine.* 2011;36(1):9-14.

[3] Stephens BF, Rhee JM, Neustein TM, Arceo R. Laminoplasty does not lead to worsening axial neck pain in the properly selected patient with cervical myelopathy: a comparison with laminectomy and fusion. *Spine.* 2017;42(24):1844-1850.

第5章　下颈椎椎板切除内固定融合术（C₃至上胸椎）

Cervical Subaxial Laminectomy, Instrumentation, and Fusion（C₃ to Upper Thoracic）

Mathew Cyriac　John M. Rhee　著

李　明　李玉希　秦　毅　译

王　鹏　校

病例说明（图 5-1 和图 5-2）

54 岁男性，患有多节段脊髓型和神经根型颈椎病。

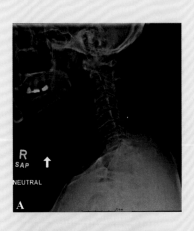 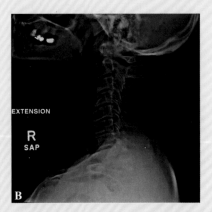

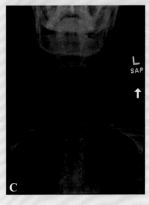

◀ 图 5-1　标准侧位 X 线片显示 C₂~₇ 轻度后凸，过伸位曲度变直。正位 X 线片显示颈椎在冠状位处于中线，C₇ 椎弓根清晰可见

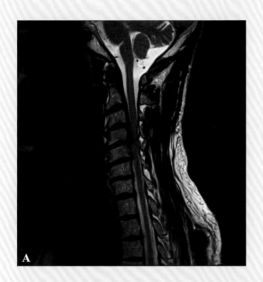
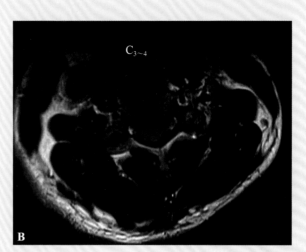
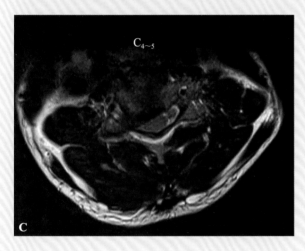

◀ 图 5-2　相应的磁共振成像显示，$C_{3\sim6}$ 脊髓多节段压迫（**A**），合并先天性椎管狭窄，$C_{3\sim4}$（**B**）和 $C_{4\sim5}$（**C**）（轴位切面）狭窄最为严重。C_4 和 C_5 椎体后方也可见脊髓压迫。通过评估矢状位片，可以预测在 $C_{3\sim6}$ 多节段椎板切除术后，椎管很可能得到充分减压，结合过伸位 **X** 线的颈椎曲度，提示手术时可能会出现比仰卧位 **MRI** 更明显的颈椎前凸

一、一般适应证

- 多节段（≥ 3 个运动节段）脊髓病变，特别是存在多节段椎体后缘脊髓压迫时，如果不行此术式则需行多节段椎体次全切除术。
- 直的或后凸的颈椎曲度足够柔韧以至于在手术体位摆放时可以被纠正到可接受的曲度。
  - ➤ 如果患者颈椎有前凸，并没有轴性颈痛，椎板成形术通常是首选。
- 术前影像学检查提示，脊髓的前后侧均可通过椎板切除术充分减压。

二、影像学评估

- 利用术前颈椎侧位和后伸位 X 线及仰卧时的矢状面 CT 或 MRI 评估颈椎矢状面序列，这些评估可以预估手术体位时可被动达到的颈椎前凸的程度。
  - ➤ 根据影像学评价，如果手术体位时无法恢复到满意的矢状面颈椎曲度，则可能需要进行前路或者前后路联合手术。
- 以矢状位 MRI 预估的术后颈椎矢状位曲线来评估脊髓在椎板切除术后的可能位置。如果影像学显示后路手术不能使脊髓的前部获得充分减压，可能需要行前路或前后路联合手术。如果病情需要，可以在一期后路椎板切除融合术后行二期前路手术以进行前路局灶性减压。
- 手术入路需要提前做出判断。虽然恢复颈椎前凸会更好，但并不是每位患者都需要恢复颈椎前凸。只要脊髓可以充分减压，且颈椎处于合理的矢状位平衡状态，一定程度的后凸可以接受。
- 我们通常会在术前进行 CT 扫描，用于评估颈椎的骨性形态，包括侧块和椎弓根的大小和角度，以及椎间孔的情况（图 5-3）。
- 对于有明显后凸或骨质较差的患者，我们通常建议近端固定在 C_2，以提供更稳定的近端固定点。本例患者，选择 C_3 是因为其颈椎曲度仅有轻度后凸，且骨质良好。请参阅第 7 章了解 C_2 内固定的详细信息。

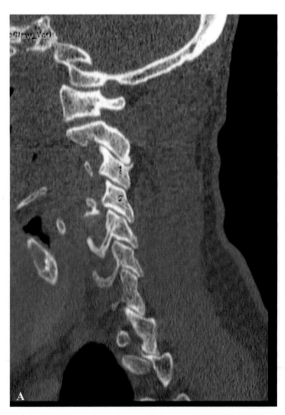
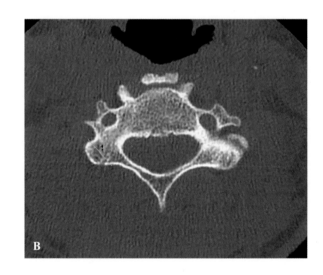

▲ 图 5-3　左侧旁矢状位和横断面 CT 用来评估侧块长度和头倾角

三、特殊设备

- 后路颈椎内固定装置。
- 对于椎板切除术，我们首选火柴式磨钻，这是一种带有钝头的侧切磨钻。

四、定位

- 俯卧位颈椎后路手术体位时基本要求参见第 4 章。虽然与前者类似，但因为融合会将患者颈椎固定在手术时的位置，所以椎板切除融合术患者要更关注手术时颈椎矢状面序列。
- 严重脊髓型颈椎病患者在减压前要避免过伸，因为此体位可能会导致神经损伤。
- 一般情况下，我们在摆体位时会试图模拟患者术前中立位或伸展位侧位 X 线颈椎曲度。
  - 在消毒铺巾之前，用 C 形臂定位（图 5-4）。
  - 注意，随着手术进行，无症状椎间孔狭窄可能会随着颈椎后伸进一步缩小进而出现症状，并且椎间孔会被内固定装置固定在此位置。仔细检查经椎间孔的旁矢状面 CT 扫描可以帮助识别这些狭窄位置。如果存在显著的椎间孔狭窄，并且估计理想手术体位时会进一步加重，即使该椎间孔术前未引起症状也应考虑椎间孔切开术（图 5-5）。
- 在某些情况下，可以在彻底减压后（不仅是脊髓减压，还包括神经根减压）和内固定前通过重新调整 Mayfield 头架使颈椎进一步后伸，以最大限度地恢复颈椎前凸。

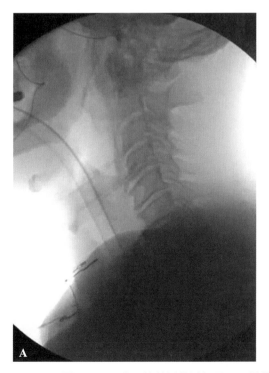 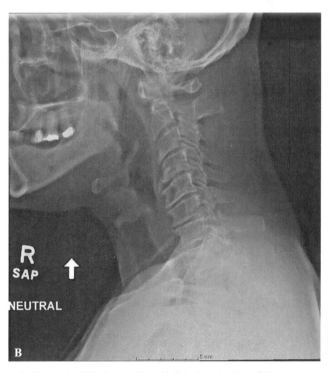

▲ 图 5-4 手术开始前侧位透视显示颈椎整体矢状位曲度与术前中立侧位 X 线片相似，但前凸稍增加

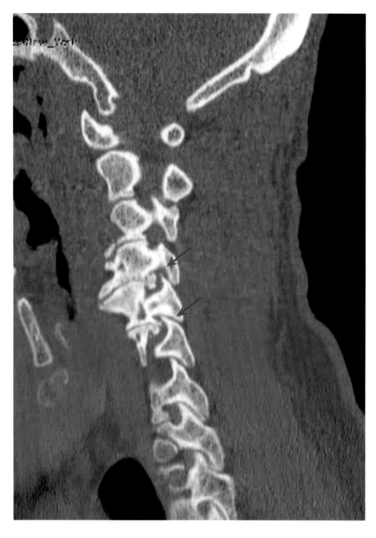

◀ 图 5-5 旁矢状位 CT 显示 C$_{4\sim5}$ 和 C$_{5\sim6}$ 左侧椎间孔明显狭窄（箭）
虽然此患者只有右侧症状，但出于文中提到的原因，我们预防性地进行了左侧椎间孔切开术

五、麻醉 / 神经监护关注点

● 对于脊髓型颈椎病患者，我们要求麻醉时平均动脉压维持在 80～85mmHg。

● 我们通常会对脊髓型颈椎病患者使用神经监测。如果需畸形矫正，我们会使用 MEP；如果不需要，那么我们首选 SSEP。

六、切口的定位

通过可触及的表面标志（如棘突）定位切口。因为增加了融合步骤，所以避免分离 C$_2$ 肌肉起止点并不像行椎板成形术时那么重要，但我们仍然尝试尽可能多地维持伸肌的完整性。

七、手术入路

● 关于颈椎后路骨膜下显露的基本知识，请参见第 4 章。

- 与椎板成形术不同的是，分离应至 C₃₋₇ 关节突关节外侧缘。这可为侧块螺钉的准确进钉点建立必要的标志。尽量避免剥离超过侧块外侧缘，以防止软组织出血。在非融合节段应小心操作避免损伤小关节囊。

八、内固定：下颈椎侧块螺钉

- 我们更倾向于在椎板切除术前建立所有钉道，因为此时椎管仍由骨性结构保护。然而，椎板切除节段螺钉置入应该在减压后进行，以避免在椎板切除过程中受螺钉干扰。
- 侧块应显露清楚，并确定上、下、内及外侧边界。
- 有多种侧块固定方法，它们之间仅有微小差异。在大多数情况下，我们使用改良的 Magerl 技术。
  - 也可置入椎弓根螺钉，但由于 C₃₋₆ 椎弓根细小，有可能造成椎动脉和神经根损伤，因此一般不常规使用椎弓根螺钉。
- 使用磨钻在侧块中心的内下方建立进钉点（图 5-6）。

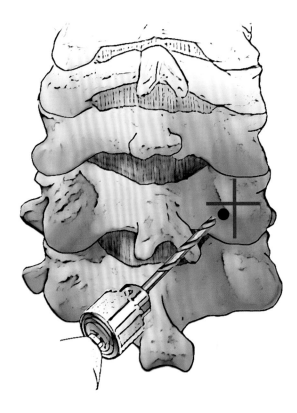

◀ 图 5-6　侧块螺钉进钉点来源于 **Magerl** 螺钉固定技术的改进，位于侧块中心稍微内下方

- 接着，选择 12mm 直径的钻头对准侧块的外上角钻孔。当定位准确时，探子通常可触及下一节段的棘突。这样可以最大限度地增加钉道的长度，同时避免损伤神经根和椎动脉。如果前方骨皮质没有可探知的裂口，可以每次向前钻 2mm，直到钻透前方骨皮质（图 5-7）。
  - 前方骨皮质穿透前的钻孔深度可根据术前轴位 CT 扫描计算出的螺钉长度来估计。
  - 双皮质固定不是必需的，但在长节段融合的近端以及骨质疏松时，我们更喜欢采用此种固定方式（图 5-8）。

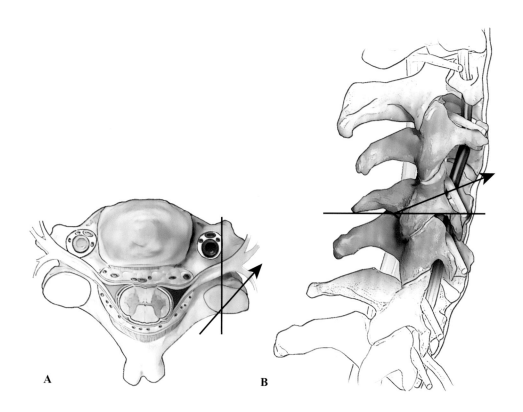

▲ 图 5-7　**A.** 方向指向外侧和头端，螺钉可以在侧块内穿越最大距离，同时避开神经根和椎动脉；**B.** 通道在矢状面的轨迹为头倾 **20°~30°**，或与小关节面平行，可以将 **Penfield 4** 号剥离子插入小关节来确定合适的矢状进钉角度

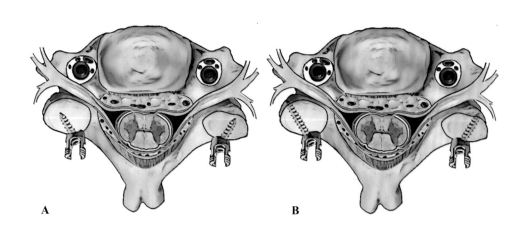

▲ 图 5-8　单皮质与双皮质螺钉固定图示

> 一般使用 3.5mm 的螺丝，但如果侧块足够大，应用直径 4.0mm 的螺钉会提供更好的把持力。在小侧块中使用大直径螺钉时需要小心谨慎，防止置入时侧块爆裂。

> 在不需要后凸矫正并且骨质较好时，C_3 可以可作为近端固定点。如果需要进行较大幅度的后凸矫正，可以把 C_2 作为近端固定点，以获得更加可靠的固定。

■ 下面是另一位伴有颈椎后凸和脊髓型颈椎病的患者，C_2 被选为近端固定点（图 5-9）。

- 完成 $C_{3\sim6}$ 一侧钻孔后，再行对侧操作。
- 按照如下所述完成减压，然后在椎板切除后将螺钉置入先前做好的钉道内。

九、内固定：C_7 椎弓根置钉

- 如果 T_2 为长节段融合固定的一部分（如 $C_2 \sim T_2$ 椎板切除和融合），我们通常会跳过 C_7，在 T_1 和 T_2 置入两组椎弓根螺钉作为稳定的远端固定点（图 5–9）。
- C_7 侧块螺钉被作为是短节段的、相对稳定的、没有后凸的远端固定点（如在融合修复仅有 1 个或 2 个节段椎体骨不连时应用 C_7 固定）。
  - 但 C_7 侧块通常较小，在较长节段内固定时可能会发生拔钉，特别是需要在矫正后凸畸形时更可能会出现这种情况（图 5–10）。

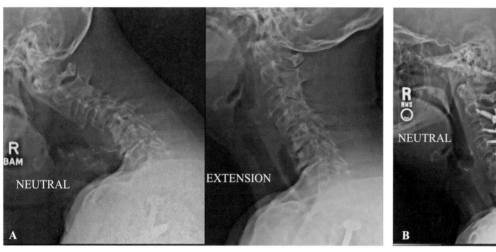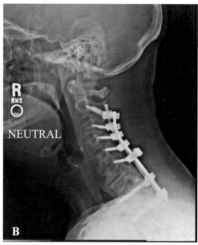

▲ 图 5–9　**A.** 术前中立及过伸位 X 线侧位片。**B.** 另外一名患者术后中立位 X 线侧位片（不是本章的图示患者），该患者有明显的后凸但可以在过伸时被矫正。由于其颈椎后凸的原因，对该患者采用了自 C_2 的内固定，而不是 $C_3 \sim T_2$ 的内固定

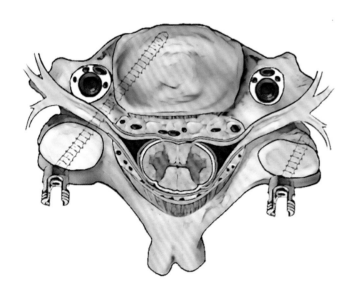

◀ 图 5–10　图示 C_7 椎弓根螺钉（左）与侧块螺钉（右）
C_7 侧块可能很小，且薄和短。C_7 的椎弓根通常够大足以置钉，能提供良好的把持力，但其骨质却非常坚硬

- 在长节段内固定 C_7 作为尾端固定点时，为了提高固定质量，我们会应用 C_7 椎弓根螺钉，而不是侧块螺钉。

  ➤ C_7 椎弓根非常坚硬，可提供很强的固定。此外，它通常比 $C_{3\sim6}$ 椎弓根大得多，所以 C_7 椎弓根固定可靠且安全。术前应仔细观察轴位 CT 以确定椎弓根大小和角度。

    ■ 注意鉴别 C_7 横孔有椎动脉的患者，避免损伤此动脉（图 5-11）。

- 进钉点位于关节线下缘的关节侧块中心稍外侧。

  ➤ 可行邻近椎板椎间孔切开以探查椎弓根内侧壁（图 5-12）。

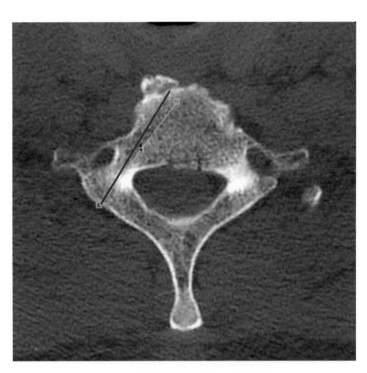

◀ 图 5-11 横断面 CT 显示 C_7 椎弓根螺钉的投影路径

C_7 椎弓根置钉角度一般为 25°~45°，但因人而异。注意椎弓根内的骨质硬化可能会让螺钉置入困难

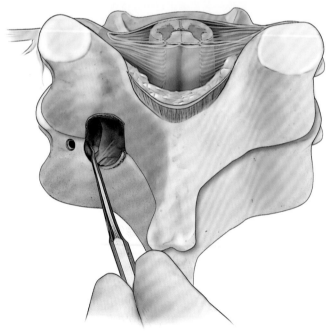

◀ 图 5-12 $C_{6\sim7}$ 椎板椎间孔切开可从椎管内探查椎弓根内壁及上壁

> C_7 椎弓根通常在前后位（AP）X 线透视成像上可以看到，可以用来指导左侧（9 点钟）和右侧（3 点钟）椎弓根的进钉点（图 5-13）。

- 在做好钉道后，用一个细直的椎弓根探子探查椎弓根。

> 根据轴位 CT 扫描确定钉道内侧倾斜后，沿与终板平行的垂直线进入，在矢状面大致垂直于椎板表面。

> 如果 C_7 椎弓根非常坚硬，在没有较大力度的情况下，开路器可能无法前进。在这种情况下，可以用手钻代替开路器来穿透坚硬的骨质。

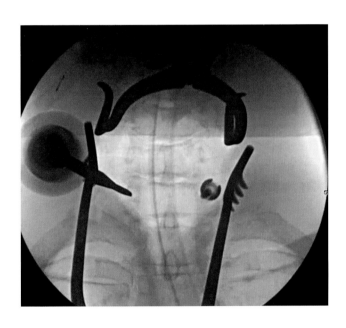

◀ 图 5-13 前后位透视显示椎弓根探子位于 C_7 左侧椎弓根的外侧（9 点钟位置）。C_7 右侧椎弓根螺钉已经置入

- 攻丝后再次探查。
- 如果螺钉不会影响椎板切除，则置入螺钉。否则在椎板切除后再置入螺钉。
- 用 C 形臂确认螺钉最终位置。

十、上胸椎螺钉（$T_{1\sim3}$）

- 分离至横突尖部。
- 一般来说，$T_{1\sim3}$ 的进钉点应朝向横突的中部上缘和椎管侧缘的外侧，即峡部外侧缘的内侧。

> 观察小关节的形态来估计椎管的外侧边界位置，椎弓根进钉点应该是在这个位置外侧缘几毫米。

- $T_{1\sim3}$ 椎弓根直径通常会逐渐变小。靠近尾端时，$T_{1\sim3}$ 的内倾角会逐渐变小。需要观察术前的轴位 CT 来确定患者的合适内倾角（图 5-14）。
- 我们通常使用 C 形臂前后位透视片来确定胸椎椎弓根进钉点和螺钉位置。
- 用高速磨钻椎弓根上的理想进钉位置钻破外层骨皮质直到显露红色骨质。

> 基于前期轴位 CT，应用开路器以适当的角度钻入。其矢状面角度大致垂直于同侧椎板平面。可以通过内旋和外旋不断向前开路，而不是通过向下过度用力来实现。钻到术前 CT 测量的合适深度。在 T_1 时通常为 30mm，在 T_3 时增加到 35～40mm。在 T_1 时螺钉直径通常很大，但

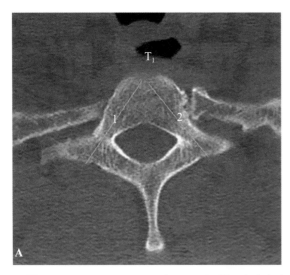 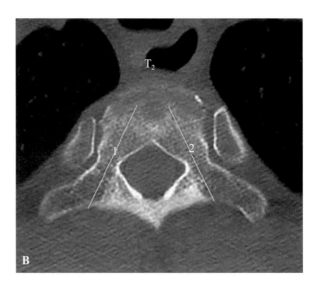

▲ 图 5-14　CT 显示 T_2（A）与 T_1（B）椎弓根内倾角度变小。许多患者的 T_2 和 T_3 与 T_1 相比会表现出更"垂直"的钉道和更窄的椎弓根直径

在 T_2 和 T_3 时直径可能会小很多。

➢ 用球形探子检查椎弓根壁是否破裂。如有需要的话，向前轻轻推动球形探子并尽可能向前穿过松质骨到达前皮质，然后测量通道的长度（图 5-15）。

➢ 攻丝后置入螺钉。

➢ 在正位片上确认位置。因为肩膀的原因，侧位片通常很难看到。

十一、减压技术

全椎板切除术

● 按照从头侧到尾侧的顺序，在侧块和椎板交界处使用磨钻去除每侧椎板的外侧皮质形成沟槽（图 5-16）。

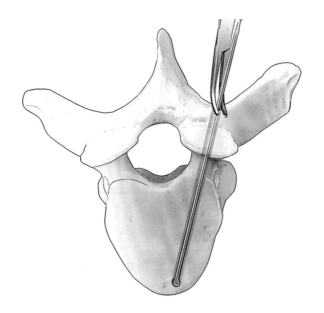

◀ 图 5-15　椎弓根螺钉长度测量

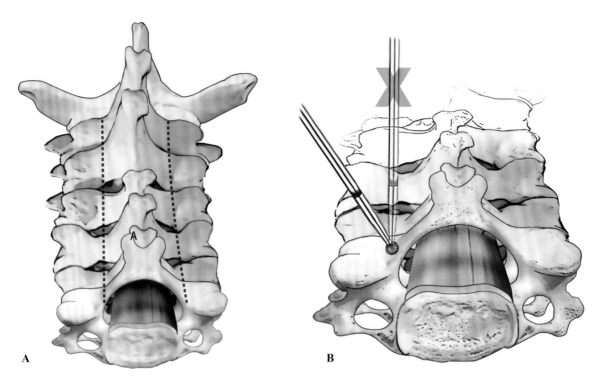

▲ 图 5-16　**A.** 在侧块椎板连接处用电刀画线（或构思），在此处进行双侧椎板开槽。**B.** 磨钻的方向应该垂直于侧块椎板连接处的表面，而不是铅垂线方向。如果磨钻直接垂直于地面，将会导致不必要的内侧小平面切除，使得进入椎管进行减压遇到更大的困难

- 助手用少量水冲洗来冷却磨钻钻头和骨质，并清除碎片。

- 一旦穿过外层骨皮质，穿过松质骨直达内层皮质。

- 用磨钻小心去除内侧皮质。通常仅用磨钻就可以将其完全去除，也可使用微小刮匙或 1mm 的 Kerrison 枪式咬骨钳去除残余的皮质。

  ➤ 对侧重复操作。

- 一旦椎板与其他骨质分离，需用巾钳夹住棘突并向背侧牵引使其离开硬膜。此操作有利于安全地整块去除多个椎板（图 5-17）。

- 一旦完成椎板切除术，在硬膜显露时传递器械必须非常小心，以避免器械掉落损伤脊髓。

- 如果需要止血，可以在硬脑膜表面使用双极电凝和吸收性明胶海绵。

- 此时根据需要，可较容易地实施椎间孔成形术（关于后路颈椎椎间孔成形术的详细信息，参见第 6 章）。

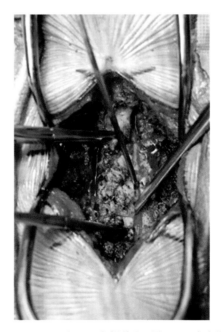

▲ 图 5-17　助手用巾钳施加"轻柔、稳定"的张力，同时主刀医生使用刮匙将椎板下表面与硬脊膜分离，并切除残留的黄韧带附着部分。在提拉张力作用下，可沿先在切除椎板的尾侧进行黄韧带横切，然后沿侧块椎板交界处进行切断，最后在切除椎板的头侧进行横断

十二、融合和置棒

- 在侧块的外侧边缘和关节突关节处（注意不要破坏螺钉的路径），用磨钻将剩余的椎板去皮质化。
  - ➤ 为了避免棒的阻挡安装，在安装连接棒之前要对关节突关节进行去皮质化。
  - ➤ 在去皮质区域大量植骨（图 5-18）。
- 用电刀线跨越一侧所有螺钉来测量连接棒所需的长度。
- 使用弯棒器小心使棒塑形。
  - ➤ 侧块螺钉的强度通常不如胸腰椎椎弓根螺钉，如果在上棒时施加较大的复位力量，侧块螺钉很容易被拔出。因此，重要的是将棒完美塑形，而不是试图原位弯棒或强行上棒。
- 用螺帽固定钛棒，最后用限扭力螺丝刀锁紧。
  - ➤ 在显露的硬膜上传递工具时必须格外小心。
- 透视确认最终钉棒位置（图 5-19）。

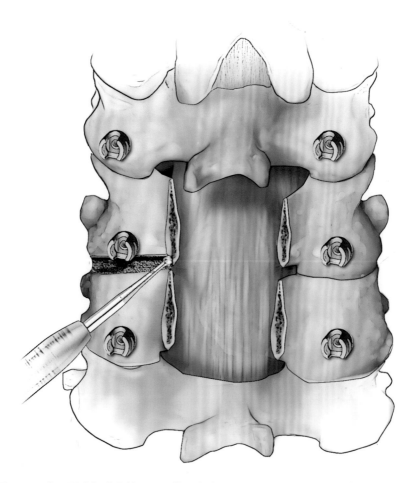

▲ 图 5-18　在不影响钉道的情况下，使用磨钻对侧块、小关节和所有剩余椎板骨质去皮质化

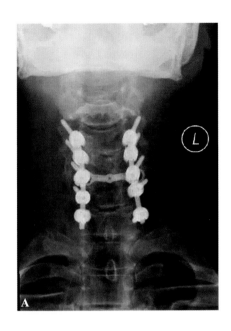 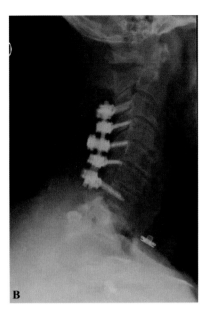

◀ 图 5-19　患者术后 X 线片示 C_{3~6} 椎板切除、C_{3~6} 侧块螺钉及 C₇ 椎弓根螺钉内固定，交联放置在 C₅

十三、关闭切口

如第 4 章所述，首先进行细致的肌肉间断缝合，然后进行筋膜缝合。

十四、术后注意事项

● 我们一般会让椎板切除融合术患者术后佩戴颈托固定 6 周。

第 6 章　后路颈椎椎间孔切开减压术
Posterior Cervical Foraminotomy

Ehsan Saadat　John G. Heller　John M. Rhee　著

黎松波　陈克冰　译

王　征　校

病例说明（图 6-1）

　　33 岁，男性，右利手，左手臂严重放射性疼痛数月，影像学检查提示 $C_{6\sim7}$ 椎间盘向左侧突出。

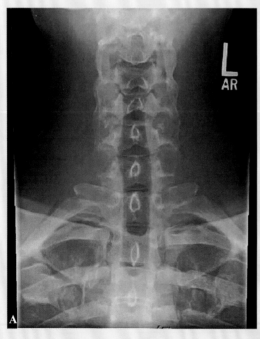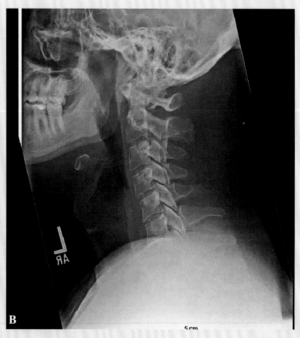

▲ 图 6-1　影像检查提示 $C_{6\sim7}$ 椎间盘向左侧突出
A 和 B. 正侧位 X 线片

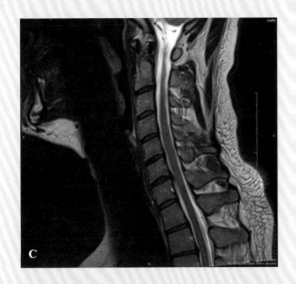

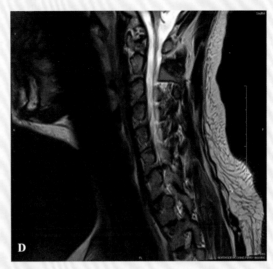

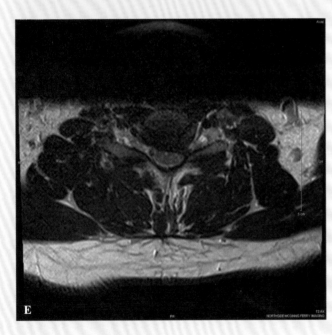

▲ 图 6-1 （续）影像检查提示 $C_{6\sim7}$ 椎间盘向左侧突出
C 至 E. 矢状位和冠状位磁共振（MRI）

一、影像学评估

- 认真查看术前的颈椎 X 线片，了解颈椎的序列情况，是否存在失稳，以及可能影响术中辨别脊柱节段的解剖异常。

- 查看术前的核磁共振成像（MRI）及脊髓造影的计算机断层扫描（CTM），以评估椎间盘突出的位置或大小，是否为椎间孔内突出，神经根受压移位的方向，以及有效减压所需切除骨质的范围。

二、特殊手术器械

- Mayfield 头架。
- 2mm 橡子状高速磨钻或火柴棍形状的磨头（JMR）。
- McCulloch 肌肉牵开器。
- Loupe 放大镜（JGH）或显微镜（JMR）。
- 显微器械：可轻柔牵开神经根的神经拉钩、垂体器械、神经剥离子（Rhoton）等器械。

三、手术体位

- 患者取俯卧位，手术台头尾需倒置，并且手术台要配有 Mayfield 头架和胸垫。
- 手术台设置为 20°～30° 的头高足低位，通过 Mayfield 头架使颈部适当屈曲，以减少颈部皮肤皱褶，并减少上下关节的重叠以更好地显露下位颈椎的上关节突。
- 双侧肩膀用胶带尽量往下拉以便于颈椎 X 线定位。
- 总体而言，此手术体位类似于椎板成形术（见第 4 章）。

四、麻醉和神经检测

- 气管内插管全身麻醉。
- 术中神经监测不是必需的。

五、手术切口位置

- 根据枕骨隆突、C_2 和 C_7 棘突的体表标志来帮助确定切口位置。
- 术前用 C 形臂透视颈椎侧位片，并在皮肤表面放置一个金属工具定位手术节段。
- 一旦显露到关节突，先将脊柱定位针放在关节突上并用 C 形臂透视再次确认手术节段，确认后才开始施行椎间孔切开减压术（图 6-2 和图 6-3）。

六、手术入路

- 双侧椎间孔切开术采用正中切口。单侧椎间孔切开术，可采用中线旁开 2cm 的切口，也可采用正中切口。
- 切开皮肤显露直至手术节段关节突的骨膜表面，也就是上下椎板在侧块 – 椎板连接处的交汇点。
  - ➢ 与腰椎不同，颈椎没有明显的关节囊结构，因此这种手术入路不可避免会损伤一小部分的关节突。
  - ➢ 从内向外显露略超过 1/2 的关节突。

> 知道关节突外侧缘的位置很重要，但不一定需要显露出来（图 6-4 至图 6-6）。

（一）牵引器的放置

● McCulloch 肌肉牵开器的叶片横向放置，尖端钩在棘间韧带上。

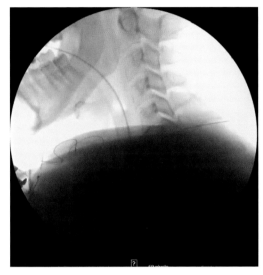

▲ 图 6-2　定位针位于 C$_{6\sim7}$ 关节突

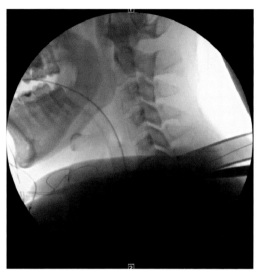

▲ 图 6-3　放置 McCulloch 肌肉牵开器后

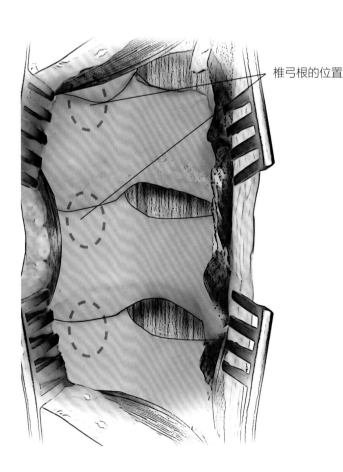

椎弓根的位置

◀ 图 6-4　在手术显露过程中，手术医生时刻记住椎弓根的位置（虚线圈）是非常重要的。这一解剖知识有助于手术医生判断下方神经根的位置，判断切除哪里的骨质，以及切除多少骨质才能显露神经根，从而达到减压的目的

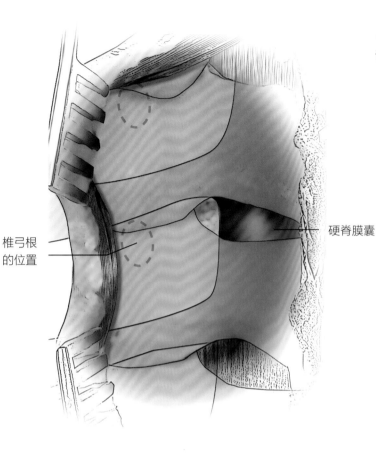

◀ 图 6-5　同时，手术医生要根据表面解剖构思硬脊膜囊外侧缘和出口神经根位置

椎弓根的位置

硬脊膜囊

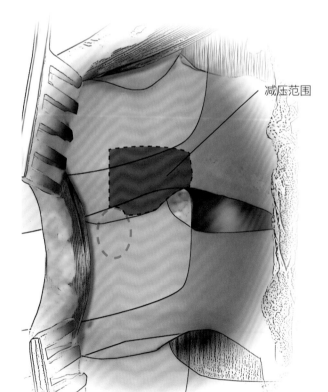

◀ 图 6-6　切除骨质的范围应能显露神经根从硬膜发出直到进入椎间孔的整个行程。需要注意的是，一部分外侧的椎板与内侧约 **50%** 的关节突会被切除。因此，这实际是椎板、椎间孔切开术，而不仅仅是椎间孔切开术

减压范围

（二）减压技巧

- 神经根受压来自后方的上关节突和前方的钩椎关节增生或椎间盘突出。但由于上位颈椎的下关节突位于下位颈椎上关节突的背侧，因此减压时需先切除部分下关节突至椎弓根外侧缘。
  - ➤ 这通常意味着切除关节突内侧约 50% 以显露下方的神经根（图 6-7）。
- 使用磨钻开窗，磨掉上位颈椎内侧 50% 的下关节突，深度到关节软骨为止，内侧磨至与钩椎关节相对应的椎板外侧缘（图 6-8）。
- 将内侧 50% 的上关节突磨薄至可透过骨头看到静脉丛或神经根。
  - ➤ 将上关节突的骨头磨至像纸一样薄，然后用刮匙或 1～2mm 的 Kerrison 咬骨钳（椎板咬骨钳）咬除。
  - ➤ 将上关节突磨至纸一样薄可以保证咬骨钳不对神经根造成压迫，但仍要十分小心操作（图 6-9）。
- 使用磨钻需同时灌注大量生理盐水，以避免对周围组织造成热损伤。
- 静脉渗血很常见。一般来说，可以通过吸收性明胶海绵填塞几分钟后再继续减压操作（图 6-10）。
- 椎间孔切开后，下位椎弓根的上缘应该充分探查并且不应存在骨性遮挡，同时从上至下确保椎间孔切开处的外侧缘下方没有骨赘残留（图 6-11）。

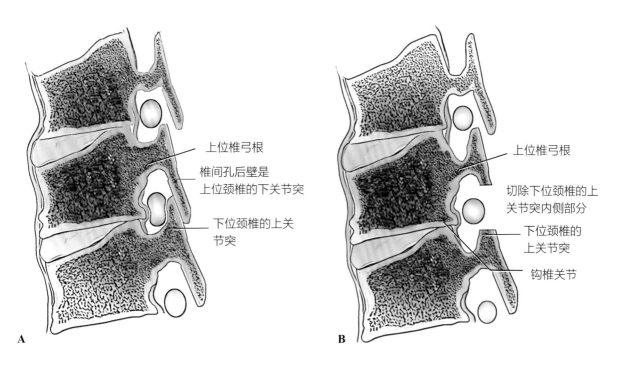

上位椎弓根
椎间孔后壁是上位颈椎的下关节突
下位颈椎的上关节突

A

上位椎弓根
切除下位颈椎的上关节突内侧部分
下位颈椎的上关节突
钩椎关节

B

▲ 图 6-7　**A.** 颈椎斜位像显示神经根受压来自后方的上关节突（SAP）和前方的钩椎关节（UVJ）增生或椎间盘突出。下关节突不会压迫神经根，但要显露上关节突必须切除部分下关节突。**B.** 手术的目的是切除后方上关节突的内侧半，骨切除的范围往下应该到下位椎弓根的上缘。在任何情况下，无论下位椎弓根的内侧壁和外侧壁是否有显露，都必须要探查清楚，确认没有任何压迫到神经根的骨赘。突出的椎间盘组织理想情况下都应摘除，但如果是粘连包裹着神经根的话一般就放置不理，除非很容易摘除。钩椎关节的增生是否需切除主要看是否容易显露，但通常因为可操作的空间非常有限而不予处理

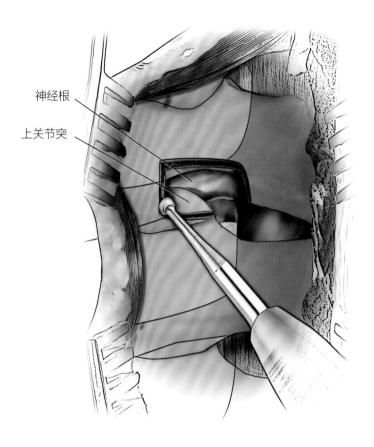

神经根

上关节突

◀ 图 6-8　去除部分椎板和上位颈椎 **50%** 的下关节突后所见
在椎管的外侧缘，需用 Kerrison 咬骨钳咬掉几毫米的黄韧带，才能显露硬脊膜囊的外侧缘和从近端发出的出口根

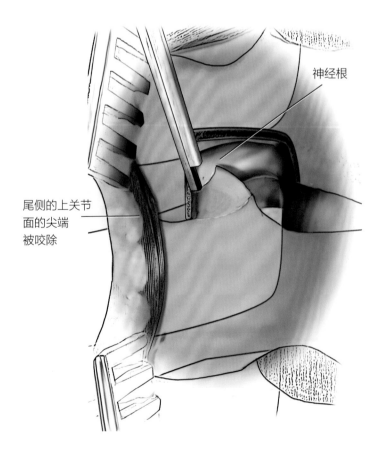

神经根

尾侧的上关节面的尖端被咬除

◀ 图 6-9　从下方切除上关节突的内侧 **50%** 后，出口根可以清晰看见

钩椎关节

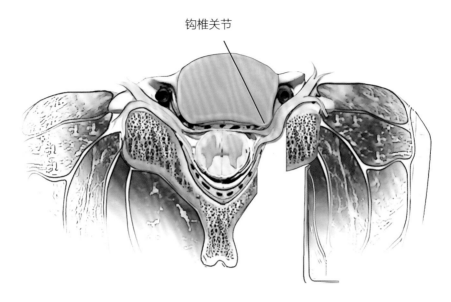

▲ 图 6-10　从另一个角度看椎板 - 椎间孔切开术所需要切除骨的范围，应包括椎板外侧缘和约 50% 的关节突

需要去除椎板的外侧缘才能使神经根远离钩椎关节区域的突出结构。如果只切除关节突，而椎板的外侧缘保持完好，那么从钩椎关节（UVJ）相对应的硬脑膜囊处发出的神经根可能会减压不彻底

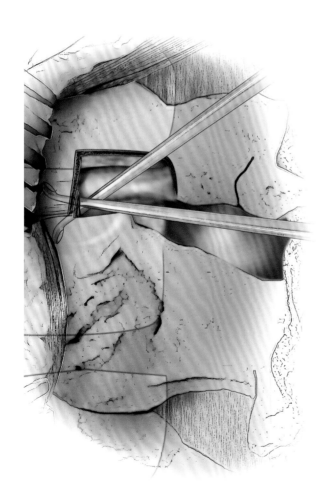

◀ 图 6-11　显微刮匙用于探查减压的边缘和椎弓根的内侧、头侧、外侧边界，以确认神经根周围没有骨性突出

- 如果患者椎间盘突出于椎间孔内，那么需要向头侧牵开神经根，以取出位于在其腹侧或下方的突出碎片。如果神经根可向头侧移动的空间很小，则用磨钻磨掉下位椎弓根的上缘2～3mm，然后可以将一个直角显微探针放入这个位置，在神经根腹侧转动，从而扫出位于神经根下方的碎片，再用微型垂体瘤钳取出碎片（图6-12）。

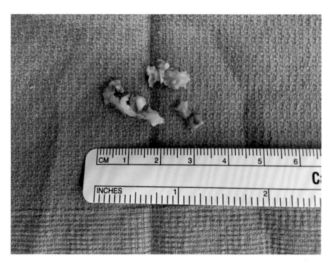

▲ 图6-12　上述典型案例中患者术中所摘除的突出碎片照片
如果情况允许，摘除突出的碎片后，应进入椎间隙以进一步处理。但如果没有碎片突出，则不必切开纤维环进入椎间隙

七、缝合技巧

- 一般不需要冲洗。
- 1号抗菌薇乔线8字缝合深部肌肉。
- 1号抗菌薇乔线8字缝合深筋膜。
- 2-0倒刺线缝合真皮层。
- 3-0单乔可吸收缝合线缝合皮肤。

八、术后注意事项

- 术后进行详细的神经功能查体。
- 术后一段时间内（＜2周）可选择使用软式颈围制动，颈部在可耐受的范围内活动。

第 7 章　C₁~₂ 内固定和融合术

C₁~₂ Instrumentation and Fusion

Christopher T. Martin　John M. Rhee　著

李　楠　蔡兆鹏　王圣林　译

李危石　校

一、影像学评估：X 线、MRI 和 CT 等图像上需考虑的关键因素

● 被忽视的椎动脉畸形是造成手术致命并发症的潜在风险之一。

● 对于大多数的 C₁~₂ 固定手术，都推荐术前 CT 血管造影。尤其是对于那些伴有先天畸形或侵袭性骨破坏的病例，因为在这些病例中出现椎动脉畸形的风险较高。

● 术前的 CT 扫描是必要的，它可以辅助评估 C₁ 侧块螺钉和 C₂ 固定的可行性。

　➤ 标准的 C₁ 侧块螺钉固定需要通过侧块的中点。

　　■ 需要对侧块做矢状位的切线扫描，并证实其骨质厚度至少达到 3.5mm 螺钉固定的需要（图 7-1）。

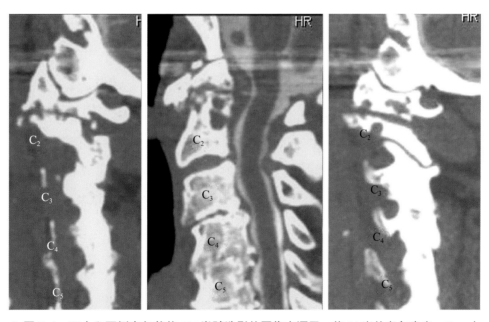

▲ 图 7-1　正中和两侧旁矢状位 CT 脊髓造影的图像来源于一位 74 岁的老年患者，C₁~₂ 小关节严重增生。CT 显示小关节不但塌陷，而且 C₁~₂ 侧块的高度几近消失。C₂ 的峡部硬化。由于伴有严重的骨破坏，使得置钉也面临着严重的挑战

- C_1 椎体的横断面扫描可以展示其椎动脉孔的形态，借此来评估螺钉的内倾角（图 7-2）。
- C_2 的峡部螺钉要贯穿 C_2 椎体的上下关节突，螺钉的走行相对向头侧。为保证安全置入，需从旁矢状位的 CT 图像证实有足够的骨质厚度，以保证螺钉不会侵犯位于横突孔内的椎动脉。通常此切面位于椎管外缘的外侧（图 7-3）。

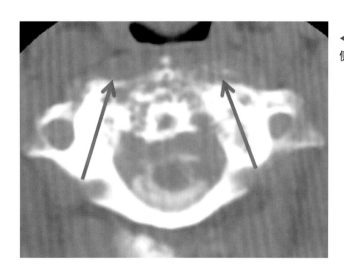

◀ 图 7-2　该患者的横断面 CT 显示椎动脉孔和 C_1 侧块的位置关系，红箭显示 $C_{1\sim2}$ 侧块螺钉的走行

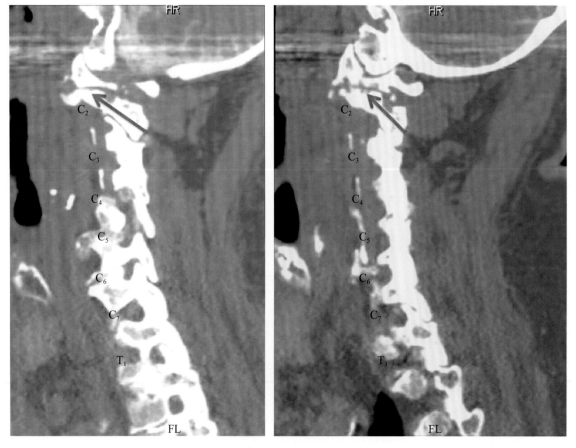

▲ 图 7-3　图 7-2 患者的旁矢状位 CT 扫描图像可以显示出 C_2 峡部的最大宽度及 C_2 峡部螺钉的走行
在此患者中，尽管通道细并有轻微的骨质侵犯，但并不影响螺钉置入。红箭显示螺钉置入的最佳线置

> 相反，对于 C$_2$ 的椎弓根螺钉，其走行相对水平，连接后柱的结构和 C$_2$ 椎体（就像胸腰段的椎弓根螺钉一样）。它的入钉点位于椎弓上部的上缘，在椎管外侧缘的外侧，继而向前方进入椎体，并且在椎动脉的内侧（图 7-4）。

  ■ 横断面的 CT 图像也有助于评估 C$_2$ 椎弓根螺钉的可行性[1]。

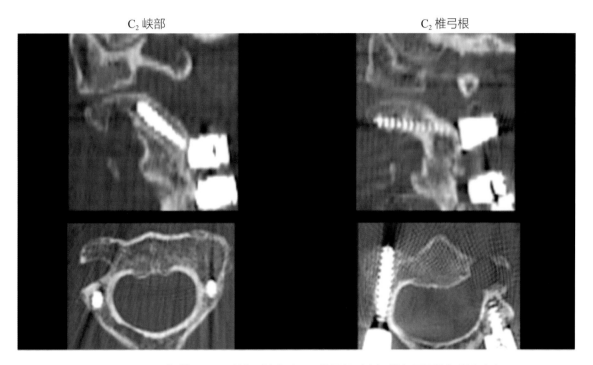

C$_2$ 峡部　　　　　　　　　　　　　　　　　　　　　C$_2$ 椎弓根

▲ 图 7-4　CT 扫描显示 C$_2$ 峡部（左）和 C$_2$ 椎弓根（右）螺钉不同的钉道和方向

> 高跨度的椎动脉会缩窄 C$_2$ 的峡部和椎弓根，从而限制螺钉的置入。对于这样的病例，必要时可以变换 C$_2$ 固定的方式，如行经椎板的螺钉固定。

● 椎动脉的走行和位置必须仔细评估以除外可能存在的解剖变异。最严重的潜在变异风险就是，持续存在的第一节段间动脉（图 7-5），它是椎动脉的分支，经 C$_{1\sim2}$ 椎板间沿 C$_2$ 神经根走行。根据椎动脉是否分叉，以及是否走行于 C$_1$ 后弓的上缘，可以判断出这些解剖变异是否会阻碍置入 C$_1$ 的侧块螺钉。如果椎动脉未出现在其常见的后弓上缘，则 C$_1$ 螺钉的入点可以适当上移到 C$_1$ 后弓上。

● 退变和类风湿会严重破坏 C$_1$ 的侧块，造成 C$_{1\sim2}$ 小关节塌陷，从而影响 C$_1$ 的侧块螺钉置入（图 7-1）。如果椎弓下缘的骨质足够厚，则螺钉可以置入到椎弓内，或部分位于椎弓，部分位于侧块。在选择 C$_1$ 侧块的最佳入点之前，一定要仔细研究经侧块的矢状位 CT 扫描。

二、专用器械

● 应使用直径为 2mm 的圆钻头准备 C$_1$ 侧块螺钉的入点，还需要 3mm 的火柴钻头、2.4mm 的钻头、2.4mm 的丝攻、半螺纹的 C$_1$ 螺钉（不超过 34mm）、全螺纹的 C$_2$ 螺钉。

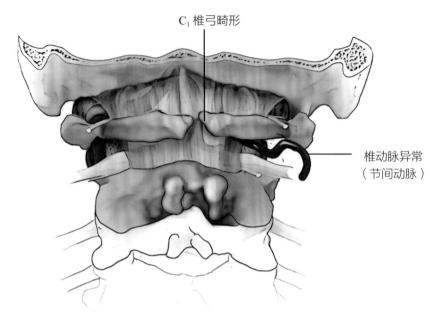

C_1 椎弓畸形

椎动脉异常
（节间动脉）

▲ 图 7-5　持续存在的第一节段间动脉。注意右侧的椎动脉位于 C_1 侧块的背侧，而不是椎弓的上缘（左侧正常的椎动脉）。如果动脉有分叉，则它会缠绕椎弓的上下缘。这些动脉的变异通常伴随着骨性变异，如图显示的半椎体合并椎板裂

三、体位

- 患者取俯卧位，置于 Mayfield 头架上，与椎板成形术介绍的内容一样。
- 头部置于旋转中立位。在锁定 Mayfield 头架之前，要透视证实颈椎的力线。$C_{1\sim2}$ 正常的 Cobb 角应该是 30°，但每个患者也会有变化。如果没有畸形存在，则摆体位时要尽量将颈椎维持在中立位。
- 上肢固定在身体两侧，膝关节屈曲，手术床置于反 Trendelenburg 体位，以利于将患者的颈部平行于地面（图 7-6）。
- 准备工作应包括双侧髂嵴，以便于获取自体移植物。

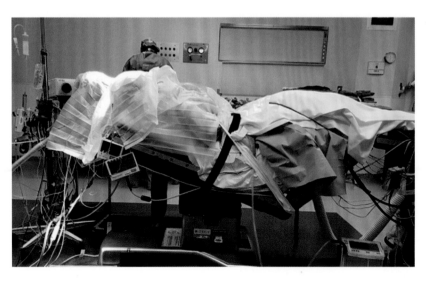

◀ 图 7-6　术前体位

- 要将双侧髂后上嵴一并消毒，以备术中取髂骨植骨之用。

四、麻醉 / 神经监测的要点

- 对于有脊髓病变的患者，平均动脉压应保持在 80mmHg 以上。
- 通常对伴有脊髓病变的患者，术中应使用神经监测，详见神经监测章的内容。

五、切口定位

- 通过侧位片明确 C$_1$ 和 C$_2$ 棘突的相对关系，通常 C$_2$ 棘突是最突出的。
- 要触及颅底。如果要行 C$_2$ 峡部螺钉固定，则切口要从颅底延伸至 C$_4$ 水平。如果要做经小关节螺钉固定，则切口应延长到 C$_7$ 水平。需要通过术前的影像评估经小关节螺钉的走行，以利于决定是否下延切口或另做经皮的切口（图 7-7）。

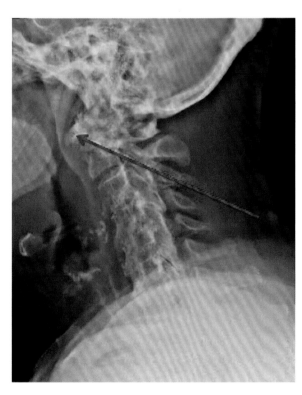

◀ 图 7-7　通过术前侧位片显示出 C$_{1\sim2}$ 经小关节螺钉的走行（红箭）
注意，按此走行，皮肤切口应达到 C$_5$ 棘突的远端。对于颈椎前凸大的患者，手术切口应更向远端延长，通常要到 C$_7$ 或 T$_1$ 水平。如果患者存在胸椎后凸，则会使进钉的角度异常陡峭，严重时会造成无法进钉。如果入钉点的皮肤投射点过于偏远端，可以选择经皮固定，以避免过多的远端剥离

六、入路

- 后正中入路，通常首先显露 C$_2$ 的棘突，因为它最突出也容易辨认。
- 沿中线向两侧显露 C$_1$ 的后弓，注意向两侧剥离的范围不能超过 10～15mm，也不要过于向外上方分离，以免损伤椎动脉。

- 一旦显露出 C_1 后弓的中点，就需要用 Cobb 剥离器钝性向两侧剥离，这也有利于分离 C_2 神经根周围的软组织。
  > 周围的肌肉组织也需要用 Cobb 小心剥离，在中线外侧 1cm 的区域尽量少用电凝烧灼。

（一）C_1 侧块的显露

- 避免出血的关键在于用 2-0 的刮匙沿着 C_1 后弓的下缘向腹侧做骨膜下剥离。该入路从背侧向腹侧深入，首先显露出侧块所对应的椎弓位置，再向腹侧显露出侧块。在该区域用刮匙向 $C_{1\sim2}$ 小关节剥离，游离 C_2 神经根以便有足够的空间置钉。术者用非主力手持 4 号剥离子将 C_2 神经根和静脉丛向下牵拉。术者可以用刮匙钝性探触到 C_1 侧块的内外缘（图 7-8）。如遇出血，应使用吸收性明胶海绵和止血棉压迫止血，因为此处双极电凝的作用不大。可以在压迫止血的对侧继续分离，交替工作，直至完成双侧的显露。

（二）C_2 峡部 / 椎弓根的显露

- 用电凝沿中线向棘突和椎板显露，直至 C_2 下关节突的外缘。
- 首先用电凝显露出 C_2 的下关节突，然后用直刮匙显露出峡部和椎弓根，要持续骨膜下剥离到 C_2 峡部的内外缘。有时并不能直视到这些骨性标志，需要用刮匙的"落空感"来识别峡部的内外缘（图 7-9）。

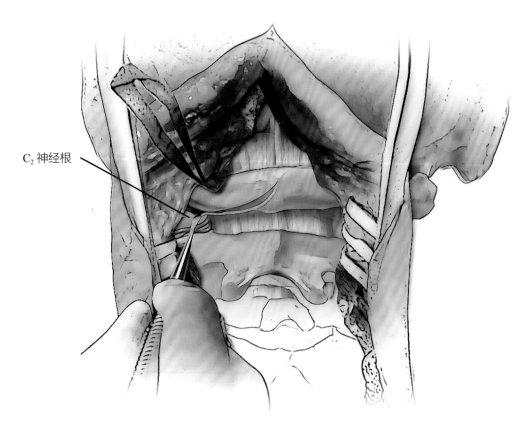

C_2 神经根

▲ 图 7-8 分离 C_1 侧块。利用刮匙或 4 号神经剥离子对剥离 C_1 侧块周围软组织，包括椎板下方及 C_2 神经根近端。利用器械探查 C_1 侧块的内侧及外侧缘

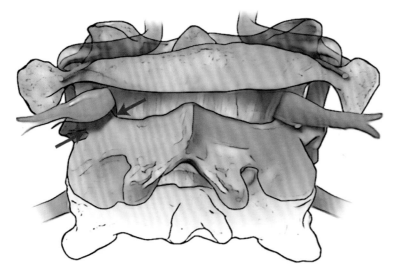

◀ 图 7-9　利用刮匙钝性分离及探查 C$_2$ 峡部的内侧及外侧缘
图中箭头指向可探查到的内侧及外侧缘

七、放置牵开器

- 利用后颅窝拉勾牵开颈部筋膜及椎旁肌肉组织。

八、减压技术

- 当需要做 C$_1$ 椎板切除时，可以用一把带角度的刮匙钝性分离 C$_1$ 椎弓上方及周围组织。分离范围至左右两端距离中线各 10mm，显露一个 20mm 宽的正中术野。通常不需要向外侧显露至椎动脉。
- 辨别 C$_1$ 的椎板边界后，利用磨钻磨至椎板深面皮质近乎透明。此时可以利用小刮匙和 Kerrison 枪钳将剩余骨皮质从黄韧带或硬膜上方轻柔地咬除。
- 当需要做 C$_2$ 椎板切除时，可先用咬骨钳将 C$_2$ 棘突咬除，再用磨钻磨至 C$_2$ 椎板深部皮质近乎透明。此时可以利用小刮匙和 Kerrison 枪钳将剩余骨皮质从黄韧带或硬膜上方轻柔地咬除。
- 尽可能保留 C$_1$ 和 C$_2$ 的椎板，可以为后方融合提供骨床。如若需要神经减压，进行 C$_1$ 和 C$_2$ 椎板切除后，可能需在 C$_1$ 和 C$_2$ 关节间进行植骨，以提高融合率。

九、内固定 / 融合技术

（一）C$_1$ 侧块螺钉

- 进钉的位置在侧块的中心。一般情况下，可以通过可见的导静脉来定位这一位置。利用一把 2-0 直刮匙探查侧块的内外侧缘以进一步明确定位。
- 用一把 4 号神经剥离子将 C$_2$ 神经根向下牵开保护。用 2mm 磨头磨开骨皮质制造进钉点入口。虽然在其他位置我们常用较大直径的磨钻，但此处空间非常狭小，可能无法应用到较大的磨头（图 7-10）。

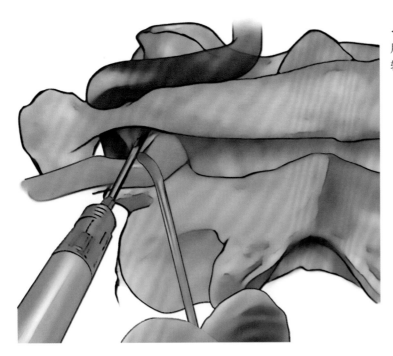

◀ 图 7-10 C_1 侧块螺钉的进钉点
用 2mm 磨头磨开进钉入口。用神经剥离子
轻柔地向下牵开 C_2 神经根

- 利用一个 2.4mm 的电钻头进行直钻。此处通常太过狭窄而无法使用导钻。
  - 若 C_1 的骨性破坏造成侧块的纵向长度太短，我们可以自 C_1 椎板下部磨钻，以创造足够的长度，前提是必须在 CT 上明确椎动脉下方骨质有足够的厚度。
  - 或者，如果术前 CT 评估 C_1 椎弓于椎动脉下方有足够骨质，可以置入椎弓螺钉作为替代。
    - C_1 椎弓螺钉比标准的侧块螺钉要更加容易损伤椎动脉。另外，理论上标准的 C_1 侧块螺钉更容易刺激到 C_2 神经根，但我们在临床中极少遇到。
  - 为了提供足够的手术空间，C_2 神经根有时可能被切除。虽然这样有助于置入螺钉，但是可能带来术区麻木，而且也有不少研究考虑到术后增加的疼痛而反对这一做法。因此，我们非必要时并不会常规切断 C_2 神经根，除非为扩大切除和分离 $C_{1\sim2}$ 关节。
- 侧位透视可以用于明确钻头的方向及深度，钻头缓慢前进，并多次透视定位。钻头的方向必须朝向 C_1 结节下 1/2 的中点，并基于 CT 横断面选择 $10°\sim15°$ 的外展角（图 7-11）。略尾偏的置钉方向可避免损伤寰枕关节。
- 磨钻应该以活塞式前进，以便在钻头前进过程中体会并确保未突破前方骨皮质。其目的是刚好攻破双侧皮质。透视磨钻的最终位置应保存作为置钉的参考（图 7-12A）。
  - 我们绝大多数使用双皮质的 C_1 侧块螺钉，特别是老年患者。以期达到更好的固定效果。
  - 双皮质固定的危险在于可能损伤颈动脉内支及舌下神经。这些结构都紧贴于 C_1 侧块的前外侧半部分，故当双皮质螺钉太长时都有可能被挤压损伤。因此，应尽可能保证螺钉尖端从内侧皮质穿出。
- 用球形探子探查钉道四壁骨性结构完好，但未从底部穿出。探子的前方应刚好穿出前方皮质，并于椎板平面夹住探子近端，以估计螺钉的长度（图 7-12B）
- 用 2.4mm 的丝攻对钉道进行攻丝。

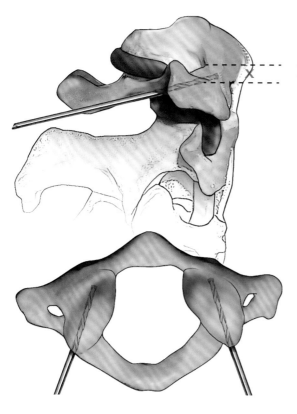

◀ 图 7-11　C_1 侧块螺钉磨钻在矢状位及横断面上的投影
虚线之间的区域是 C_1 侧块双皮质螺钉穿出 C_1 前方的目标区域，可以避免对寰枕关节的损伤

● 置入合适长度的 3.5mm 螺钉，并利用透视定位置钉方向（图 7-12C）。C_1 螺钉有 10mm 长度的无螺纹区。这部分保留于侧块上方，以减少对 C_2 神经根的刺激。多数 C_1 螺钉的总长约 34mm，以便于连接其他螺钉。

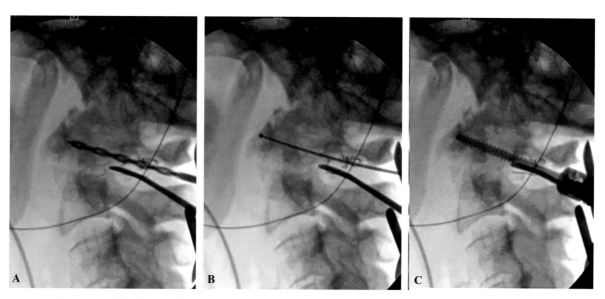

▲ 图 7-12　术中侧位透视定位磨钻、探子和 C_1 侧块螺钉的最终位置。神经剥离子用于牵开 C_2 神经根

（二）C$_2$峡部螺钉

- 钝性分离 C$_2$ 峡部的内侧及外侧边界，如前文所述。
- 进钉点通常位于关节面下方 2～3mm，与峡部内外侧边界中线交点（图 7-13）。
- 利用 3mm 的火柴钻头磨出进钉点。
- 利用导钻导向 2.4mm 钻头向峡部内侧缘向外上钻入，以避免损伤椎动脉。椎动脉走行于峡部的外侧缘。
- 利用侧位透视明确钻头在上下方向的指向。

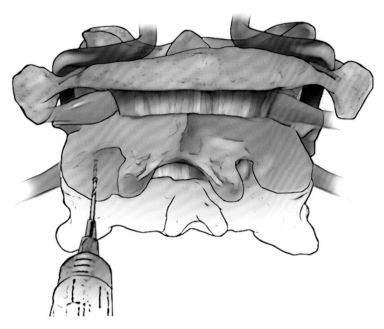

◀ **图 7-13　C$_2$ 峡部螺钉的进钉点**
这是一个大概的位置，应当根据术中侧位片及峡部倾斜的坡度进行调整

- 利用球形探子探查钉道的四壁及底部。用 2.4mm 的丝攻进行剩余深度的攻丝，通常深度约 20mm（图 7-14A）。
- 利用球形探子探查钉道的深度，最终置入 3.5mm 全螺纹螺钉，并利用侧位透视定位螺钉的方向（图 7-14B）。

（三）植骨

- 如果保留 C$_1$ 和 C$_2$ 椎板，可以利用一个倒 U 形的三面皮质髂骨块进行 C$_{1\sim2}$ 间植骨。
- 沿髂嵴方向做皮肤切口。用电刀切开髂骨附着深筋膜（图 7-15）。
- 用直骨刀在髂骨外侧面上作两个垂直切口，间距约 3cm（图 7-16）。
  - ➤ 骨质切口的深度由 C$_1$ 和 C$_2$ 的椎板间距决定。
- 利用带角度的骨刀做下方切口，取出方形骨块（图 7-16）。
- 用大刮匙刮取大概 10ml 松质骨。

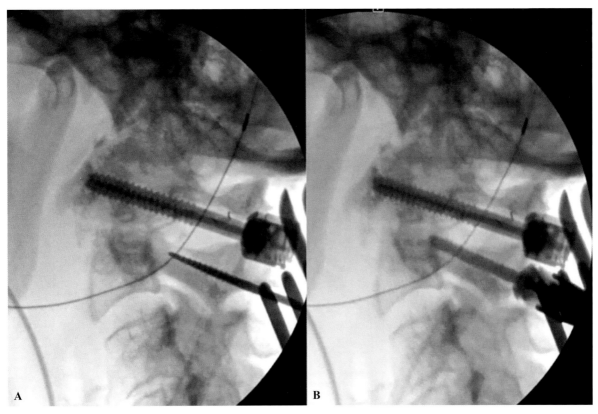

▲ 图 7-14　术后侧位片依次显示 C₂ 峡部钉道攻丝及置钉情况

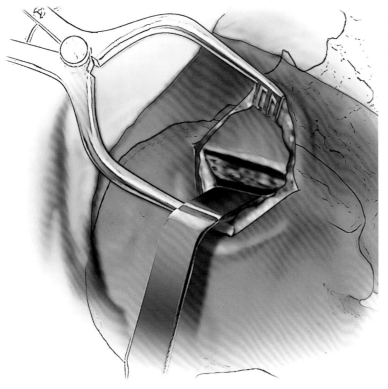

◀ 图 7-15　显露髂嵴取骨
作斜行或纵行切口，剥离至髂骨面。用剥离子钝性分离外侧的臀肌，然后用 Taylor 牵开器牵开，显露骨床外侧面

- 利用窄咬骨钳修剪移植骨块以适应 C$_{1\sim2}$ 的椎板。修剪后的骨块可以稳定地骑跨于 C$_2$ 的棘突上方，以适当压力维持骨块稳定（图 7-17）。

- 用 2 条 0 号 Ethibond 缝线穿过连接棒下方及骨块上方，将骨块用缝线固定。松质骨置于骨块下方，注意不要置入过量松质骨以造成脊髓压迫（图 7-18）。

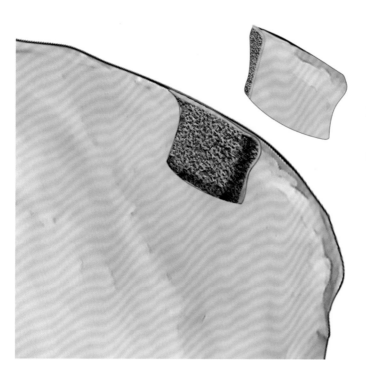

◀ **图 7-16 髂骨取骨**
用直骨刀在髂骨外侧面上作 2 个垂直切口，同时下方利用骨刀水平横行切断连接骨质。用一把弯的骨刀，在骨块与髂骨之间进行切开。取出骨块，并保留髂骨内侧完整

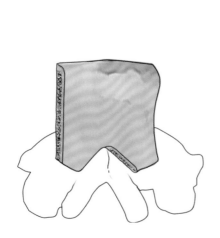

▲ **图 7-17 切取后经过修整的髂骨块**
下方有一个凹陷可以用于卡压于 C$_2$ 棘突上方

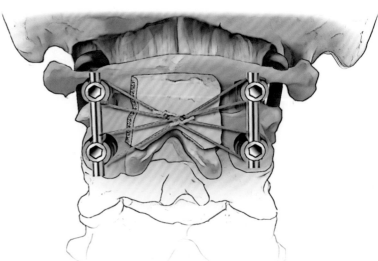

▲ **图 7-18 利用穿行连接棒间的缝线，将骨块最终固定于去皮质的椎板上方**

十、关闭切口

● 切口的闭合如椎管成形术中所述。正确的对合伸肌及缝合筋膜对于防止颈部伤口愈合出现沉底式的凹陷外观非常重要。

十一、术后关注点（观察的重点）

● C$_1$ 和 C$_2$ 融合对于术后颈部活动度的影响应该明确告知患者，特别是会损失近 50% 的旋转功能（图7-19）。

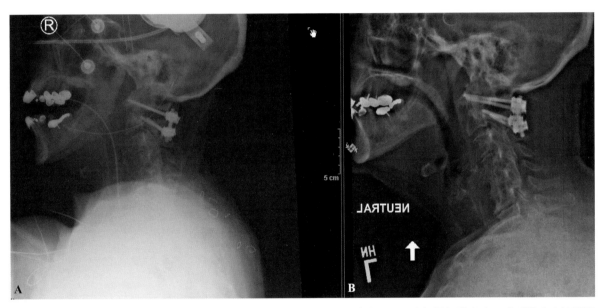

▲ 图7-19 最终的术中（A）及术后（B）图像展示了采用 C$_1$ 侧块螺钉和 C$_2$ 峡部螺钉的患者。术后该患者枕颈部的疼痛完全缓解

推 荐 阅 读

[1] Vizurraga DE, Rhee JM, Borden TC, Mansour AS. "Inline" axial reconstructed CT scans provide a significantly larger assessment of C$_2$ pedicle diameter for screw placement compared with "standard" axial scans: implications for surgical planning. *Clin Spine Surg.* 2016;30(8):E1039-E1045.

第8章 枕颈固定和融合术
Occipitocervical Fixation and Fusion

Andrew H. Milby John M. Rhee 著

黄浚燊 秦 安 译

钱 宇 校

病例说明（图 8-1 和图 8-2）

51 岁，男性，颅颈部多处发育性异常，同时因枕颈部同化，颅底凹陷和 $C_{1\sim2}$ 的不稳定导致了严重的颈髓损伤表现。在术前给予颈椎牵引，部分改善了颅底凹陷的程度。

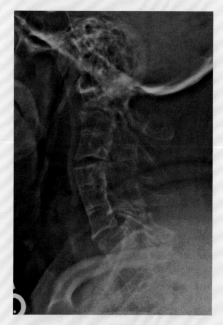

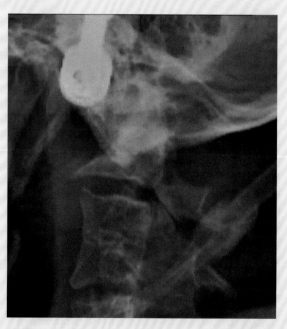

▲ 图 8-1 术前颈椎标准侧位 X 线片
注意严重的齿状突颅底凹陷，向近端移位，且向背侧移位，进入枕骨大孔。多个节段的自发性融合（分解不良），以及 C_1 与枕部的先天性同化（C_1 后弓不显示）

▲ 图 8-2 在 Gardner-Wells 钳牵引下颅颈交界部侧位 X 线片显示，颅底凹陷部分复位

一、适应证

● 不稳定性外伤性骨折或颅颈交界处的韧带损伤。

● 由炎症性、感染性或肿瘤引起的颅底凹陷症导致的脊髓损害。

● 颈椎长节段固定时近端固定不可靠，因可选固定点有限和（或）骨质较差。

二、影像学评估

● 仔细评估椎动脉是否存在解剖变异，以确定上颈部显露和固定的安全区域（图 8-3）。

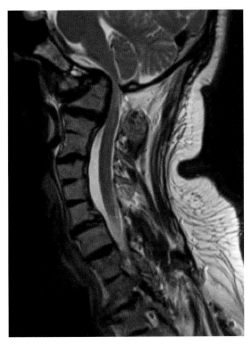
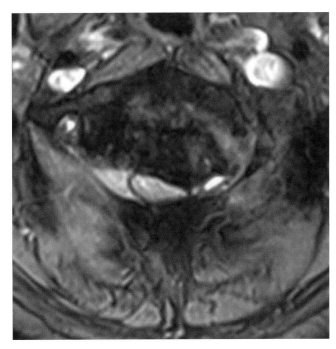

▲ 图 8-3　矢状面 T_2 加权相的 MRI 图像显示枕颈交界处有重度的脊髓受压伴脊髓萎缩、软化

● 通过穿过枕部的轴向 CT 形成颅内成像来评估硬脑膜窦的位置和枕部解剖变异（图 8-4 和图 8-5）。

● 测量计划枕颈部内固定大致的长度和尺寸。

● 需要时，设计枕骨下减压的范围。

三、专用设备

● 枕颈固定器械。

● C 形臂。

四、体位

● 参见 $C_{1\sim2}$ 后路融合的章节。

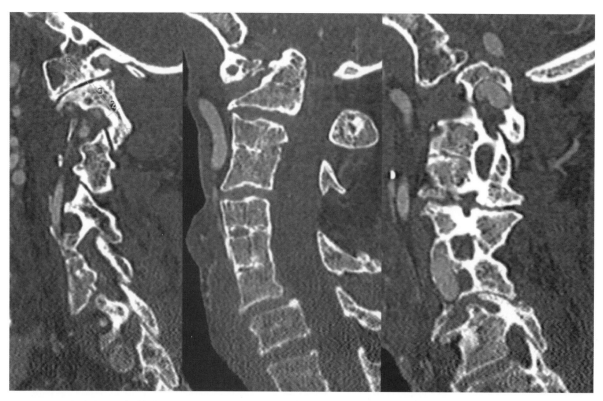

▲ 图 8-4 矢状位 CT 血管造影显示 $C_{1\sim2}$ 半脱位、齿状突凹陷、多个 Klippel-Feil 节段和关节面自发融合。右侧椎动脉的异常，致 C_2 右侧峡部狭小，螺钉置入困难

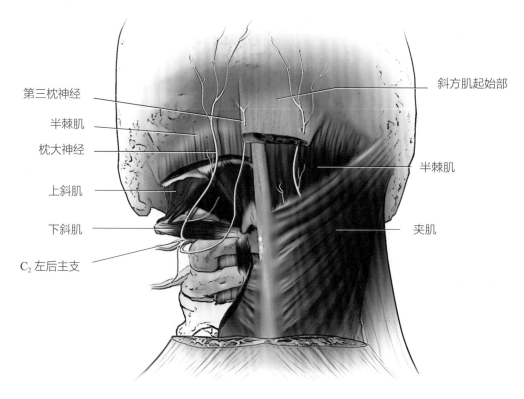

▲ 图 8-5 枕大神经的解剖图示

- 使用 C 形臂以确定最终的头部位置。
- 如果需要取自体骨时，确保髂后上棘做好消毒、铺巾。

五、麻醉 / 神经功能监测

- 脊髓病损患者的平均动脉压应大于 80mmHg。
- 如神经监测章节所述，我们在脊髓损伤病例中使用神经监测。

六、切口定位

- 标记枕外隆突（external occipital protuberance，EOP），棘突中线，远端至拟融合的节段水平。
- 切口将从距离 EOP 头端 2cm 处开始，一直沿中线向远端切开，预留足够长度确保内固定的尾端能顺利置入。

七、手术入路

- 触诊标志：EOP 和 C$_2$ 棘突。
- 识别出中线（白线，相对无血管区）。
  - ➤ 用触诊保持入路在中线上。
  - ➤ 自动拉钩牵开组织后用电刀切开。
- 分离棘韧带和斜筋膜（与棘上韧带相连）。
- 分离椎旁肌与骨膜。
  - ➤ 从尾端到头端操作。
  - ➤ 适时重置自动拉钩以保持张力。

八、固定 / 融合技术

- 枕部固定
  - ➤ 解剖学要点
    - 硬脑膜与硬膜静脉窦和深至枕骨小脑密切相关。
    - 硬膜静脉窦和环肌就位于最厚的骨板区域之下，此处最适合固定。
    - 沿着中线，螺钉的长度从 EOP 至远端一般依次为 14～16mm、10～14mm、8～10mm。
      - 双皮质螺钉比单皮质螺钉或钢丝固定高 50% 的抗拔出强度（图 8-6）。
    - 在 EOP 旁开 2cm 内，螺钉的最大安全长度为 8mm。
      - 因为中线处的骨头是最厚的，所以中线枕骨固定时，我们一般至少用 3 颗螺钉。
  - ➤ 固定顺序
    - 首先置入颈椎内固定，这些螺钉的位置将决定枕骨板的中外侧宽度，以方便连接棒。

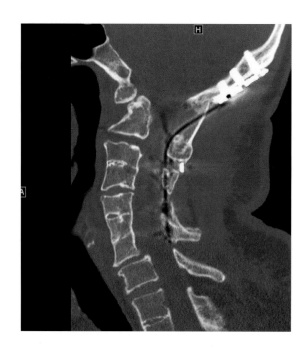

◀ **图 8-6　术后矢状位 CT 图像显示枕中线双皮质螺钉置入**
注意，枕骨至 C_2 有髂骨桥接

- 选择合适宽度的枕骨板，然后塑形，使其与颅骨贴合齐平，以免凸出。
- 钢板的近端应该刚好低于 EOP 的凸起。
  - 在预定的起始点用磨钻开一个导向孔。
  - 助手在原位固定钢板，术者穿过钢板上钻孔。
  - 配合使用限深导钻进行依次钻孔，从最小深度（通常为 6mm）开始，每次增加 2mm 的方式向内侧骨板钻入。
    - 根据经验，不难判断钻头钻透内侧骨板。
    - 如果腹侧骨皮质层穿孔，可能会出现静脉窦出血，用螺钉填塞即可。
- 用 Bovie 软线技术测量棒长。
- 在复杂畸形的病例中，首选模棒指导弯棒。
  - 这可以防止多次弯棒，导致抗疲劳强度降低。
- 如果可行，可使用间接复位（见下文）。

- 去皮质和植骨
  - 小心去掉枕骨钢板远端，大孔近端的皮质，C_1 和（或）C_2 的薄层皮质也去掉。
  - 通常用结构完整的髂骨植骨或肋骨植骨，自枕骨至颈椎（图 8-6）。

九、减压技术

- 颅底凹陷的后路间接复位（图 8-7）。
- 如果直接减压需要扩大枕骨大孔，可根据需要行枕下颅骨切除术（图 8-8）。
  - 用小锉刀锉薄骨板，然后用咬骨钳冲击式扩大枕骨大孔，就像其他椎板切除术一样。
    - 硬脑膜在这个区域很薄。
  - 如果进行枕下颅骨切除术，必须注意在板远端的枕部保留足够的骨面以进行融合。

十、术区关闭技术

● 参见后颈椎融合章节。

十一、术后注意事项

● 参见后颈椎融合章节。

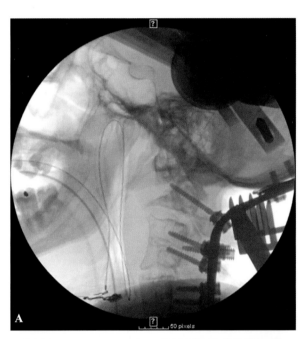

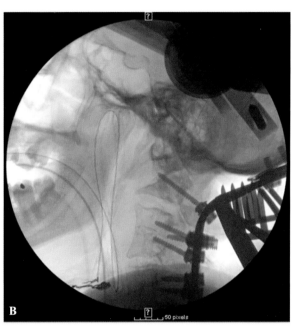

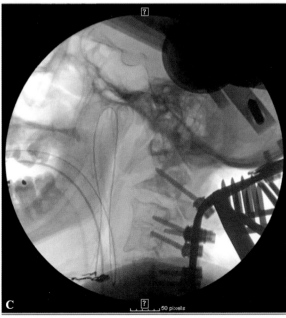

◀ 图 8-7 术中连续的侧位透视显示颅底凹陷逐渐复位

在运动诱发电位和透视引导下，在枕骨钢板和持棒器之间两侧交替行轻柔撑开。可以看到在撑开的作用下，齿状突不仅向下复位，而且向前复位。虽然齿状突的尖端仍看不到，但可以推断它的位置。在最终的位置上（C），C_2 螺钉的尖端几乎位于 C_1 前结节中点的正下方，这表明齿状突的尖端出了枕骨大孔并向远端和腹侧远离了脑干的腹侧

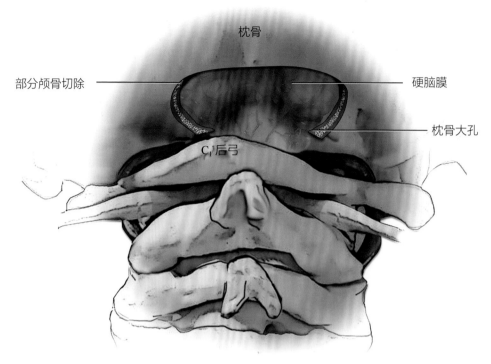

枕骨

部分颅骨切除 —————

硬脑膜

枕骨大孔

C₁后弓

▲ 图 8-8　图示经枕下颅骨切除术后颅颈交界处颅后窝、脑干和脊髓直接减压

病例说明（续，图 8-9 和图 8-10）

　　如前所述，本例患者采用方法，用自体髂骨结构植骨从枕部到 C₇ 进行颈椎后路融合，同时，还进行了直接枕下颅骨切除术以确保减压。

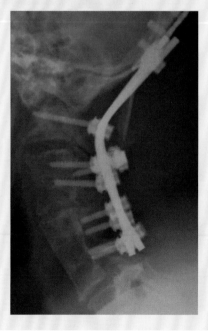

◀ 图 8-9　术后侧位 X 线片显示枕部到 C₇ 后路融合结构
片中可见跨越枕部到 C₂ 的自体髂骨结构性植骨

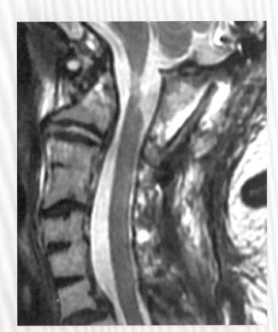 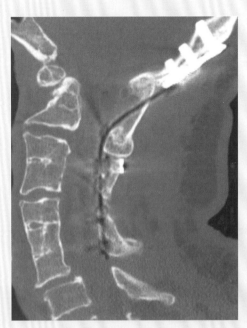

▲ 图 8-10　术后矢状面 T_2 加权 MRI 图像（左），显示颅颈交界减压满意

残留的脊髓萎缩和脊髓软化为长期受压迫和节段平面不稳导致的。患者主诉脊髓病在神经症状方面有明显的改善。术后 6 个月的 CT 扫描（右）显示枕部到 C_2 植骨融合在位且牢固

推 荐 阅 读

[1] Ebraheim NA, Lu J, Biyani A, Brown JA, Yeasting RA. An anatomic study of the thickness of the occipital bone. *Spine.* 1996;21(15):1725-1730.

[2] Haher TR, Yeung AW, Caruso SA, et al. Occipital screw pullout strength: a biomechanical investigation of occipital morphology. *Spine.* 1999;24(1):5-9.

[3] Peng X, Chen L, Wan Y, Zou X. Treatment of primary basilar invagination by cervical traction and posterior instrumented reduction together with occipitocervical fusion. *Spine.* 2011;36(19):1528-1531.

第9章 颈椎经椎弓根截骨术

Cervical Pedicle Subtraction Osteotomy

Andrew H.Milby　John M.Rhee　**著**

黄家俊　梁道臣　**译**

黄　霖　**校**

病例说明（图9-1至图9-3）

68岁，女性，既往因颈椎后纵韧带骨化（ossification of the posterior longitudinal ligament，OPLL）导致脊髓受压变性，在外院接受了颈前路椎间盘切除椎间融合术。由于前路减压不足，该院术者又为患者施行了颈椎后路减压融合手术。然而，患者的脊髓神经功能仍不断恶化，并且出现了进行性颈椎后凸畸形和抬头平视困难，不得不用手托着下巴才能平视。患者同时还出现了左上臂 T_1 神经支配区放射痛。

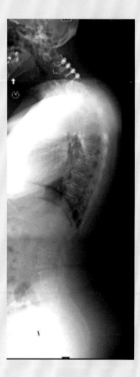

◀ **图9-1　术前站立位36in全脊柱侧位X线片**

显示患者在接受 $C_{3\sim4}$ 颈前路椎间盘切除椎间融合术及后路 $C_{3\sim6}$ 椎板切除减压侧块螺钉钉棒内固定术后，出现了持续性的颈椎及上胸椎后凸畸形，下巴几乎和胸口贴在一起，并且出现了颅颈交界的代偿性过伸

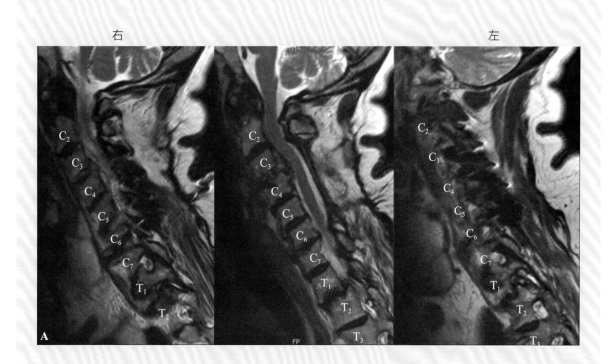

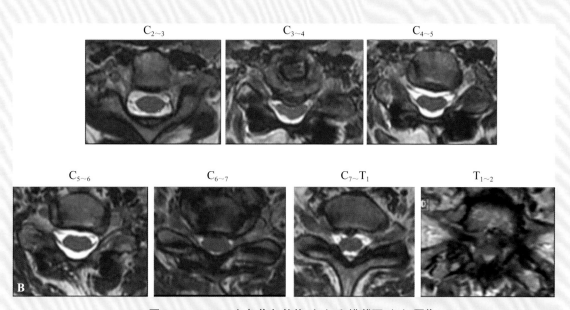

▲ 图 9–2　MRI T_2 加权像矢状位（A）和横截面（B）图像

显示患者仍存在 $C_{3\sim4}$ 后纵韧带骨化，脊髓腹侧受压变形，$C_{6\sim7}$ 和 $T_{1\sim2}$ 水平脊髓轻至中度受压，T_1 椎体向前滑脱合并 $T_{1\sim2}$ 双侧神经孔狭窄

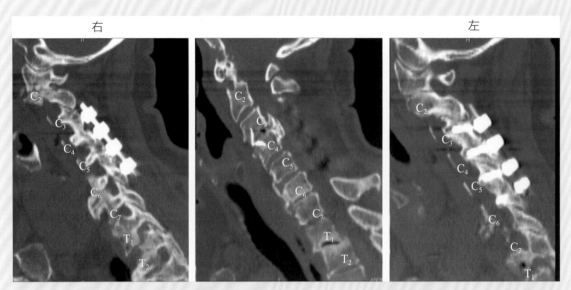

▲ 图 9-3　**CT** 矢状位图像显示患者 $C_{1\sim2}$ 右侧关节突关节病变，$C_{3\sim6}$ 后路融合固定良好；$C_{6\sim7}$ 节段疑似自发融合，$C_{3\sim4}$ 节段前路植入物在位并且后纵韧带骨化仍存，$T_{1\sim2}$ 严重的椎间盘退变，T_1 椎体向前滑脱

一、适应证

- 严重且僵硬的颈椎后凸畸形。

二、影像学评估

- 建议术前完善颈椎 CTA 检查。
  - ➢ 术前应仔细评估椎动脉是否存在解剖变异，确定手术显露和内固定置入的安全区域。
  - ➢ 在颈椎截骨手术的操作过程中，C_7 是一个相对合适的截骨节段，因为 C_7 在大多数患者中没有椎动脉经过。然而，仍有小部分患者的 C_7 横突孔有椎动脉走行，这可以通过术前的 CT、MRI 或 CTA 检查发现。其他截骨节段包括了 T_1 或 T_2。
- 评估 T_1 倾斜角、颈椎前凸、颏眉角的大小，以确定截骨范围和截骨部位的解剖标志。

三、所需器材和设备

- 后路颈椎侧块和椎弓根钉棒系统。
- 自体血回输系统。
- C 形臂。

四、体位

- 参见"颈椎后路椎板切除""内固定和融合术"章节相应内容。
- 确保 Mayfield 神经外科头架周围的术中监测设备 / 设备线缆可随意活动，以便术中调整。
- 如果同时需要行髂骨取骨术，铺巾时应注意显露取骨部位。

五、麻醉 / 神经监测应关注的问题

- 脊髓病变患者术中平均动脉压应控制在 80mmHg 以上。
- 静脉全麻后设置运动诱发电位监测。

六、手术入路及切口位置

- 参见"颈椎后路椎板切除""内固定和融合术"章节相应内容。

七、内固定

- 在颈椎和上胸椎确定近端和远端的固定点（与本书其他章所述一致）。
- 通常需要长节段固定。
  - ➢ 近端通常锚定在 C_2。
  - ➢ 远端一般可以锚定到 $T_{2\sim4}$，这取决于患者的骨骼强度和胸腰整体平衡情况。
    - ■ 因此，术前通过患者站立位 36in 全脊柱侧位 X 线片评估整体矢状面平衡状态很重要。

八、减压与截骨

- 完整切除需行经椎弓根截骨（pedicle subtraction osteotomy，PSO）节段的椎板及双侧关节突关节（上关节突和下关节突均切除）（图 9-4）。
  - ➢ 颈椎 PSO 通常选择在 C_7 或 T_1 节段进行截骨。
    - ■ 在 C_7 节段截骨更容易矫形并且不需要切除肋骨。术前应确认 C_7 横突孔没有椎动脉经行。
    - ■ 在 T_1 节段截骨需要切除肋骨。因为 T_1 椎体更高，所以经 T_1 截骨可以获得更大的矫形角度。
  - ➢ 建议将截骨节段的上下两个椎体的椎板切除，以防截骨闭合后椎板压迫硬膜囊背侧。
  - ➢ 确保双侧相邻节段椎弓根间的完全减压，从上位椎弓根的下边缘到下位椎弓根的上边界，从而确保出口根部双侧完全游离。
- 单侧置入跨越 PSO 截骨节段的临时棒。
- 使用刮匙、磨钻、丝锥（取决于骨质硬度）经椎弓根刮除椎体内骨质。
  - ➢ 操作完一侧后再进行另一侧截骨，直至双侧骨道连通（图 9-5）。

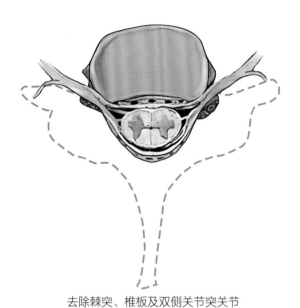

◀ 图9-4　在截骨节段进行全椎板切除术和双侧关节突关节切除术

去除棘突、椎板及双侧关节突关节

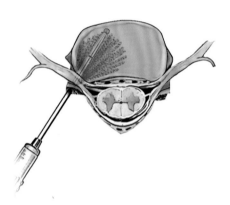

▶ 图9-5　根据骨强度，经过椎弓根把刮匙或磨头置入椎体内，经过这个通道，从前到后、从一侧到另一侧进行去除松质骨截骨（右图）。最终目的是切除一个三角楔形的骨块。截骨高度越高，矫形效果越好（例如，截骨的顶部距上终板及底部距下终板越近，高度越高）

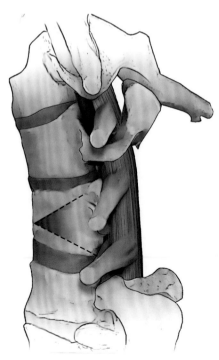

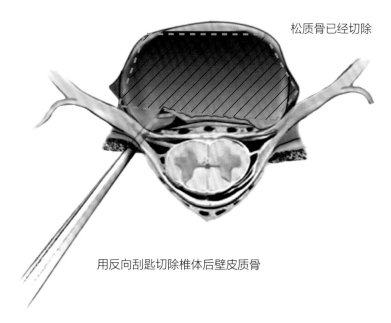

松质骨已经切除

用反向刮匙切除椎体后壁皮质骨

▲ 图 9-6 用类似反向刮匙的一个钝性工具，仔细分离硬膜囊腹侧截骨高度层面椎体后缘。层面确定及椎体松质骨去除之后，即可将椎体后壁压入椎体内

➢ 理想情况下，可以自椎体上截除一块楔形骨块。操作中我们会尽量保留椎体前 1/4 的骨质，尽可能截去后方骨质至椎体后壁前方的松质骨从上到下全都被去除。保留前方骨质可以避免过度去松质骨化，而过度的去松质骨化会导致截骨矫形后椎体塌陷而不是成角，这将导致矫形角度的丢失。

● 椎体后壁前方的骨质一经移除即可用反向刮匙将上下椎间盘之间的椎体后壁压入椎体内。轻微用力即可。如果遇到阻力则要进一步去除椎体后方松质骨（图 9-6）。

● 于骨膜下分离椎体外侧壁至椎体前方，可以触及并看到椎体前方的弯曲处为止，这个部位是椎体截骨矫形的门轴点。

● 于双侧 V 形切除椎体侧壁至椎体前缘门轴点（图 9-7）。

● 用铰接杆或预弯棒在双侧松松地固定螺钉以控制接下来的矫形操作，目的是防止导致灾难性神经损伤的前后滑移，同时产生前凸。

● 矫形之前一定要检查动作诱发电位。

● 通过放松 Mayfield 头架来调整头的位置，在侧位透视的监视下，小心缓慢牵引头来完成满意的矫形。理想状态下应该是截骨平面上下方关节突的关节面会出现骨与骨闭合接触，事实却并不总是如此（图 9-8）。

● 锁紧固定 Mayfield 头架。

● 确认神经监测信号无变化。

➢ 检查确认硬膜囊腹背侧均无压迫及出口神经根游离。截骨后的椎间孔内应有 2 条神经根走行。

➢ 在截骨部位可能会有明显的硬膜囊的弯曲和皱褶。另外，因为造就的新前凸，后部肌肉组织的深度显著增加。

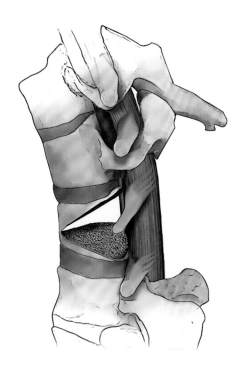

▲ 图 9-7　用骨刀和双关节咬骨钳在椎体侧方行 V 形切除

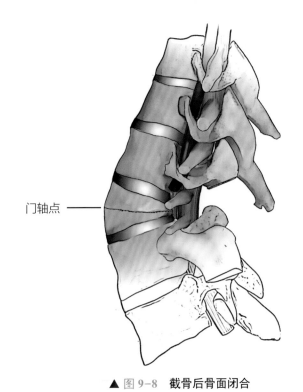

门轴点 ———

▲ 图 9-8　截骨后骨面闭合

- 最后放置双侧连接杆并锁紧。
- 当进行较长节段畸形矫正的时候，我们通常放置横向连接杆。

九、去皮质 / 融合技巧

- 将自体髂骨带有皮质和松骨的结构性骨块或将截下的棘突劈开放置在截骨部位上下棘突之间。骨块可以用钛缆或者粗的不可吸收线固定或嵌压牢固（我们不用不锈钢丝固定，因其影响手术后的影像清晰度）。

十、缝合技术

- 多层肌肉及筋膜的缝合技术参见椎板成形术章节中所述。

十一、术后注意要点

- 予以坚硬的颈托外固定至少 6 周。

病例说明（续，图 9-9 和图 9-10）

　　该患者接受了后路翻修手术。在 T_1 节段行 PSO 截骨恢复整体前凸，结合 $C_{2\sim3}$ 椎板切除术翻修使脊髓进一步向后漂移，可使 $C_{3\sim4}$ 节段间接减压，以减轻 OPLL 对脊髓的压迫，具有更好的效果。$T_{1\sim2}$ 行椎板及关节突切除来解除 T_1 神经根放射性疼痛。$C_{1\sim2}$ 经关节固定治疗 $C_{1\sim2}$ 关节病。

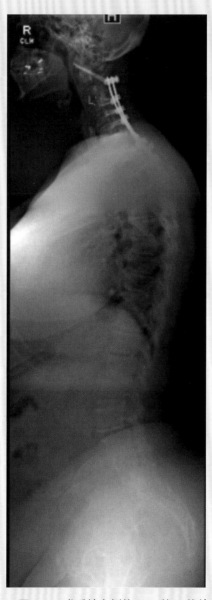

▲ 图 9-9　术后站立侧位 36in 的 X 线片

经 T_1 椎弓根截骨及 $C_1\sim T_4$ 后方固定融合，矢状位力线显著改善，下巴与胸骨之间的间隙明显扩大。同时注意术前代偿性的胸椎后凸和枕颈过伸也明显减小。术前的脊髓压迫症状与颈痛，术后从根本上得到缓解

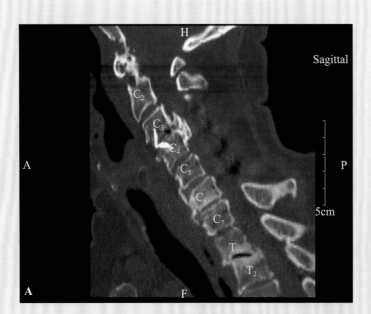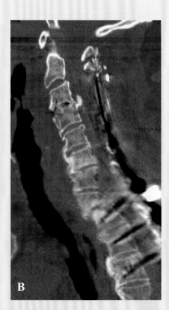

▲ 图 9-10　术前（A）与术后（B）正中矢状位 CT 图像对比
显示 C_2~T_1 力线从术前后凸 22° 改善至术后前凸 11°。注意在 T_1 水平经椎弓根截骨处的楔形变化

推 荐 阅 读

[1] Simmons ED, DiStefano RJ, Zheng Y, Simmons EH. Thirty-six years experience of cervical extension osteotomy in ankylosing spondylitis: techniques and outcomes. *Spine.* 2006;31(26):2006-2012.

[2] Deviren V, Scheer JK, Ames CP. Technique of cervicothoracic junction pedicle subtraction osteotomy for cervical sagittal imbalance: report of 11 cases. *J Neurosurg Spine.* 2011;15:174-181.

第 10 章　后 – 前 – 后入路治疗严重颈椎后凸畸形

Posterior–Anterior–Posterior Treatment of Severe Cervical Kyphotic Deformity

Christopher T. Martin　John M. Rhee　著

刘　洋　杨　强　译

马晓生　校

一、适应证

因未行截骨术而矫正不满意的重度、僵硬性（伴或不伴强直）颈椎后凸畸形。

二、影像学评估：X 线、MRI、CT 需考虑的关键因素

- 应拍摄站立正侧位及过伸过屈位平片。
- 36in 脊柱全长片有助于评估颈椎后凸畸形患者的整体序列（图 10-1）。
  - ➤ 全长脊柱 X 线片由于可以显示整体序列的胸椎状态，有助于决定颈椎的远端固定椎。
- 评估畸形的柔韧度对于术前计划至关重要。
  - ➤ 应仔细检查 CT 影响以判断是否存在强直，其会限制畸形的被动矫正（图 10-2）。
  - ➤ 仰卧位矢状面图像可以提供额外的评估以判断术中由于体位带来的被动校正程度（图 10-3）。
- 通常采用后 – 前 – 后颈椎入路治疗强直性或僵硬性畸形的患者。柔韧的畸形患者通常可仅采用单纯前路、单纯后路或前后路联合手术，具体取决于畸形的程度。
- $C_2 \sim C_7$ 矢状位垂线是从 C_2 中心至 C_7 椎体后部的垂直线（图 10-4）。
- T_1 斜坡角大致类似于腰椎的骨盆入射角，是评估为保持直立姿势所需的下颈椎前凸角度的指标（图 10-4）。
- 颏眉角接近水平凝视，测量的角度为从患者下颌到眉毛的连线与垂直参考线之间的夹角（图 10-5）。

三、特殊器械

- Mayfield 头架。

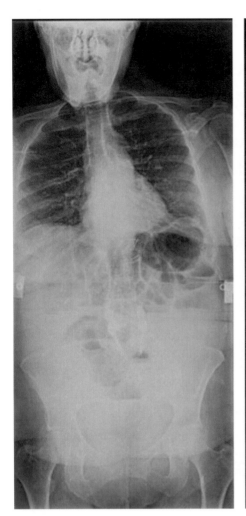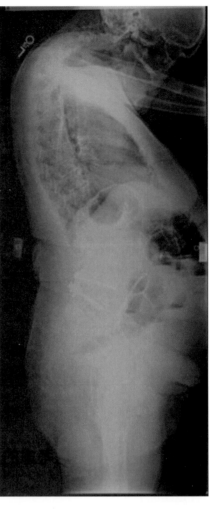

◀ **图 10-1　颈椎严重矢状面失衡患者的全长站立位脊柱侧弯 X 线片**

患者曾在其他地方做过几次手术，包括前路和后路手术，并因为感染取出了植入物，患者随后出现颈椎进行性后凸畸形伴脊髓病

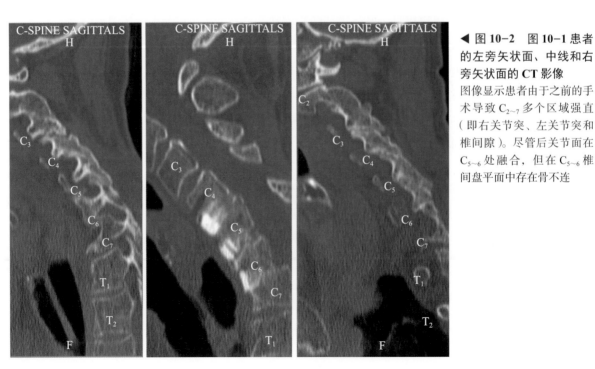

◀ **图 10-2　图 10-1 患者的左旁矢状面、中线和右旁矢状面的 CT 影像**

图像显示患者由于之前的手术导致 $C_{2\sim7}$ 多个区域强直（即右关节突、左关节突和椎间隙）。尽管后关节面在 $C_{5\sim6}$ 处融合，但在 $C_{5\sim6}$ 椎间盘平面中存在骨不连

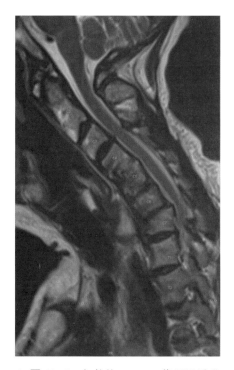

▲ 图 10-3　矢状位 MRI T_2 像显示继发于颈椎后凸的腹侧脊髓轻度受压

这些卧位图像显示，相对于站立位平片，位于融合区域上方和下方的非强直节段的畸形有一定的矫正

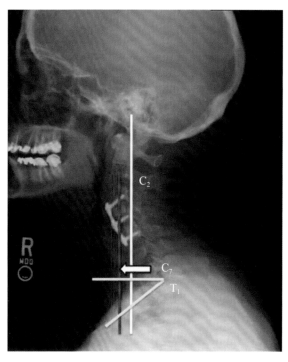

▲ 图 10-4　颈椎的矢状位序列（与图 10-1 不同的患者）

头部重心近似位于从外耳道垂下的垂线（白线）。$C_{2\sim7}$ 矢状垂直线（白箭）是 C_7 终板后上角垂直于从 C_2 中点下垂线（红线）的距离。T_1 斜坡角是 T_1 上终板与水平面之间的角度（黄线所示的夹角）

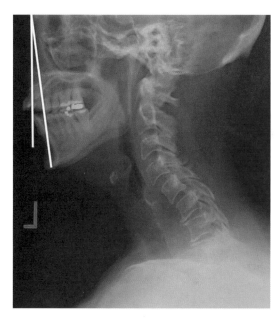

◀ 图 10-5　颏眉角（CBVA）近似于患者的水平视线（与图 10-1 的患者不同）

CBVA 较高的患者需要加强脊柱前凸来矫正，以便在站立和行走时能够获得目光平视。该患者患有颈椎轴性疼痛，在外院进行多节段颈椎椎板切除术和枕下颅骨切除术。尽管有局部后凸畸形，但基本上能保持直立位目光平视和较小的 CBVA

- 手术需要准备两个手术台：一个用于后路，一个用于前路。
- 标准的牵开器和用于颈椎前路和后路手术的器械。

四、麻醉 / 神经监护问题

● 我们建议使用可视喉镜辅助插管，避免在脊髓病患者插管过程中颈部过伸。在某些情况下，如果麻醉医师无法仅在可视喉镜协助下进行气管插管，则可能需要进行清醒状态下纤维支气管镜插管。

● 我们对接受畸形校正手术的患者同时应用了运动诱发电位和体感诱发电位进行监测。

● 摆体位前可先获取基线运动和感觉电位。

● 患者的平均动脉压（mean arterial pressure，MAP）在整个手术过程中应该保持正常至轻度升高，从而最大限度地减小脊髓灌注不足的风险。我们通常的目标是保持患者术前基线 MAP ≥ 80mmHg。

五、初次后路手术

● 初始体位为俯卧位。当颈部后伸至超过某个限度时，严重脊髓受压的患者可能会出现神经功能加重症状。因此，术前清醒状态下检查患者颈椎最大后仰程度是很有用的。

● 应用 Mayfield 头架。

● 小心地将患者摆至俯卧位，头部固定在床架上。只要颈部伸展不会造成脊髓受压，麻醉状态下使颈部过伸可评估畸形部分的柔韧度。但是，由于在此阶段无法确定颈部的最终伸展程度，对那些伸展颈部会加剧神经压迫的患者，并不需要在减压或畸形矫正之前过度伸展颈部。

● 将手臂塞入侧面固定，受压点垫好，按照标准后路手术方式，枕骨部和颈部常规准备和铺单（相关图像和说明，参见椎板成形术章节）。

● 按照标准后路进行手术显露，在先前的椎板切除术区域要小心。

　　➤ 在这种情况下，请在原先椎板切除术区域的上方和下方找到棘突和椎板（图 10-6）。根据正

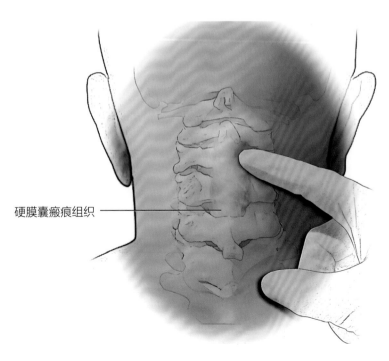

硬膜囊瘢痕组织 ——

◀ 图 10-6　在已行椎板切除术的情况下，首次颈部显露需要小心地在硬脊膜上留下一小撮瘢痕，以最大限度地减少意外切开硬膜的风险。外科医生触诊椎板切除术缺损上方和下方的完整棘突，以确认瘢痕切除的适当深度

常的解剖标志，在椎板切除的节段横向显露到侧块位置（图 10-7）。

➤ 一旦确定了先前椎板切除术的边界，颈部硬脊膜通常比腰部硬脊膜更容易与瘢痕组织分离（图 10-8）。

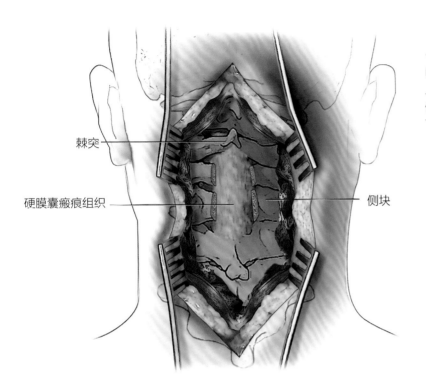

棘突

硬膜囊瘢痕组织　　　　　　侧块

◀ 图 10-7　**完成颈部初始显露**
已经确定了先前椎板切除术缺损部分上面和下面的完整棘突，并且清除了侧块的瘢痕。首次显露时在硬脊膜留下一小块瘢痕，之后可在必要时清除

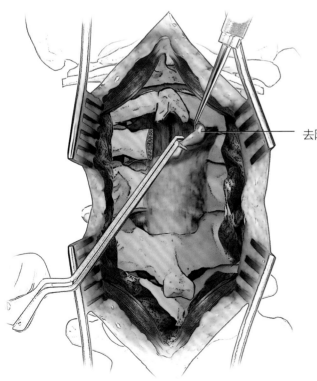

去除瘢痕组织

◀ 图 10-8　**去除硬脊膜上的瘢痕组织**
确定硬脊膜的深度后，用钳子牵拉瘢痕组织。使用小弯刮匙从硬脊膜上剥离残留的瘢痕组织

➢ 将针放在棘突上并拍摄侧位 X 线片以确认脊柱节段（图 10-9）。

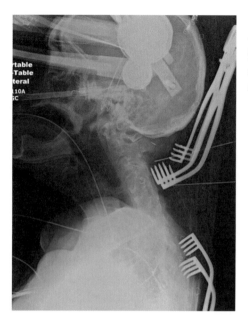

◀ **图 10-9 定位和显露后获得的术中 X 线片**
请注意，$C_{2\sim7}$ 垂线在后凸畸形中是固定的，与术前相比没有任何校正。唯一改变在枕颈区域（occ-C_2）和颈胸区域。脊柱针标记 C_3

- 显露后，建立后固定点。通常，在明显的后凸畸形的情况下，把近端锚定点设置为 C_2 或近端。下颈椎侧块螺钉通常不足以抵抗长节段畸形矫正器械的拔出力。远端锚定点位于胸椎。远端固定椎将取决于骨质，以及脊柱的整体序列，如前强调了术前 36in 的 X 线影像重要性。

- 后路截骨术，又称 Smith-Petersen 截骨术（SPO），即完全切除截骨节段的双侧关节突。外侧神经根应完全显露，完全切除上方椎弓根至下方椎弓根之间关节突关节的骨质，包括整个关节突关节的宽度。还应在截骨水平上进行广泛的中央椎板切除，防止在截骨术最后关闭切口时发生脊髓背侧受压（图 10-10）。

- 进行细致的止血，然后逐层闭合伤口。

六、前路手术

- 在初次后路手术完成时，将患者改为仰卧位。

- 初始体位应在胸椎近端下方铺多层大尺寸垫巾，以便术中截骨完成后可以使颈部获得最大限度的后伸。由于畸形仍是僵硬的，此时头部悬空，这时需要在下方垫上比胸椎高的垫巾支撑。当前方松解完成后，依次移除枕下垫巾，以使头部和颈椎逐渐下降并获得最大限度的仰伸（图 10-11）。

  ➢ 如果胸椎近端脊柱没有被垫高，可能会限制前路截骨术后可达到的仰伸程度。

- 将手臂塞在侧面固定，监测血压，体位类似于标准颈前路减压融合术（anterior cervical diskectomy and fusion，ACDF）。

- 施行标准 Smith-Robinson 入路。这种手术入路的解剖特点和注意事项与标准 ACDF 相似。通常，脊柱后凸比常规 ACDF 更容易进行多节段显露，因为每个椎间盘都指向后凸顶点。因此，在大多

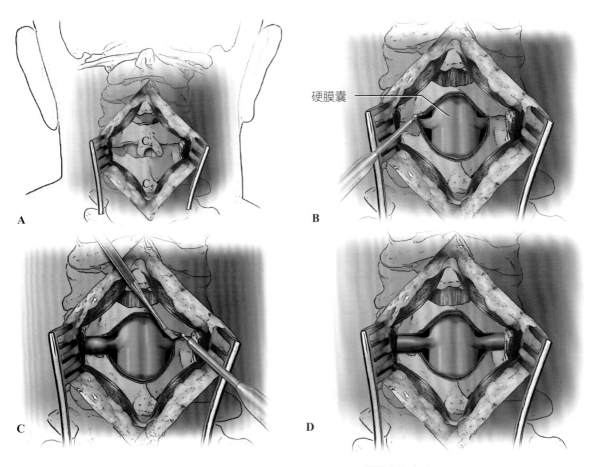

▲ 图 10-10 颈椎 Smith-Petersen 截骨术的步骤

显露后（A），利用磨钻和 Kerrison 咬骨钳在计划截骨的节段上进行广泛椎板切除术（B）。注意，椎板切除时尽可能向关节突上方和下方延伸，确保截骨闭合后不会压迫到脊髓。使用高速磨钻移除双侧关节突（C）。关节突切除后，在上下椎弓根范围彻底减压两侧神经根直至整个关节突外缘（D）

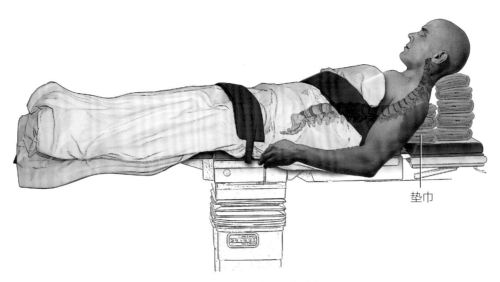

▲ 图 10-11 前路体位准备

截骨完成后，将多张垫巾垫在胸椎近端下方，以获得最大限度的颈部伸展。由于畸形仍然是固定的，因此此时头部悬空，并且需要比胸椎高的垫巾支撑头部。一旦前方松解完成，将依次移除枕下垫巾，使头部和颈椎逐渐下降伸展到最大限度

数情况下，横切口已足够，如果需要也可以使用纵切口。

- 通过向侧方钝性分离颈长肌至钩突以获得侧方广泛显露。
- 在所示每个水平上进行完整的椎间盘切除术。
- 在强直节段，将 Penfield 4 号剥离器直接放置在钩突侧面，以保护椎动脉。
- 然后，继续使用刮匙和高速磨钻。这些操作过程会使椎动脉暴露于危险之中，因此重要的是正确放置 Penfield 剥离器并且向侧方操作时要格外小心（图 10-12）。
  - ➤ 通常，应该在前后方向上进行磨除，而不要横向操作，以免损伤动脉。
  - ➤ 可以在术前轴向 MRI 上估算椎动脉的深度。
  - ➤ 磨除侧面钩突逐渐变薄成薄片，然后用刮匙去除。
- 如果是假关节，外科医生可以使用椎间盘的残留物来确保截骨与椎间盘间隙平行。在完全强直的情况下，外科医生可能需要通过透视检查，以确认磨钻"重建"的椎间盘空间的角度是否适当。

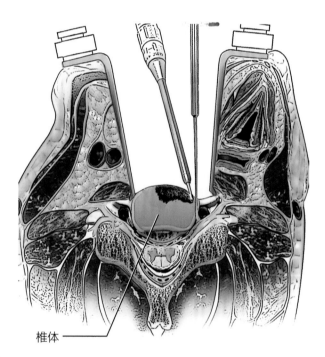

椎体

▲ 图 10-12　颈椎前路截骨术

利用高速磨钻使侧面钩突变薄。该操作会使椎动脉处于危险中，应将 Penfield 剥离器钝性地放在钩突侧面进行保护。当钩突足够薄时，使用刮匙将残留的骨块与动脉分离并取出

- 在可能的情况下，多节段椎间盘切除术比椎体次全切除术更优，因为与椎体次全切除术相比，多节段 ACDF 产生的前凸复位效果通常更好。
- 向下移动磨钻到后纵韧带（posterior longitudinal ligament，PLL）的水平。如果可能，应使 PLL 保持原样并作为矫形操作的枢轴点。特别是如果在背部进行了 SPO，在完成椎间盘切除术后，脊柱将非常容易移动，保持 PLL 完整可以通过减小节段错位和过度运动的风险来增加安全性。
- 插入 Caspar 颈椎针螺钉，在近端会聚，因此最终将其撑开时可以获得最大的颈椎前凸（图 10-13）。

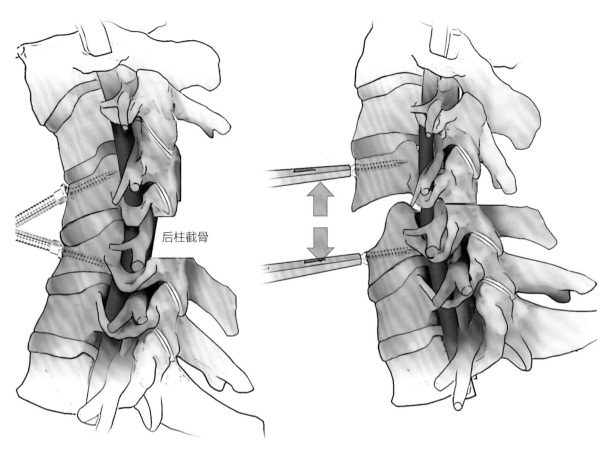

后柱截骨

▲ 图 10-13　靠拢的 Caspar 颈椎针以近端靠拢的方式插入，撑开器械可使颈椎前凸复位

（一）前路矫正

● 一旦对应的整个椎间盘节段从前方去除，该节段将极度不稳定。

● 依次取出已放置在头部下方的垫巾进行校正。

> 通过下压患者前额上的无菌巾单可以施加额外的压力。

> 逐步校正应在神经监测和透视下进行，直到达到预期的校正效果或枕骨接触手术台面（图 10-14）。

● 以标准方式将同种异体骨或椎间融合器置入到椎间盘区域。

> 植入物的放置位置应尽可能向前，以获得最大限度的前突矫正效果。

（二）前路置板

● 在这种情况下不应选择坚强钢板，它在后面的后路手术阶段可能会阻碍进一步的矫正。

● 但是我们通常在高度不稳定的部分上放置一个小的单孔板，防止在后面摆放体位过程中椎体移位导致脊髓受压。

> 最短的可变螺钉可以用来避免刚性固定，并且在一定程度上可以防止移位。

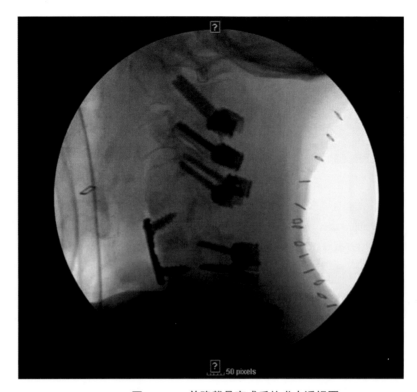

▲ 图 10-14　前路截骨完成后的术中透视图
用一个小的单孔板与椎体固定，并特意使用可变角度的短螺钉防止在最终后路手术时发生移位

（三）前路闭合

● 前路常规闭合并放置深部引流管。

七、再次后路手术

● 再次应用 Mayfield 头架。

● 第一次后路操作（包括减压和松解）和随后前路松解，将导致颈椎极度不稳。由于患者会从仰卧体位重新变成最终的俯卧体位，翻身摆体位时对颈部的保护至关重要。应该采用颈托，并且保持 Mayfield 头架的联合牵引。

● 患者改为俯卧位后，Mayfield 头架以预估的颈椎前凸程度固定，并行侧位透视检查进一步确认（图 10-15）。

　➤ 摆好最终体位后测量运动诱发电位。

● 手臂常规固定，髂嵴备好术区，以便在有需要的情况下取自体骨移植。

● 重新打开后方伤口并冲洗。

● 任何需要融合的关节突都需要去皮质并植骨。

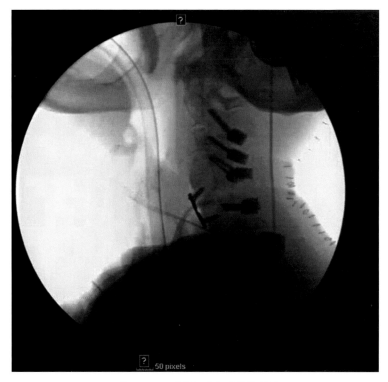

▲ 图 10-15 再次后路手术的体位

重新使用 Mayfield 头架，并将患者改为俯卧位。通过轻柔的动作施行进一步的前凸矫正。在再次后路固定前，拍摄透视图以确认定位和形态

- 小心地预弯棒，并根据先前确定的固定点置入钉尾。
  - ➤ 钉棒稍微弯曲成脊柱前凸，以便获得最大限度的矫正。弯曲的程度取决于固定的质量，切勿过度预弯棒以避免螺钉拔出。
- 可以在截骨处适当进行压迫。
  - ➤ 注意确保闭合后手术节段的神经根保持无压迫。还应进行足够的椎板切除，以防止脊髓受压。
- 拧紧固定螺丝。
- 测得并确认最终运动诱发电位。
- 通常，对于长节段畸形，需放置横连接以提高抗扭刚度（图 10-16）。

八、关闭切口

- 彻底冲洗伤口，并常规引流，使用可吸收缝线缝合伤口。
- 逐层肌肉闭合并单独缝合筋膜。

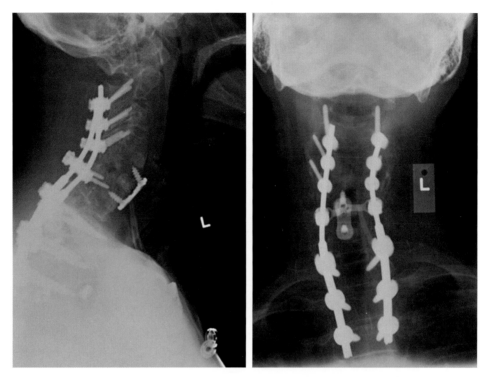

▲ 图 10-16　后 – 前 – 后矫正的术后最终站立位 X 线片
表明与术前相比，后凸畸形明显改善，如图 10-1 所示。患者现在可以直立正视

九、术后注意事项

- 手术完成后，应立即对患者的神经系统状况进行全面评估。
- 密切监测吞咽和气道问题。

第二篇　胸　椎
Thoracic Spine

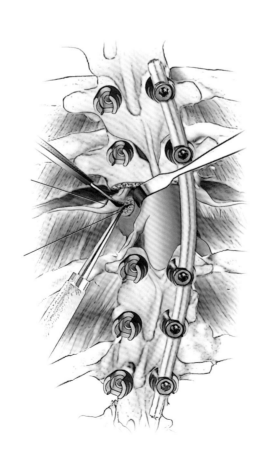

第 11 章 前路胸椎椎体切除术与椎间盘切除术

Anterior Thoracic Corpectomy and Diskectomy

Christopher T. Martin　Dheera Ananthakrishnan　**著**

王维山　王洪立　**译**

黄　霖　**校**

病例说明（图 11-1 和图 11-2）

- 评估病变在轴向影像学上的位置，并仔细观察该部位外侧的解剖结构，以确定从患者右侧或左侧入路何者最合适。一般来说，若病变在 T_6 以下，从患者的左侧入路较为容易，因为该入路紧靠主动脉，相较紧邻下腔静脉操作要安全，而且肝脏亦不碍事。而 $T_{4\sim6}$ 从右侧入路可能更容易，因为可以避免损伤心脏和主动脉弓。T_4 以上，由于肩部和肩胛骨的干扰，使得从侧面进入脊柱变得十分困难。

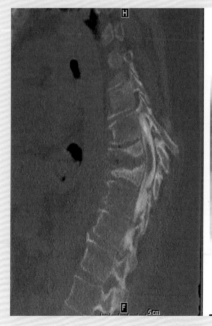 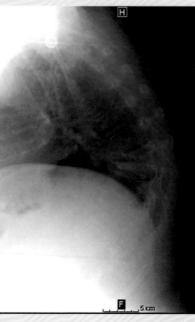

◀ 图 11-1　一位患有破坏性耐甲氧西林金黄色葡萄球菌 $T_{8\sim9}$ 椎间盘炎患者的术前侧位 X 线片（右）和矢状位 CT 脊髓造影（左），可见 T_8 和 T_9 椎体几乎完全破坏

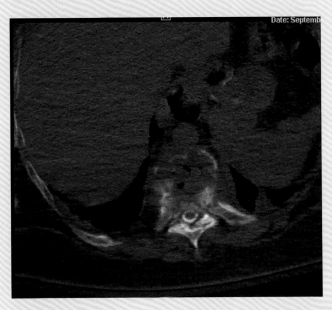

◀ 图 11-2　图 11-1 中患者 $T_{8\sim9}$ 椎间盘间隙的轴向 CT 脊髓造影
可见右侧的肝脏，左侧显示相对清晰的入路

- 术前须仔细检查 CT 和 MRI，以便做出合理的骨量切除（方向、长度、大小）。骨和椎间盘的切除范围取决于根本诊断。对于畸形，通常需要周围松解。对于感染，须切除所有受感染的组织，甚至一些正常的骨质，以便植入的移植物 / 钛笼处于稳定的状态。对于椎间盘突出，应在椎间隙和椎体间建立空间，以便安全地将病变部分从紧贴硬膜囊处取出。

一、专用设备

- 胸壁牵开器。
- 椎间植骨材料或钛笼和内固定系统的选择。
- 胸腔引流管。

二、手术体位

- 患者应采取侧卧位，腋窝下放置腋窝卷，插好导尿管，腿上安装序贯压缩泵。
- 手臂应放在患者前方的枕头上。臀部和膝盖须与地面平行。
- 臀部和肩膀须绑在手术台上，以防患者在手术过程中旋转（图 11-3）。
- 在准备和手术铺巾前应进行 X 线透视检查，以明确是否可以通过覆盖区进入病变部位，并协助确定手术切口和肋骨切除范围。
- 消毒和铺巾范围须足够大，无菌区应包括身体前正中线、后正中线。

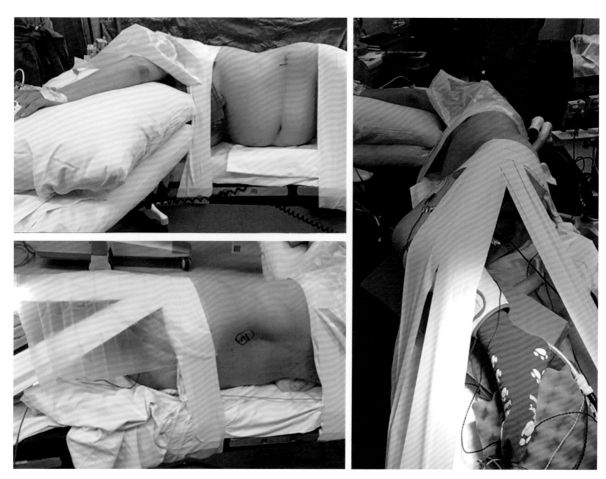

▲ 图 11-3　下胸椎或上腰椎侧方入路术前定位

三、麻醉/神经监测注意事项

- 如果需要肺萎陷，患者可采取双腔气管内插管。然而，除非手术解剖位置非常高（T_4 以上），否则通常不需要肺萎陷，并且肺萎陷可能使患者易于出现术后肺部问题（如严重的肺不张、肺炎）。在医生手术区域，潮湿的海绵很容易把肺填塞住。未放气的肺组织可在同侧进行持续局部通气。

- 脊髓受压的脊髓病患者，平均动脉压应保持在 80mmHg 以上，以便在减压时最大限度地灌注脊髓。

- 在脊髓区手术时采用躯体感觉诱发电位和运动诱发电位的神经监测。

四、切口定位

- 可采取多种切口定位方法。笔者倾向于通过 X 线定位病变部位，然后将切口置于病变部位的中心。

- 术前注意局部放射学标志。在患有明显椎体破坏的患者中，病变通常显而易见。然而，即使是没有明显的椎体病变的患者，通常也有一些局部的标志物可以用于放射学定位（如楔形椎骨或明显的大骨赘）。

- 对于没有放射学标志的患者，例如仅有 1 个椎间盘突出而其他椎体均正常的年轻患者，此时可能需要计算椎体水平，方法为通过前后位透视从第一节有肋骨的椎骨开始计数。术前应注意胸椎数目和与病变有关的第一节带肋骨的椎骨位置。术者应根据多种影像学（包括普通 X 线片）检查来确定手术水平，从而使手术范围最小。

- 或者，可以直接对肋骨进行触诊。一般来说，须切除位于病变上方的 2 根肋骨，切口可在这一水平的中心。

五、入路

- 用手术刀切开皮肤，电灼控制轻微的出血，然后逐步分离组织，找到标志性肋骨，切口长度为 10～15cm。切口呈弧状，沿着肋骨的路径，向脊柱后方弯曲成 C 形。

- 背阔肌、前锯肌和腹外斜肌是否需要沿皮肤切口进行横切，这取决于手术水平。

- 继续切至肋骨，切开骨膜到达骨质。入路时，肌肉和筋膜层与切口成一条直线切开。

- 将骨膜瓣向肋骨的上下边缘推开（图 11-4）。

- 使用 Cobb 剥离子，采取钝性剥离法在肋骨的上缘进行操作。神经血管束位于肋骨下缘，因此先在上缘操作，对肋间血管和神经的损伤风险较小。

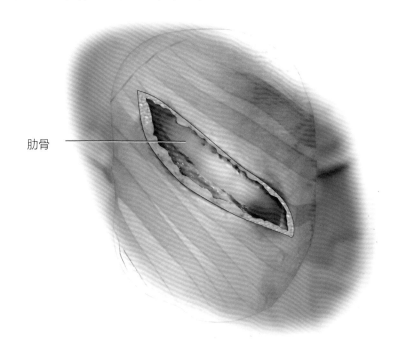

肋骨

▲ 图 11-4 显露肋骨骨膜

- Doyen 剥离子用于肋骨后操作，使其保持在骨膜下和胸膜外。

- 一旦肋骨全长游离，就用肋骨切割器切断肋骨，并将切下的肋骨保存供以后使用（图 11-5）。应注意使肋骨残端边缘平整，以避免在手术过程中或胸膜闭合后刺伤术者。

- 然后用 Metzenbaum 剪切开骨膜和胸膜，从而进入胸腔（图 11-6）。

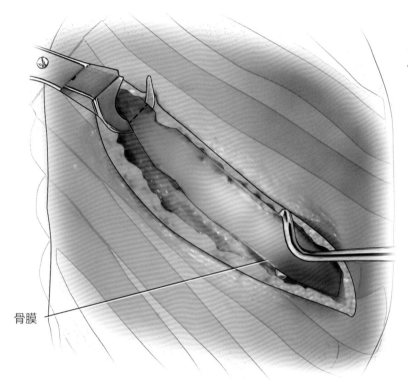

◀ 图 11-5 经骨膜下及胸膜外显露肋骨深面后，用肋骨切割器切除肋骨

骨膜

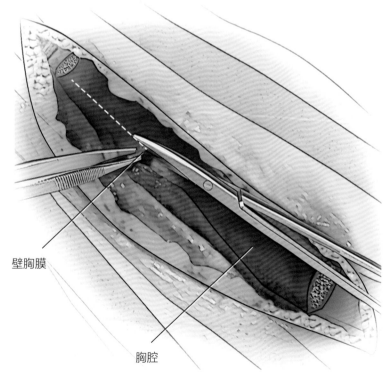

◀ 图 11-6 肺萎陷后，用 Metzenbaum 剪刀切开胸膜，进入胸腔

壁胸膜

胸腔

六、放置牵开器

- 用湿纱布垫推开肺脏。感染性病例情况比较特殊，脏胸膜与壁胸膜可能发生粘连，此时需要先进行粘连松解才能推开肺脏。

- 安放肋骨撑开器，根据需要可放置额外的自动牵开器（图 11-7）。如果需要，可进一步使用 Omni 牵开器叶片。

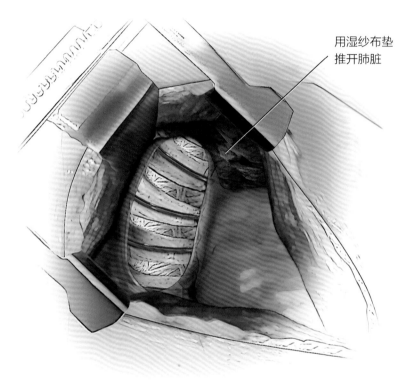

用湿纱布垫推开肺脏

◀ 图 11-7　显露与放置牵开器

- 沿椎体中线纵向切开壁胸膜，然后用 Metzenbaum 剪刀（组织剪）和（或）海绵钳将其从椎体外侧提起。注意显露位于椎体侧方凹陷的节段血管。

- 将脊椎穿刺针置入椎间隙，进行透视定位。

- 在距离主动脉 1cm 处确认并结扎节段动脉，以防止发生血管撕裂。Adamkiewicz 动脉通常起源于 $T_9 \sim L_2$ 左侧。虽然结扎单侧节段血管一般无明显影响，但我们还是建议只结扎那些不得不处理的血管。

  ➤ 对于肿瘤患者，术前通过血管造影或 MR 血管造影可帮助识别 Adamkiewicz 动脉，尽可能避免损伤。

- 术者通过"花生米"纱球 / 海绵钳钝性分离椎体前方，将大血管小心地推至对侧。一旦游离充分，沿椎体前方放置一块湿纱布和可塑形拉钩，以保护前方的血管组织。

- 采用刮刀型拉钩牵开膈肌，或者用薇乔缝线在其中部进行标记缝合，然后用止血钳牵开。

- 如果涉及胸腰交界处，可以单极电凝切断膈肌脚。脊柱侧需要保留不超过 1cm 的袖状残端，以便于后续的膈肌解剖重建 / 缝合。支配膈肌的膈神经靠近食管走行，因此切开膈肌时应尽量靠近胸壁，但需要留有足够的袖口以便于后续缝合。

七、减压技巧

- 由于肋骨头覆盖着椎间隙，如果需要进行神经减压，应将其切除。通过触摸，凹陷处为椎体，相比而言椎间盘则较为隆起。
- 确认椎间隙、并用 15 号刀片切开。如果前路松解的目的仅为畸形矫正，那么很可能不需要进行神经减压，后续的椎间盘切除 / 椎体次全切除可以在不进入椎管的情况下完成。
- 使用 Cobb 剥离器分离骨与软骨终板界面，对侧的纤维环也需要用 Cobb 剥离器进行松解。然后用刮匙和髓核钳去除纤维环和髓核。
- 如果要进行椎体完全切除，则需要将目标椎体的上、下椎间盘一并切除（图 11-8）。
- 根据实际需要，采用刮匙、咬骨钳和磨钻去除椎体。

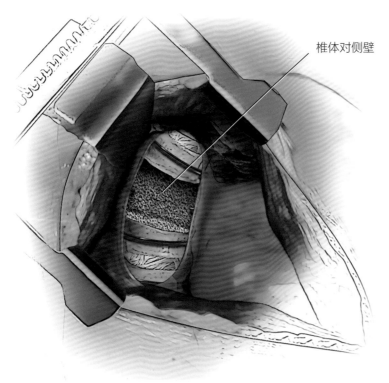

椎体对侧壁

◀ **图 11-8** 切除上方和下方椎间盘，然后切除椎体

- 椎体对侧壁通常需要保留完整，以保护对侧的节段血管。
- 椎管减压的策略通常是用刮匙将椎体后壁自硬膜方向拉开或推开。
- 如果因感染病变而行椎体切除，我们建议术中经常透视，因为解剖标志很容易被破坏。在进行深处部分切除时要尤为小心。为了将椎间融合装置或植骨块较好地安放到骨突环，应当显露出椎体对侧壁；此时必须注意对侧节段血管，因为一旦出血，止血将非常困难。

- 对于钙化型胸椎间盘突出的切除，建议采取部分椎体切除的策略，以便于将钙化的椎间盘自硬膜囊分离并推入椎体部分切除所创造的空间（图 11-9 和图 11-10）。术前仔细计划椎体切除数量至关重要。手术医生应从各个角度测量突出椎间盘的大小，以便在椎体内创造一个足够大的骨槽来容

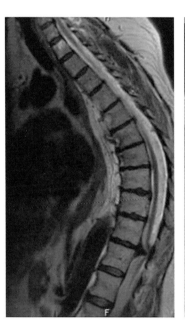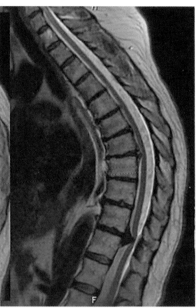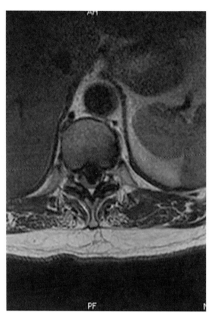

▲ 图 11-9　胸椎间盘巨大凸出导致脊髓压迫的患者，术前矢状位（左）和轴位（右）T_2 MRI 图像

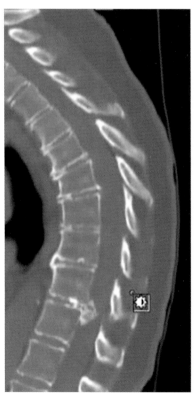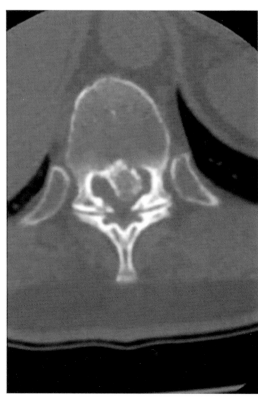

◀ 图 11-10　图 11-9 所示患者术前矢状位（左）和轴位（右）CT 图像

纳钙化椎间盘。这个骨槽可以通过咬骨钳联合应用高速磨钻进行制备。

- 骨槽切开后，用高速磨钻将椎体后壁逐渐打薄，直到像纸一样薄。金刚钻的使用有助于减少硬膜撕裂发生率，但金刚钻局部产热明显，需要进行大量冲洗。当椎体壁沿突出椎间盘整个长度和宽度都处理至足够薄之后，采用向下成角的刮匙沿边缘将剩余骨质推向椎体部分切除所创造的腔隙内，从而对脊髓进行减压。所有的操作动作都是朝远离椎管的方向进行的。如果是椎体完全切除，则需要继续向对侧椎弓根进行减压。如果是椎体部分切除，切除数量取决于术前的影像学资料。

- 由于突出椎间盘的骨化灶可以侵及硬膜，这可能会发生明显的缺损，导致减压术后无法一期闭合。由于胸腔膜内压和胸管的存在，这种情况的脑脊液漏处理总是充满曲折。我们建议采用肌肉、脂肪或人造补片进行缺损修补，例如联合应用腰椎蛛网膜下腔引流，可以降低胸段硬膜撕裂部位的压力。如果需要填塞缺损，可以将大网膜瓣向上提起穿过膈肌而实现。

八、固定 / 融合技巧

- 对于仅切除部分椎体治疗椎间盘突出钙化的病例，即使将肋骨作为结构性植骨对椎体切除后腔隙进行填充，通常也不需要进行融合。

- 如果椎体切除范围较大或是完全切除，手术医生可以选择局部植骨或椎间融合装置进行填充。切除的肋骨可用作局部自体植骨材料，既可修剪成结构性植骨条，也可修成颗粒填入椎间融合装置（图 11-11）。

- 腔隙的大小可以用卡尺、球形探子或可塑形的直尺进行测量。

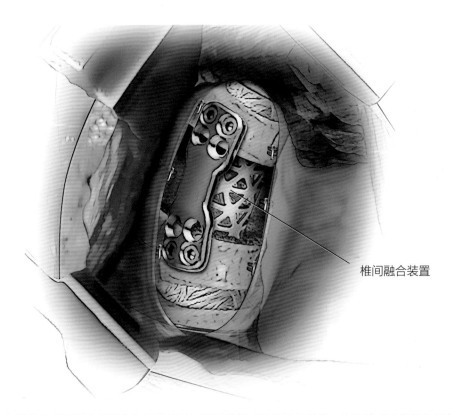

椎间融合装置

▲ 图 11-11　切除的肋骨可用作局部自体植骨材料，既可修剪成结构性植骨条，也可修成颗粒填入椎间融合装置

- 然后，术者要么选择一个大小合适的融合装置，要么将植骨块修剪至适当长度。多种融合装置或植骨材料可供选择，具体包括同种异体股骨、同种异体腓骨、自体肋骨，或者各种钛合金、聚醚醚酮材料的可膨胀式或长度固定装置。无论选择哪种方案进行椎体切除重建，都必须具有足够的宽度支撑于骨突环；如果宽度小于骨突环将显著增加下沉发生率。

- 对于椎体部分切除的病例，侧方侧板螺钉固定较为合适（图 11–12 和图 11–13）。然而，对于椎体完全切除的病例，笔者通常倾向于附加后路器械固定融合术（图 11–14）。

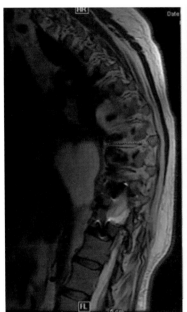
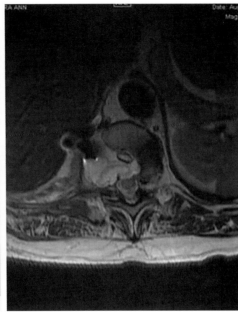

◀ 图 11-12　图 11-9 所示患者术后矢状面（左）和轴向（右）T₂ MRI 图像

显示椎体部分切除后脊髓获得充分减压。值得注意的是，为了获得足够的减压，术中切除了约 2/3 的椎体

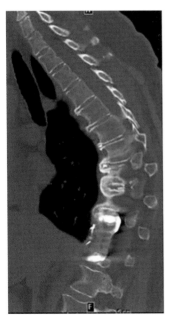
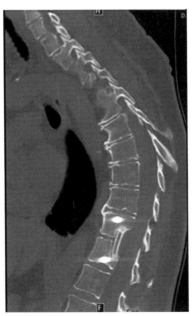
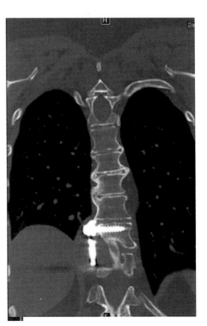

▲ 图 11-13　图 11-9 所示患者术后矢状面（左）和冠状面（右）CT 图像

局部采用自体肋骨填充、侧方钢板螺钉固定

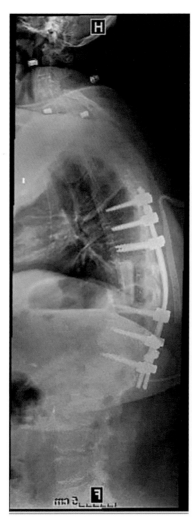
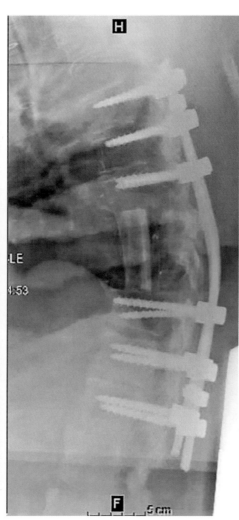

◀ 图 11-14　图 11-1 所示患者 $T_{8\sim9}$ 椎体完全切除术后站立脊柱侧位（左）和局部放大侧位（右）图像
显示椎体切除部位的自体肋骨结构性植骨和后路固定融合

九、切口关闭技巧

- 如果可能，在切口深处缝合胸膜并覆盖椎体切除后的缺损部位。然而，这常常是不可能的，特别是感染或肿瘤病变患者，胸膜粘连于椎体，往往需要与病灶一并切除。
- 在关闭胸腔之前需留置一根胸管，通常置于腋中线前方、切口尾端，理想位置是膈肌顶部。如果放置过于靠近头端，很可能会刺激胸膜并导致积液。
- 用肋骨合拢器将缺损部位上、下肋骨拉合在一起，并用高强度不可吸收缝线以间断方式进行缝合。
- 用可吸收缝线将肋间肌和背阔肌进行连续缝合，以覆盖肋骨缺损部位。
- 用可吸收缝线缝合真皮层和皮肤，干性敷料覆盖切口。

十、术后观察的注意事项

- 术后应进行胸部 X 线检查，以确定胸管位置和是否有持续性气胸。
- 术后数天内连续监测胸管引流量，并根据临床标准按时拔除胸管。

第 12 章 胸椎侧方入路椎体切除术
Thoracic Direct Lateral Corpectomy

Mathew Cyriac   Keith W. Michael   著

闵少雄   张奎勃   译

王吉兴   校

病例说明

　　55 岁男性，因肺癌转移致 T_{12} 椎体病理性骨折行 T_{10}～L_2 经皮椎弓根螺钉内固定术（未行减压术）。术后 2 个月，由于椎体后方骨碎片和肿瘤组织进一步后移压迫脊髓和圆锥，导致胸椎脊髓病症状。

一、影像学评估

● 与腰椎极外侧融合术（XLIF）的放射学评估相同，阅读前后位片（AP）和侧位片，大致了解脊柱的整体序列。

　　➢ 正位片上要注意肋骨的数量，特别是 T_{12} 的位置（图 12-1）。

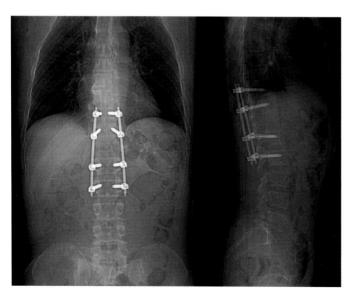

◀ 图 12-1　CT 的正 / 侧位定位相显示 T_{12} 病理性爆裂骨折，已行 T_{10}～L_2 经皮椎弓根螺钉内固定术

> 侧位片上要注意腰椎椎体的数量，是否存在解剖学上的腰骶段移行椎。正位、侧位 X 线片结合起来，有利于准确判断椎体的数量和位置。骨折比退变更容易定位（图 12–1）。

● 观察 MRI 的轴位以确定下腔静脉和主动脉与椎体的距离（图 12–2）。在中胸椎位置，这些血管可以紧贴在椎体的左侧，这类患者有必要采用右侧入路（图 12–3）。

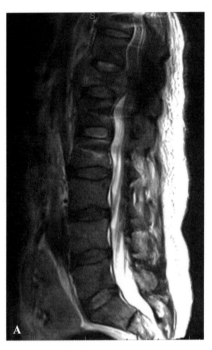
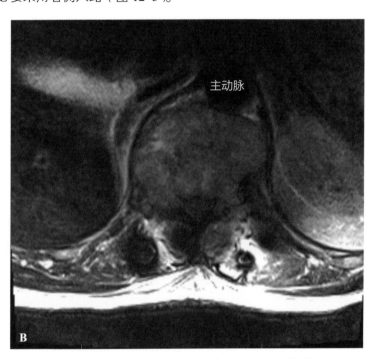

▲ 图 12–2　矢状位（A）和轴位（B）T$_2$ MRI 显示 T$_{12}$ 病理性爆裂骨折和肿瘤组织压迫脊髓圆锥
轴位片上显示主动脉和下腔静脉的位置。对于胸腰段侧方入路（T$_{11}$～L$_2$），将撑开器固定在左侧

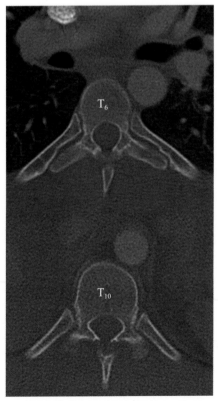

◀ 图 12–3　轴位 CT 扫描显示降主动脉从上胸椎的侧方走行到下胸椎的前方

二、特殊设备

- 详情请参见腰椎 XLIF 章节。可反向折叠的手术床。通常不需要折叠腰桥。
  - ➢ 在 $L_{1\sim2}$ 节段，折叠腰桥可以顶在目标节段的区域，可使肋骨远离，有利显露到达椎间隙。在其他胸椎节段，不需要折叠腰桥。对于椎体切除术，部分肋骨将被切除，因此也不需要张开肋骨间隙（图 12-4 ）。

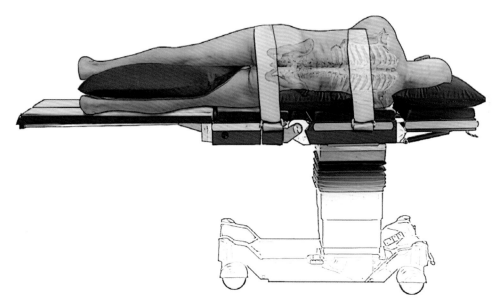

◀ 图 12-4　通常情况下不需要折叠床，在 $L_{1\sim2}$ 节段，折叠腰桥顶在胸腰椎交界处，可使肋骨远离术区

如果需要折叠腰桥，应该也是很小幅度的。对于胸椎切除术，因为肋骨的一部分将被切除，不需要折叠手术床

- 气管插管选择单腔气管插管即可满足。
  - ➢ 没有必要使用双腔管和单侧肺通气。
- 与腰椎 XLIF 相比，除了使用自发肌电图（EMG）外，还要增加体感诱发电位（SSEP）和运动诱发电位（MEP）来监测胸髓。

三、体位

- 与腰椎 XLIF 的要求基本相同，除了以下几点。
  - ➢ 大转子下无须垫高，因为髂嵴不会有妨碍。
  - ➢ 通常不需要折叠床。
  - ➢ 在中上胸椎，如果主动脉紧贴着椎体左侧，则采用右侧入路。要仔细阅读术前 MRI 影像。
- 关键是要获得所涉及椎间隙和椎体的完美正 / 侧位相（图 12-5 ）。

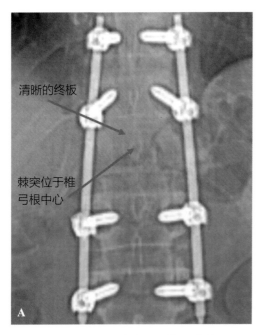
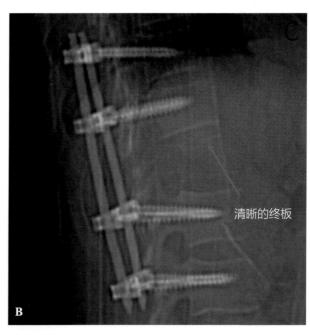

清晰的终板

棘突位于椎弓根中心

清晰的终板

▲ 图 12-5　A. 以 T_{12} 为中心的正位 X 线片，显示 T_{12} 的终板和位于双侧椎弓根之间的棘突；B. 侧位 X 线片显示 T_{12} 的终板

四、手术定位

- 与腰椎 XLIF 相似，请参见腰椎 XLIF 章节。
- 依据侧位 X 线在体表标出目标椎体的前、后、上、下边缘，包括上下相邻的椎间隙（图 12-6）。
- 在将要切除的椎体体表定位上标记上覆的肋骨。

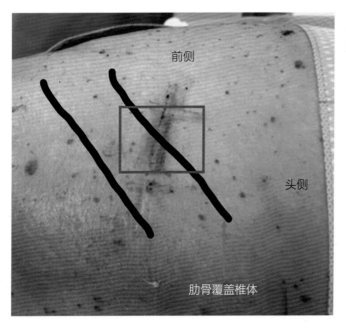

◀ 图 12-6　标记出椎体边缘（蓝色框）和上覆肋骨（尸体解剖图）

前侧

头侧

肋骨覆盖椎体

五、手术入路

T$_{11}$ 及以上是保留壁胸膜的胸膜后入路。T$_{12}$～L$_1$（胸腰椎交界处）通过膈肌，经胸膜后间隙进入胸腔（经膈、胸膜后）。L$_{1～2}$，可穿过横膈膜进入腹膜后间隙（经膈腹膜后）。有时，L$_{1～2}$ 也会位于胸膜后 / 肋膈角。

（一）椎体切除术（T$_{11}$ 及以上）入路：经胸膜后

- 切口位于定位步骤中确定的肋骨上。
- 通过皮下组织切至肋骨（图 12-7）。

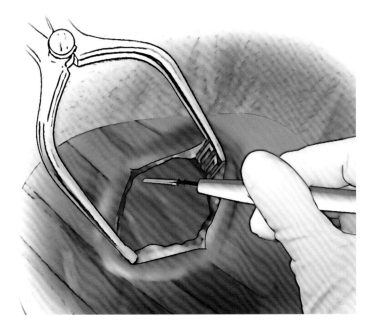

◀ 图 12-7　电刀切至肋骨表面

- 使用 Alexander 骨膜剥离器剥离肋骨表面组织（图 12-8A）。
- 用角度向前的刮匙将肋骨上缘的肋间肌进行骨膜下剥离。
- 紧贴着骨面上剥离，小心地从肋骨的下缘剥离肋间肌，不要损伤神经血管束（肋间神经、动脉和静脉）（图 12-8B 和 C）。
    - ➤ 在肋骨的骨膜下剥离过程中，可能会在不经意间造成胸膜的损伤。
    - ➤ 如果神经血管束没有仔细地从肋骨的下缘剥离，则肋间动脉和静脉可能会破裂造成大量出血。
- 一旦一个面剥离出来，使用 Doyen 肋骨骨膜剥离器，进入肋骨的上缘，以完全剥离肋间肌 / 肋骨软组织（图 12-8D）。
- 保护好血管神经束，将肋骨与周围软组织完全分离后，用肋骨剪切除 5cm 的肋骨（图 12-9）。
    - ➤ 关键是靠后方的肋骨尽可能多切除。如果后方残留的肋骨阻碍椎体的显露，可用咬骨钳将其咬除。

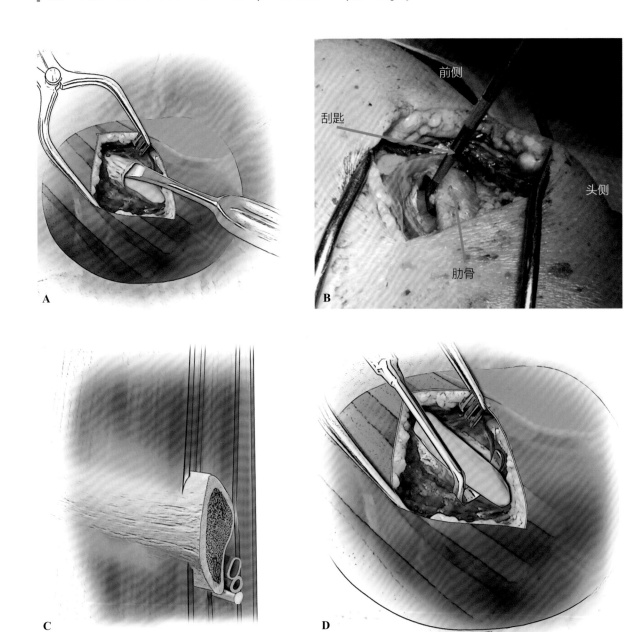

▲ 图 12-8　**A.** 用 Alexander 骨膜剥离器剥离肋骨表面的软组织；**B.** 使用前角刮匙将骨膜下附着的肋间肌从肋骨的上下缘剥离（尸体解剖图）；**C.** 神经血管束位于肋骨的下缘且深层；**D.** 使用肋骨骨膜剥离器，进入到肋骨的上缘，彻底剥离肋骨上的软组织 / 肋间肌，为肋骨切除做准备

> ➤ 肋骨的断面要用骨蜡封闭止血，避免锋利的断端刺破壁胸膜。

- 切除肋骨后，下方就是与肋骨骨膜紧密粘贴的胸内筋膜，由于紧贴肋骨的下方通常情况下该筋膜难以被分离。

- 用手指、Kittner 海绵或海绵棒轻柔地将胸内筋膜与壁胸膜分离开来，将壁胸膜 / 肺与肋骨 / 胸腔分开。

> ➤ 朝各个方向（头尾侧、前后侧）分离壁胸膜，充分显露椎体的侧面。

  - 用手指分离时要轻柔操作，尽量避免损伤胸膜。一旦胸膜有损伤，需要缝合修补并留置红色橡胶导尿管或胸腔闭式引流管。

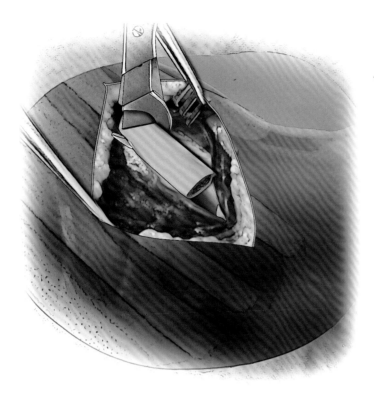

◀ 图12-9　切除肋骨

（二）胸腰交界部位（T₁₁～L₂）：经膈肌、胸膜后或腹膜后途径

- T₁₁～L₁节段，用手指分离膈肌附丽，从膈肌上方进入胸膜后间隙。L₁～₂节段，从膈肌下方进入腹膜后间隙。根据个体解剖差异，L₁～₂节段也常从胸膜外或肋膈角进入。大部分胸腰椎入路可以推开膈肌。有时需要从肋骨或椎体附着点处切开或切断膈肌。如果分离或切开膈肌，在关闭切口前应予以修补。

- 按照上述"T₁₁及以上"入路的步骤1～6进行显露，依次定位目标椎体，切开、分离肋骨周围软组织，保护肋骨下方的神经血管束，切除4～5cm的肋骨。

- L₁～₂节段：切除肋骨后，用示指向前方、上方、下方推开膈肌，充分显露腹膜后间隙，显露椎体。

六、安放撑开器（T₁₁～L₁，经胸膜外）

- 显露胸膜外间隙后（见"T₁₁以上"入路所述），用示指向前方推开肺，在椎体上置入扩张器的导棒。
  - 根据导棒显示的刻度选择合适深度的拉钩并组装好。
- 初级导棒置入后，透视确定位置（图12-10）。
  - 侧位：应位于椎体的后1/3处。
  - 正位：应位于椎体的中间部位。
- 通过导棒插入撑开器。

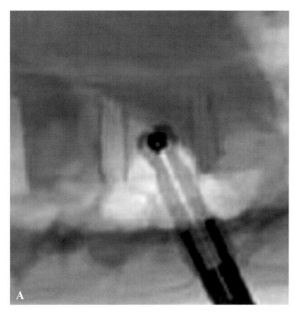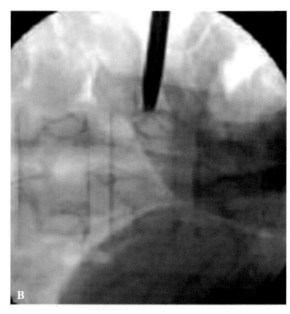

▲ 图 12-10　确定导棒在侧位片位于椎体的中后 1/3 处（A），在正位片位于椎体的中心（B）（尸体解剖的影像图）

> ➤ 撑开器拉钩的前后方向正好与腰椎 XLIF 是相反的，将 XLIF 后方的拉钩叶片朝向前方 / 腹侧，用来牵开肺。

- 撑开器的固定臂应安放在手术床的前侧，撑开器主要从椎体前方牵开。透视确认牵开器的位置后，锁紧固定臂（图 12-11）。

- 撑开牵开器之后，将前方叶片更换为专门牵开肺组织的叶片。

七、椎间隙处理

- 用海绵棒彻底推开覆盖在椎体骨质表面的壁胸膜。

> ➤ 在 $L_{1\sim2}$ 节段，切开覆盖在 $L_{1\sim2}$ 椎体侧面的膈肌附着部。

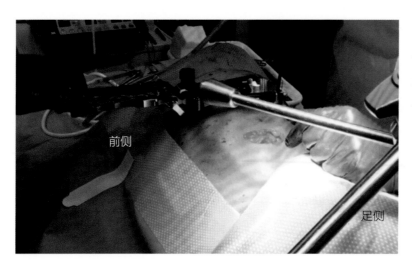

◀ 图 12-11　撑开器的置入方向与腰椎极外侧入路融合术（XLIF）是相反的，原本后方的叶片放置在椎体的前侧。固定臂位于手术床的前方（尸体解剖图）

- 节段血管位于椎体的中部（图 12-12），用电凝止血。
  - 在中上胸椎节段，为了进入椎间隙切除椎间盘，需要切除肋骨头；但这一操作在下胸椎一般不需要。
- 如果需要（特别是在 T_{11} 以上节段），可以用骨刀或者高速磨钻切除覆盖在椎间盘表面的肋骨头，就可以显露出椎弓根的侧面。椎弓根的下方是椎间孔和椎管。在确定了椎弓根、椎间孔和椎管的位置之后，用高速磨钻切除椎弓根，就可以充分地打开椎管。

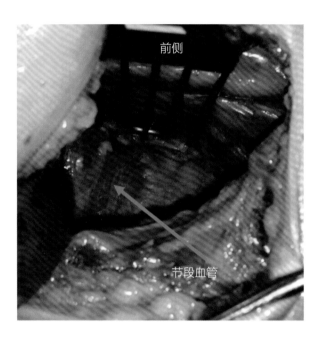

◀ 图 12-12 处理椎间盘之前，要找到覆盖在椎体表面的节段血管并电凝止血（尸体解剖图）

- 首先处理靶椎上方的间盘，用尖刀切开纤维环。
- 用 Cobb 剥离子将软骨终板和椎间盘组织从软骨下骨上剥离下来（图 12-13）。
  - 在松解对侧纤维环时必须特别小心，避免损伤对侧深部的组织。

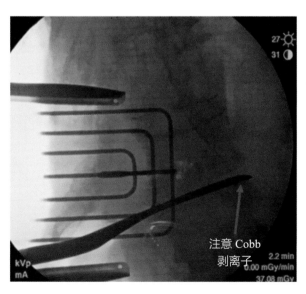

◀ 图 12-13 正位透视显示 Cobb 剥离子伸入对侧过深，有损伤对侧血管的风险（尸体解剖的影像图）

　　　　　■ 注意术前的 MRI 上所示对侧的血管和其他的重要结构。

● 用刮匙、髓核钳、环形刮匙等处理椎间隙的工具完成椎间盘的切除。

　　➤ 同法，再处理靶椎下方的间盘。

八、椎体切除

● 椎体出现病理性骨折和肿瘤时，椎体会软化。

　　➤ 用尖嘴咬骨钳及髓核钳分块切除椎体（图 12-4C）。

　　➤ 根据侧位透视图像确定操作的区域，不可过于靠前或靠后。

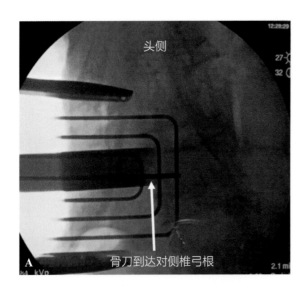
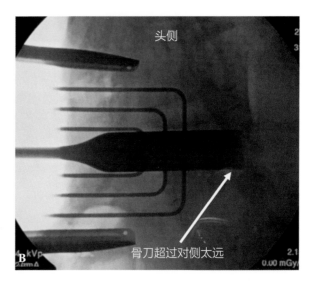
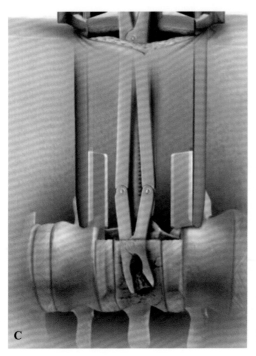

◀ 图 12-14　**A.** 在正位透视监视下，用骨刀去除骨质直至到达对侧的椎弓根；**B.** 因为椎体的轮廓是弧形的，在凿除椎体的前壁时，正位透视图像不可超过对侧的椎弓根（图 **A** 和 **B** 均为尸体解剖的影像图）；**C.** 用尖嘴咬骨钳分块去除骨质

- ■ 正位透视，避免髓核钳的头端超过椎体的对侧骨壁。
- 如果骨质很坚硬，用骨刀在椎体内朝各个方向逐步切除。
- 侧位透视，确保骨刀在前后方向的操作区域正确。
  - ➤ 如果仅仅是解决稳定性的问题，在切除椎体时一般要保持椎体前壁和后壁的完整。
    - ■ 如果后方骨片突入椎管引起了神经压迫，则需要切除椎体后壁的骨片。
- 正位透视监视下，用骨刀小心地到达对侧椎弓根位置，但不可过深（图 12-14A 和 B）。
- 切除椎体后壁时，先用骨刀，再用磨钻打薄。
  - ➤ 用刮匙将突入到椎管内的骨片向腹侧推到椎体切除后的空间内。
- 在正位透视下，用磨钻做部分或彻底的椎弓根切除。
  - ➤ 正位透视监视下，使磨钻的头端突破椎弓根的内侧缘。

九、内固定器械 / 融合技术

- 正位透视下用人工椎体的测量尺测量缺损的高度。用试模测量终板的尺寸决定人工椎体的型号。
- 置入可调节高度的人工椎体，人工椎体内填充切除椎体所获得的自体骨。如果自体骨不够，可以混合加入同种异体骨。
  - ➤ 过多使用骨形态发生蛋白（bone morphogenetic protein，BMP）可能导致发生胸腔积液。
- 正位透视下置入人工椎体，确认后撑开（图 12-15A 和 B）。在人工椎体周围填充自体骨。
- 附加固定可以选择侧方的钛板或者后路的椎弓根钉完成（图 12-15C 和 D）。我们倾向于选择后路的椎弓根钉固定，在本书的其他章节中已有描述。

十、放置红色橡胶导尿管，关闭切口

- 在术野深部放置红色橡胶导尿管作为引流管。
- 如果胸膜有损伤，需要用 1 号 Vicryl 线缝合修补。同样用 1 号 Vicryl 线间断缝合深筋膜。在尿管附近留下最后 1~2 针暂时不打结。
- 将导尿管的末端放到无菌的水盆中，请麻醉医生膨胀肺 2~3 次（Valsalva 操作），直到确认无气泡冒出。
- 使肺充分膨胀（最大幅度的 Valsalva 操作），此时撤出导尿管，收紧最终的筋膜缝线。
- 分层缝合肌肉和皮下组织。常规缝合皮肤切口。
- 按常规方案贴紧皮肤。

十一、胸腔闭式引流管

- 如果损伤了脏层胸膜或是有明显的出血，要留置胸腔引流管。
- 选择手术切口头侧 2~3 个肋间隙的位置，单独做一个切口，穿出胸腔引流管。

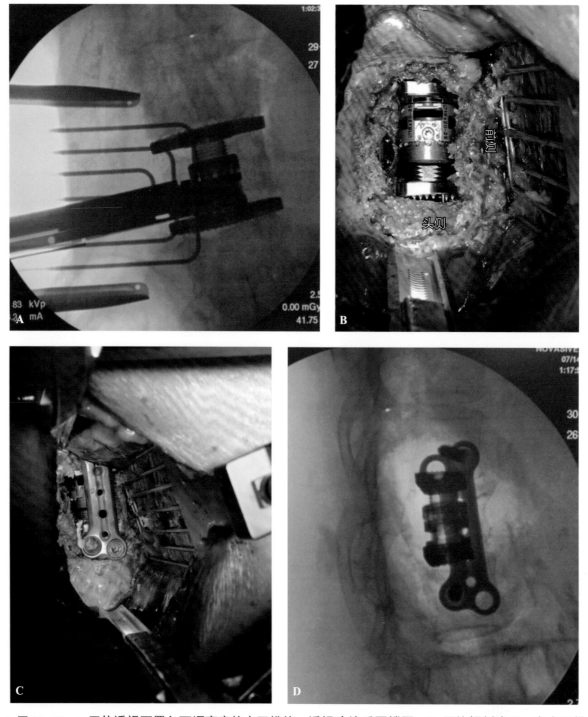

▲ 图 12–15　**A.** 正位透视下置入可调高度的人工椎体，透视确认后再撑开；**B.** 尸体解剖演示，在人工椎体周围植骨；**C.** 侧方钛板固定；**D.** 内置物（人工椎体和侧方钛板）完成后透视侧位（图 **A** 至 **D** 均为尸体解剖图或尸体解剖影像图）

- 戳引流管口时，注意从肋骨上端切开，用血管钳夹住、引导下放管。
- 固定胸腔引流管，并预留好缝线待拔管后可关闭引流管口。
- 如果胸膜有损伤，需要用 1 号 Vicryl 线缝合修补。同样用 1 号 Vicryl 线间断缝合深筋膜。
- 分层缝合肌肉和皮下组织。
- 常规缝合皮肤切口。

十二、术后注意事项

- 术后定期复查 X 线片，观察有无气胸或是血胸。在肺尖部位常见小的气胸发生，术后需密切观察，确保其范围不会持续增大。
- 如果没有气胸或者胸腔引流管的引流量很少，就可以拔管。
- 即使拔了胸腔引流管后，如果使用了过多的 BMP，可能会引起迟发性的胸腔积液。密切观察患者是否出现气短、气促等情况。

病例说明（图 12-16）

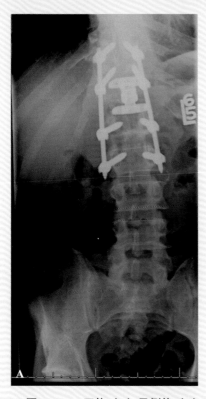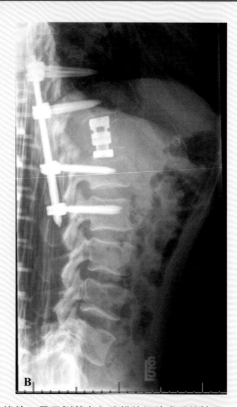

▲ 图 12-16 正位（A）及侧位（B）X 线片，显示侧前方入路椎体切除术后的情况

第 13 章　后路胸椎内固定 / 融合术

Posterior Thoracic Instrumentation/Fusion

Dheera Ananthakrishnan　Andrew H. Milby　著

张顺聪　陈瑞强　译

陈华江　校

病例说明（图 13-1 和图 13-2）

- 患者女性，55 岁，长期胸腰椎特发性脊柱侧弯病史，侧弯加速进展伴反复发作下腰痛及双下肢疼痛。上述症状已影响日常生活，神经功能无明显受损。
- 由 X 线片显示，本例成人特发性脊柱侧弯特点为双主弯无冠状面和矢状面失衡。

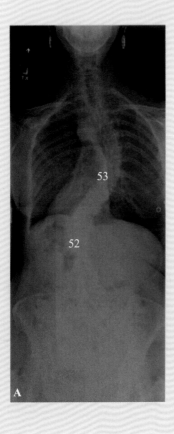 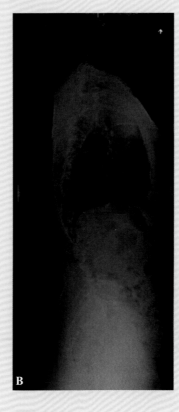

◀ 图 13-1　X 线正位（A）和侧位（B）图像
顶椎右侧的胸弯 cobb 角为 53°，顶椎左侧的腰弯 cobb 角为 52°，冠状面和矢状面无失衡

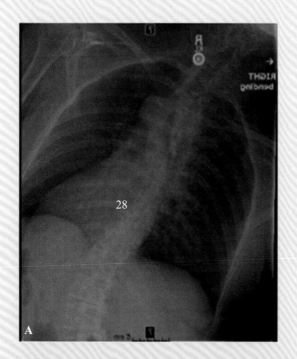

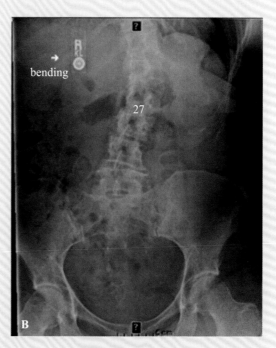

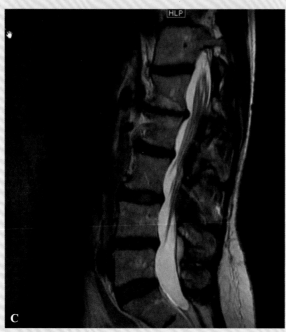

▲ 图 13-2　A 和 B. 胸椎右侧屈曲位和腰椎左侧屈曲位 X 线片，两个弯曲柔韧性好，屈曲位比站立位主弯度数可减少约 50%；C. MRI T₂ 像矢状位显示腰椎轻度退变，中央椎管无明显狭窄

一、胸椎融合的适应证

虽然本章主要讨论畸形，但胸椎融合有多种适应证，具体包括以下几种。

- 畸形。
- 肿瘤。
- 退行性疾病（狭窄）。
- 椎间盘突出症。
- 创伤。

二、影像学评估

- 仔细评估术前影像学是否存在硬脊膜扩张、椎弓根硬化或闭锁。
- 包括普通 X 线片（站立位、仰卧位、侧方屈曲位和牵引位 X 线片）、MRI（评估神经中轴、椎间盘和关节突关节）和 CT（可评估单个椎体的骨性解剖、椎弓根和骨盆参数）。
- 测量 Cobb 角以确定需要固定的椎体节段和维持整体平衡的校正度数。
- 在评估矢状位畸形的矫正时，还需考虑矢状位垂直轴和骨盆参数。
- 测量所需内固定的大致长度和尺寸。
- 仔细分析术前 X 线片以确定用于术中定位的椎体节段；必须仔细评估影像学检查，确保正确的手术节段。

三、特殊的设备

- 运动诱发电位（motor evoked potential, MEP）和体感诱发电位（somatosensory evoked potential, SSEP）监测，包括螺钉激发的触发肌电图。术前一定要和神经监测技术人员讨论围术期计划。潜在的问题包括术前（翻身为俯卧位之前或之后）如何获取信号、手术计划、MEP 何时最常使用、目标血压和螺钉激发方案。
- C 形臂和普通 X 线片。X 线片可用于定位手术节段，也有助于在植入内固定时了解相应节段的矢状位序列。后前（PA）位是使用 C 形臂投摄的主要方向。

四、体位

- 如果需跨颈胸交界处或俯卧在 Jackson 手术台上显露胸腰椎，患者可以采取俯卧位并使用 Mayfield 头架。
- 应注意调整髋部垫和胸部垫以帮助矫形。术前合适的体位摆放有助于畸形矫正和骨折复位。必要时可在患者大腿下放置体位垫，以尽可能辅助恢复腰椎自然前凸，额外的髋垫和（或）泡沫垫可以辅助矫正腰椎侧弯，使用俯卧位头架时，额外的胸垫可以辅助维持颈椎的中立位。

- 需注意髂后上棘周围皮肤备皮消毒和铺巾，以备术中需另行手术切口采集自体骨。如果手术涉及腰椎，一般情况下可使用同一个皮肤切口，并在髂嵴上使用一个单独的筋膜切口取骨。

五、麻醉和神经监测问题

- 提前讨论麻醉方案，多学科合作以制订对术中失血的处理和围术期疼痛管理的措施。
- 麻醉计划应包括术中失血的处理方案。对于畸形病例，术前应给予大剂量的氨甲环酸 / 快速静脉输注和 DDAVP（1- 去氨基 -8- 精氨酸加压素）。
- 根据需要进行多模式麻醉，包括氯胺酮、静脉注射用对乙酰氨基酚、非甾体消炎药和长效麻醉药（如有指征，可使用美沙酮）。
- 此外，畸形患者术后肠梗阻的发生率很高，故应考虑使用肠动力药和胃管。
- 血压管理：有脊髓病变的患者或在矫形复位时，平均动脉压应大于 80mmHg；而对于青少年特发性脊柱侧弯患者，术中可使用降压麻醉以减少术中失血。
- 联合 MEP 监测下的静脉全身麻醉：术前应与麻醉和神经监测小组讨论 MEP 诱发的时机。如果神经系统完好且没有损伤风险，我们应该在翻转体位至俯卧位后诱发 MEP，随后注入肌松药，可减轻手术显露时的肌肉张力和出血。肌松剂的有效时间应控制在螺钉置入前结束；否则，麻醉医师可使用拮抗药。

六、切口定位

- 正中线切口，可以是沿棘突的曲线或根据术者判断的正中直线切口。
- 确保在术前和术中椎体定位一致。
- 对于长节段的畸形矫正，可使用解剖标志辅助定位。此外，可结合术前 X 线或 C 形臂进行定位。
- 注意反复检查手术椎体的节段，因为在胸椎很容易定位错误。不确定的情况下需结合其他影像学方法。

七、入路

- 使用标准后正中入路。
  - 尽量减小牵拉力量，避免肌肉附着和小血管撕裂。
  - 尽量避免反复放置牵开器，以免造成额外的出血点。
- 逐层向外分离至近端固定椎（proximal instrumented vertebra，PIV）的横突。
  - 确保在 PIV 与头侧的相邻椎体间的棘间韧带和小关节囊保持完整，以减少发生近端交界性后凸的风险。
  - 使用 Cobb 骨膜剥离器、刮匙和电刀清理融合节段椎板和关节突关节的所有软组织。虽然这是一个耗时的过程，但这对于确认解剖标志（尤其是在畸形手术中）和促进融合方面是至关重要的。即便是中间的棘突也应该清理，因为它们很可能会被切除并用于局部自体骨移植，在进行骨移植前，应该清理掉棘突上所有的软组织。

- 确定每一节段徒手椎弓根螺钉置入的解剖标志。
  - ➤ 沿横突头侧部分的骨嵴。
  - ➤ 头侧相邻关节突关节的外侧缘。
  - ➤ 关节突关节内侧缘 / 椎管外侧缘。

八、撑开器的放置

- 显露过程中可联合使用长、短颅脑撑开器和（或）Weitlaner 撑开器，内固定植入时尽量避免撑开器的反复放置。
- 在长节段矫形过程中，注意适时放松撑开器减少椎旁肌肉缺血坏死风险；也可考虑使用吸收性明胶海绵对部分伤口进行封填，以减少出血。

九、减压技术

- 在严重畸形的矫形术中，多节段的椎板切开可使术者直接从椎管内侧触及椎弓根，有助于引导徒手置钉。

十、骨切除术（图 13-3 和图 13-4）

- 对于常见畸形（特发性脊柱侧弯），手术节段全长均可采用背侧小关节截骨（切除下关节突）。在胸椎，用骨刀或骨锉切除下关节突，然后去除上关节突软骨。在胸椎畸形的凹侧顶点，此处小关节和椎弓根非常接近，畸形往往十分僵硬，且脊髓贴近椎弓根，操作时必须小心。
- 在腰椎，用骨刀或咬骨钳切除背侧小关节突，然后用骨刀或小号咬骨钳移除部分下关节突。可使用椎板撑开器撑开关节间隙以评估其柔韧性。
- 对于侧弯顶点非常僵硬的患者，如椎间盘前方是张开的情况，可采用后柱截骨术（posterior column osteotomy，PCO）。PCO 可以使顶椎区域的活动度增加，但这涉及顶椎处的椎管内操作，因此会增加神经或硬膜囊损伤的风险。如果椎间盘出现前方融合（由 CT 观察可判断），PCO 则没有明显的促进矫形的作用。
- 进行 PCO 操作时，需切除头侧椎体的棘突和黄韧带，黄韧带的切除需扩大到双侧关节突关节外的水平，使用 Kerrison 咬骨钳、Leksell 咬骨钳或磨钻，根据解剖结构由内向外或由外向内地完全切除关节突，使用凝血酶和吸收性明胶海绵进行止血。
- 矫正度数取决于切除的骨量和椎间盘前方的柔韧性。值得注意的是，运用小关节切除术和 PCO 足以获得冠状面和矢状面的矫形。
- 值得注意的是，先置入椎弓根螺钉会增加 PCO 的实施难度，然而显露椎管后进行钉道准备和螺钉放置也会增加手术风险。我们建议先进行钉道准备，然后行 PCO，截骨完成后再行置钉。

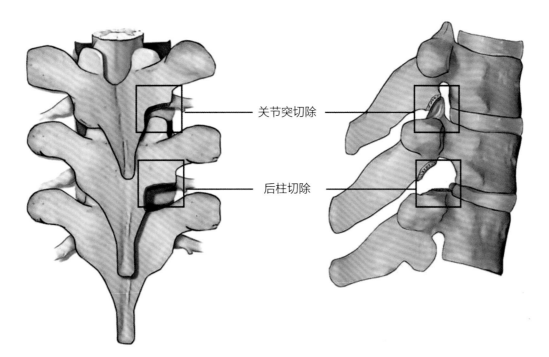

关节突切除

后柱切除

▲ 图 13-3 切除小关节的后柱截骨术：骨性切除的范围

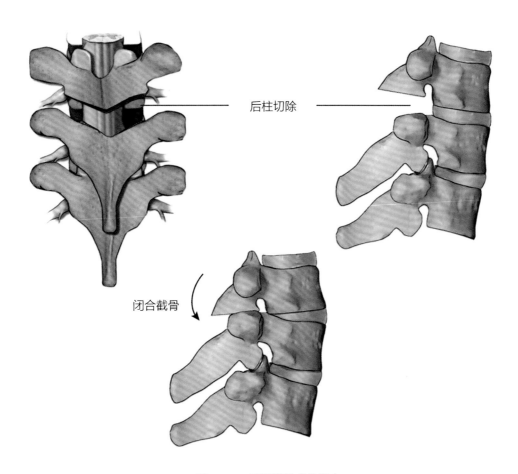

后柱切除

闭合截骨

▲ 图 13-4 后柱截骨术的闭合

十一、内固定和融合技术

- 内固定系统的选择：如需进行矫形，应采用包含复位钉、固定钉、单轴钉和万向螺钉的系统，以便进行平移、去旋转、加压和撑开的操作。或者使用同时具有以上功能的多功能螺钉系统。如需行骨折或脊柱后凸的复位，可考虑在骨折端或截骨端头尾方均使用固定螺钉以达到更好的复位效果。

- 值得注意的是，螺钉的最佳植入密度无统一标准。随着当前椎弓根螺钉技术的应用，置入螺钉的密度变得很高，甚至常达到100%的置入率，但这既不必需也不必要。理想状态下，棒上的固定点越多，越易于获得最大的矫形。平衡棒（见后述的棒放置和矫形部分）可以在不影响融合的情况下减少固定点；事实上，可通过减少植入物和增加植骨范围来促进融合。

- 椎弓根螺钉固定。

  ➤ 通过解剖标志或C形臂的前后位透视的辅助，使用高速磨钻、咬骨钳或椎弓根锥进行开路。

    ■ 进钉点的解剖位置是沿着横突上缘的骨嵴与关节突中线或偏外侧的交点。

    ■ 或者使用"漏斗技术"进钉，以明确椎弓根的松质骨通道，但会因此减少螺钉在背侧皮质骨处的把持力。

  ➤ 用椎弓根探针或钻头探测螺钉的钉道。

    ■ 钉道的轨迹可能因解剖、骨量和（或）术者偏好而异。

      ○ 矢状面（图13-5）。

        ◆ 对于平行于上终板的钉道，进钉点稍靠尾端。

        ◆ 对于沿椎弓根解剖长轴的钉道（螺钉尖端指向下终板前方），进钉点可能略为靠近头侧。这样可以植入更长的螺钉，较平行钉道具有更好的抗拉拔强度，但这种角度在将

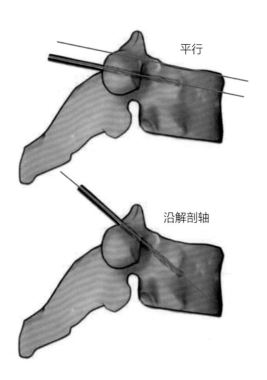

平行

沿解剖轴

◀ 图13-5　矢状面上椎弓根螺钉的轨迹：平行，沿解剖轴

螺钉装入整体棒结构时会有些棘手。

○ 中外部。

◆ 图 13-6 显示了钉道在横断面的大致平均角度和起始点。存在严重畸形的情况，还需仔细回顾术前影像学检查，以评估椎体本身的畸形。

◆ 如果使用有曲度的椎弓根探子，可先使尖端朝外向下插入约 20mm 的深度，以减少穿破椎弓根峡部内侧壁的风险，在探子进入椎体内后，可适度拔回和朝内旋转探子（图 13-7）。在椎弓根内转动探子可能导致骨壁破裂或神经损伤。

进针点　　　　　　　　　　　　椎弓根平均
　　　　　　　　　　　　　　　宽度和角度

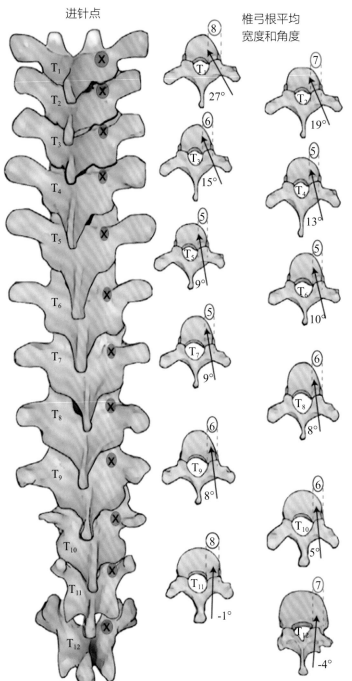

▲ 图 13-6　依据胸椎椎弓根的进钉点、宽度和角度指导置钉

◆ 需注意椎弓根的内侧壁通常比外侧壁厚，且肋骨可以于外侧壁侵蚀椎弓根，通常更易致椎弓根外侧破裂。

○ 用球形探子触探钉道。

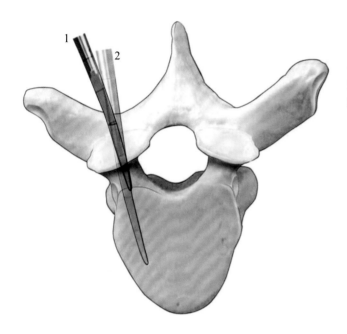

◀ 图 13-7　用弯曲探子探测椎弓根
1. 开始探测时，探子曲度指向外以远离椎管；
2. 然后将曲度转到指向内侧，进入椎体

■ 确认内侧、外侧、头侧、尾侧、腹侧五壁的完整性。

■ 可使用球形探子以穿过椎体松质骨的声音（触感）为引导，直至触及腹侧皮质。

■ 用钳夹住球形探子外露（预计置钉高度）处取出探子，以测量置钉深度并选择螺钉长度。

➤ 拟置钉直径减去 1mm 或 0.5mm 攻丝。攻丝技术常取决于术者及所用内固定系统，并根据患者因素（如骨质量、椎弓根松质骨通道的大小）进行调整。

➤ 重新触探钉道，以确认骨壁完整性。

➤ 置入所需直径、长度的螺钉。

■ 缓慢推进螺钉，以便椎弓根峡部的黏弹性扩张。

■ 在置钉到位前，确保横突隆起部分不会阻碍螺钉头。

■ 避免将多轴螺钉头固定在背侧皮质上，以减少重复加载时拔钉的可能性。

● （横突、椎板、椎弓根）钩固定。

➤ 椎弓根螺钉是当代脊柱外科的首选内固定器械，因其固定贯穿脊柱三柱，而不仅限于后柱。螺钉固定比钩固定更为牢靠，可具有更少的融合节段和更快的融合率的优势。

➤ 附件钩可用于椎弓根闭锁或椎弓根破裂、断裂或侵蚀的情况下，也可用于降低固定末端的刚度的"软着陆"之用。

■ 横突钩（图 13-8）。

○ 用于近端固定椎，可作为一种不太坚固的替选项，或在不合适椎弓根固定或椎板固定的情况下使用。

○ 沿横突头侧行骨膜下分离。

○ 使用横突钩准备工具行置钩隧道的扩张。

○ 于拟安装位置头端置入并轻摇置入横突钩，确保其尾侧面与横突完全贴合。

○ 一旦棒置入钩头，在拧紧固定螺丝之前，须向尾端压缩横突钩，使其完全在位。

○ 理想情况下，横突钩应与椎弓根螺钉或其下椎弓根钩固定的2个节段一起使用，形成"螯钳"结构，其使用通常位于侧弯凸侧的最头侧固定椎上。

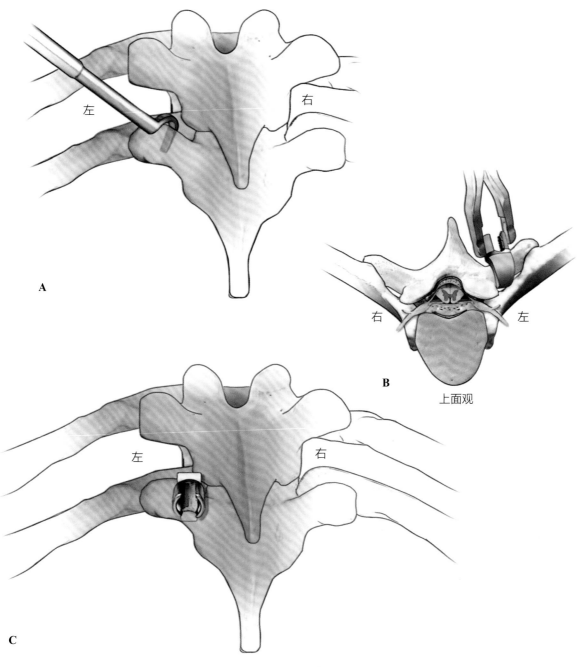

▲ 图 13-8 横突钩

A. 使用剥离器准备横突，松解部分肋横韧带，以便横突钩坐落；B. 从上方的轴位视图显示钩的放置；C. 放置横突钩后外观。放置时，应注意不要折断横突

➢ 椎板钩（图 13-9）。

- 可根据椎管直径和椎板完整性以自下而上（往头端）或自上而下（往尾端）的方式安装使用。

- 需要完整的后弓，故可能不适用于因骨折或肿瘤需同期减压和（或）椎体与后方结构不连续者。

- 需要切除部分棘突和黄韧带，以便安放椎板钩，但其易于引起邻近节段不稳。

- 使用椎板探测器找到并分离椎板钩的安装平面，确保其在椎管已清理出足够的间隙，以避免硬脊膜破裂或神经撞击。

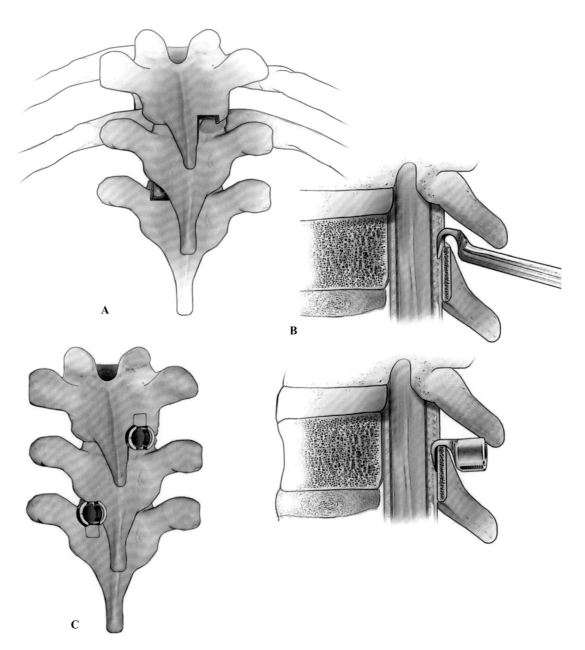

▲ 图 13-9 椎板钩
A. 上椎板和下椎板的椎板截骨；B. 椎板准备与安放椎板钩（矢状面观）；C. 安放椎板钩（冠状面观）

- 椎板钩的禁忌证包括节段椎管狭窄、已切除椎板或硬脊膜粘连。由于其安装可能需切除棘上韧带和棘间韧带，故在固定的最头端节段使用椎板钩可能会诱发交界性后凸。
- 椎弓根钩（图 13-10）。
  - 可用于椎弓根没有松质骨道或不适合经椎弓根固定者。
  - 切除小关节，也可能需切除部分椎板，以便此钩钩于椎弓根的下方，钩端向上放置。

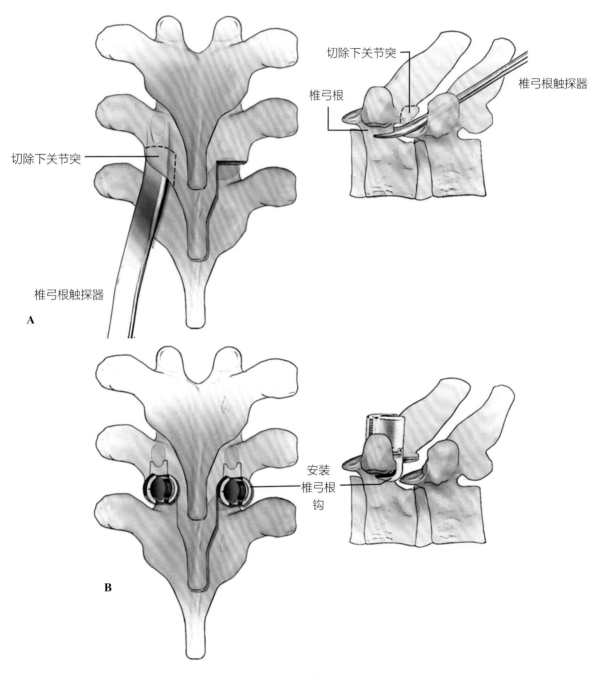

▲ 图 13-10　椎弓根钩
A. 切除下关节突，准备安装通道 / 椎弓根，以便安装椎弓根钩（冠状面和矢状面观）；B. 安装椎弓根钩（冠状面和矢状面观）

- 使用椎弓根触探器，准备椎弓根钩的安装通道。
- 用打入器将椎弓根钩置入到位；应注意确保椎弓根钩"紧抱"椎弓根。并且于椎弓根钩上进行任何矫正操作之前，应确认其安全性；因为如若未正确就位，此钩则可能移位至椎管内。此钩于正确安装后应会十分牢靠。

➤ 椎板下线缆（图 13-11）。
- 线缆于椎板下自尾侧向头端穿行。
- 切除部分棘突和黄韧带以便穿过线缆。
- 线缆通常于侧弯顶点的凹侧穿行。
- 序贯收紧线缆，通过将畸形凹侧向预弯的棒平移靠拢，实现矫形。
- 与椎板钩固定类似，需要完整的后弓。

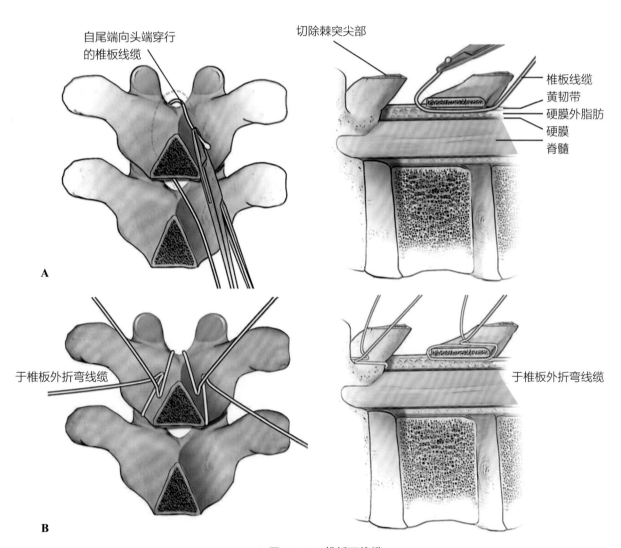

▲ 图 13-11　椎板下线缆
A. 线缆的穿行（冠状面和矢状面观）；B. 于椎板外折弯打结的线缆

- 此固定方式牢靠程度不如椎弓根螺钉，因其只固定椎板，而非脊柱三柱，但在骨质疏松性、椎板比椎弓根更坚实的情况下，则可使用。
- 与其他固定方式相比，线缆固定更为便宜。
- 穿线缆时必须小心，线缆可以预弯以使其能平滑穿过椎板下而不刺伤破膜。放置椎板下线缆的禁忌证与椎板钩相似：椎管狭窄、椎板缺失或部分切除、硬膜粘连等情况可导致神经和（或）硬膜损伤。

十二、置棒与矫形

- 一旦完成了小关节切除或截骨、（螺钉和钩）内固定的安装，并且透视、X线摄影或术中CT扫描确证实内固定的位置后，注意力应集中到棒的放置和畸形的矫正。
- 棒的材料选择取决于患者因素（患者体形及骨骼质量）和解剖因素（畸形的僵硬程度、所需恢复的后凸或前凸）。对于男性患者僵硬更严重的侧弯，通常选用大直径钴铬棒。对于老年患者，尤其是女性，钛棒的选择更为合适，因为椎骨不够坚固，无法承受比较坚硬的钴铬棒提供的强大矫正力。
- 通常，矢状面的轮廓将决定首先放置哪根棒。置入第一根棒后矢状面轮廓将固定，第二根棒主要起平衡的作用。
- 我们矫形从远端开始，之后至近端；使棒预弯至理想的轮廓。首先，将棒置入通常为螺钉的最远端固定点。
- 具体的矫形操作会因相应节段的局部及整体畸形情况而有所不同，但大多数技术都涉及重复性操作，包括使用连接管道或复位螺钉使每节段旋转，确保脊柱向棒旋转平移。如果需要的话，可以使用原位弯棒技术使棒移向脊柱。在矫形过程中，应持续使用运动诱发电位（MEP）和体感诱发电位（SEP）行电生理监测。
- 一旦成功安装第一根棒，可根据需要在体内作冠状面和矢状面的弯棒。此外，也可以通过压缩和撑开来矫正畸形。特别注意，在后柱截骨位处，应使远、近端的连接平齐，以减少近端或远端固定失败的风险。行X线检查和（或）透视，以评估畸形矫正情况。
- 理想情况下，术前检查（包括牵引相和侧屈相检查）能让术者很好地了解可能矫正的程度。手术的目的是安全减少脊柱侧弯的程度，使患者保持冠状面和矢状面的平衡。是否平衡，尤其是整体冠状面的平衡情况，在术中通常很难评估。正侧位X线检查是术中评估脊柱平衡的最佳方法。
- 一旦第一根棒（工作棒）固定到位，第二根（平衡棒）通常在预弯后并不难安装到位。可以通过旋转、冠状面/矢状面折弯或压缩/撑开来获得进一步的矫形，但在试图矫形已经部分固定的脊柱时必须小心，因为强行的操作可能导致螺钉拔出或脱钩。
- 是否选用横连取决于术者。在没有椎板切除的多节段固定中，使用横连不能增加稳定性，反而会因存在大块金属连接施压于融合区域，可能导致胸椎假关节。对于没有神经减压的单纯矫形者，我们更倾向于不使用横连。

十三、植骨床去皮质与植骨

- 植骨和（或）生物佐剂的选择由术者决定。

- 可以切除棘突作植骨之用，但在中胸段应小心。在胸椎椎旁肌薄弱的瘦小患者中，螺钉头可能十分突出；若此，我们经常保留棘突，以利将筋膜覆盖于螺钉头的背侧。

- 所切除的棘突、小关节及截骨获得的骨质需去除软组织并使用骨磨处理成颗粒骨。

- 局部自体植骨可辅以同种异体骨（骨传导）与脱矿骨基质（骨传导，弱骨诱导）或骨形态发生蛋白（骨诱导，但属于核准标示外使用）。

- 可能去皮质的表面包括以下几种情况。

  ➢ 椎板（如完整）。

    ■ 用高速磨钻和（或）骨凿或骨刀去皮质至出血的松质骨。

  ➢ 小关节。

    ■ 如果为便于矫形已切除部分关节突，可以用刮匙和（或）磨钻去除显露的软骨面，并移植颗粒骨以实现小关节融合。

  ➢ 横突。

    ■ 由于保留了椎板、小关节骨表面植骨床，通常不必向外侧显露和剥离胸椎横突。此外，因受横突大小及椎弓根钉内固定占位所限，此举所增加的植骨床面积甚少。

- 在胸椎椎板切除缺损的情况下，可使用同种异体腓骨纵向支撑跨越缺损区，再以线缆和（或）横连加固，以保护椎管，并增加可用的植骨床面积。

- 可在后柱截骨残留的开放椎管处放置吸收性明胶海绵，并覆以颗粒骨植骨。

十四、补充技术

- 对于涉及骨盆融合，我们采用标准的髂骨螺钉固定或 S_2 髂骨螺钉结合双皮质 S_1 螺钉固定。根据患者体态和腰骶部解剖结构，选择可能更适合的方案。髂骨螺钉可能比 S_2 髂骨螺钉更为外凸，需要翻修取出的可能性更大。S_2 髂骨螺钉可能更不需要连接器，但 S_1 螺钉进钉点可能需要调整。此例患者采用了髂骨螺钉内固定，但至术后 1 年，因骶髂关节痛和体重显著下降后局部硬物凸出而移除了其中 1 枚。

- 对于长节段胸腰椎融合同时前方 $L_5 \sim S_1$ 椎间盘呈张开状态，我们通常进行 $L_5 \sim S_1$ 椎间融合，可以行前路椎间融合术（anterior lumbar interbody fusion，ALIF）也可以行经椎间孔椎间融合术（transforaminal lumbar interbody fusion，TLIF）。如考虑到纠正矢状面平衡的问题，可以在后路脊柱融合（posterior spinal fusion，PSF）前施行 ALIF。否则，对于 $L_5 \sim S_1$，TLIF 可与 PSF 同期进行；又或者延迟至 PSF 后 3 个月进行 ALIF。椎体间融合的目的是减少长节段胸腰椎融合时腰骶部假关节形成的概率。然而，随着后路中骨形态发生蛋白使用的增多，这种补充融合可能不再需要。

十五、术口闭合技术

- 应仔细评估椎旁肌肉组织，清创去除任何失活组织，以减少感染风险。
- 尤其须注意，在瘦小患者中使用的突出的（高切迹）内固定器材，因其可导致持续的不适乃至压疮。
- 患有长期尖锐成角后凸畸形的患者在其畸形的顶点可能存在闭锁的软组织包膜。如果不计划做后凸截骨或不进行显著的矫形，只做原位融合的话，就需要考虑尽量减少顶点处内的固定切迹和（或）使用椎旁皮瓣闭合创面。
- 伤口应该分层闭合。我们通常在筋膜下放置万古霉素粉剂和深部引流管后闭合伤口。
- 对于年轻健康的患者，可以用连续皮下缝合线闭合皮肤；但是，对于可能有失活组织或脂肪层明显的较为年长的翻修患者，应考虑用尼龙缝合线或皮肤钉闭合术口，并施以伤口负压。

十六、术后处理

- 术后应仔细评估患者是否有新发的神经功能受损或神经根性症状，这些症状可能提示螺钉卡压神经。
- 根据术中对骨质量和内固定结构稳定性的情况评估是否需要辅以术后支具。
- 对于长节段融合患者，应鼓励患者早期活动，以尽可能减少其静脉血栓形成的风险。因为一旦发生血栓，在大面积去皮质和（或）胸椎管开放的情况下，应用抗凝治疗是危险的。

病例说明（续，图13-12和图13-13）

- 患者行多节段小关节截骨，后路侧弯矫形融合术并辅以髂骨螺钉内固定，范围 T_4 至骶骨。3 个月后，患者再次于 $L_5 \sim S_1$ 行 ALIF，以增加在固定节段远端实现 360° 腰骶融合的成功率。

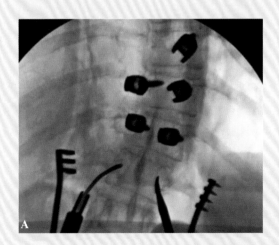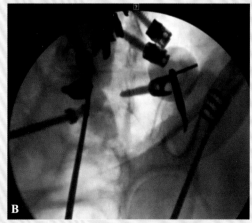

▲ 图 13-12　A. 正位透视以助胸椎椎弓根螺钉置入；B. 髂骨螺钉置入，查泪滴斜位像

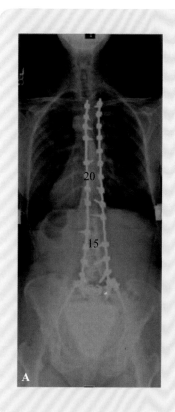 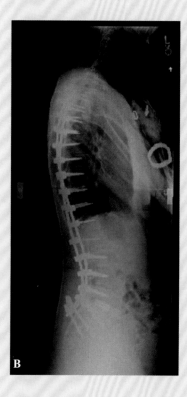

◀ 图 13-13　最终正位（A）和侧位（B）站立脊柱全长 X 线片显示前路腰椎椎体间融合器、髂骨螺钉在位，双弯显著矫正（小于侧屈像）。患者冠状面和矢状面平衡得以保持

拓 展 阅 读

[1] Adogwa O, Karikari IO, Elsamadicy AA, Sergesketter AR, Galan D, Bridwell KH. Correlation of 2-year SRS-22r and ODI patient-reported outcomes with 5-year patient-reported outcomes after complex spinal fusion: a 5-year single-institution study of 118 patients. *J Neurosurg Spine.* 2018;29(4):422-428.

[2] Bae J, Theologis AA, Strom R, et al. Comparative analysis of 3 surgical strategies for adult spinal deformity with mild to moderate sagittal imbalance. *J Neurosurg Spine.* 2018;28(1):40-49.

[3] Annis P, Brodke DS, Spiker WR, Daubs MD, Lawrence BD. The fate of L5-S1 with low-dose BMP-2 and pelvic fixation, with or without interbody fusion, in adult deformity surgery. *Spine (Phila Pa 1976).* 2015;40(11):E634-E639.

[4] Mattei TA, Fassett DR. Combined S-1 and S-2 sacral alar-iliac screws as a salvage technique for pelvic fixation after pseudarthrosis and lumbosacropelvic instability: technical note. *J Neurosurg Spine.* 2013;19(3):321-330.

第 14 章　经皮胸椎融合与椎弓根钉棒内固定

Percutaneous Thoracic Fusion and Pedicle Screw Instrumentation

Ehsan Saadat　Dheera Ananthakrishnan　Keith W. Michael　**著**

林坚平　刘　斌　**译**

李春海　**校**

病例说明

患者男性，33 岁，车祸伤致 Chance 骨折，就诊时神经系统未见异常（图 14-1）。

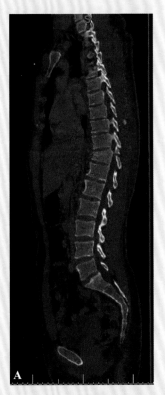
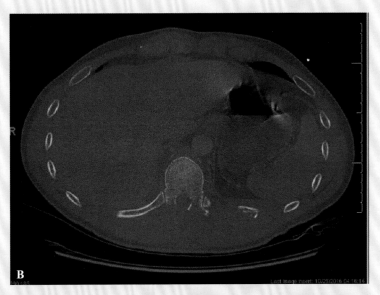

▲ 图 14-1　患者男性，33 岁，因车祸伤致 T_{11} 发生 Chance 骨折，查体时神经系统未见异常，矢状位 **MRI** 检查显示包括黄韧带在内的后方韧带复合体断裂

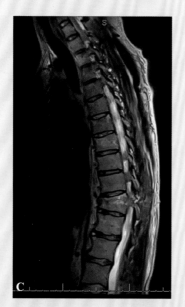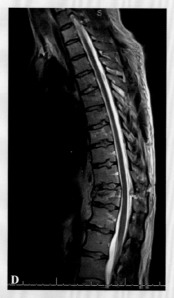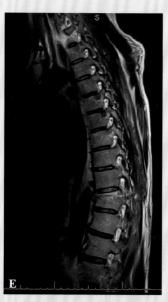

▲ 图 14-1 （续）患者男性，33 岁，因车祸伤致 T_{11} 发生 Chance 骨折，查体时神经系统未见异常，矢状位 MRI 检查显示包括黄韧带在内的后方韧带复合体断裂

一、影像学评估

- 完善标准前后位（AP）和侧位 X 线检查，以明确节段；术前行计算机断层扫描（CT），以评估椎弓根的解剖。
- CT 需有一张包含整个胸腰椎的矢状位片，以便术中通过骶骨或肋骨进行定位。

二、专用设备

- C 形臂。
- 术中 CT 导航（如有条件）。

三、定位

- 患者取标准体位，俯卧于可透视的 Jackson 脊柱支架上。认真摆放体位有助于创伤骨折的复位，也有助于改善非创伤的对线情况。

四、麻醉和神经监测问题

- 经皮置入胸椎椎弓根螺钉，尤其是创伤需要进行复位时，我们使用静脉全身麻醉，并通过躯体感觉诱发电位和 TcMEP 进行术中监测。

五、切口定位

- 经皮植入椎弓根螺钉时，我们通常使用标准前后位（AP）片进行定位。
- 通过透视定位切口。
- 标准 AP 位透视时，X 线束中心线平行于椎体上终板，使上终板前后缘重叠形成一个单一的终板影（图 14-2）。另外，椎弓根影应正好位于上终板影的下缘，棘突与两边椎弓根等距。获得准确的 AP 图像非常必要，在某些情况下（如弥漫性特发性骨肥厚症、畸形、肥胖患者），因难以获得标准的 AP 图像而导致手术无法实施。

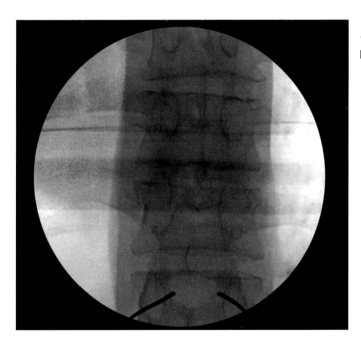

◀ 图 14-2　X 线束的中心线与椎体上终板平行时得到的透视图像

- 获得标准 AP 位图像后，用克氏针在皮肤上标出椎弓根的外侧缘。根据椎弓根的内倾角度，皮肤切口应在标记点外侧 1～1.5cm 处。椎体越深（如脊柱前凸或身体肥胖），切口越往外偏（图 14-3）。
- 一定要保证所操作的椎体在透视图像的中心，以免进针角度错误。

六、内固定 / 融合

经皮椎弓根螺钉内固定术

- 皮肤、筋膜切口位于椎弓根外缘以外 1.0～1.5cm 处（如上所述）。
- 钝性分离肌肉组织直至触及横突，单极电凝止血。

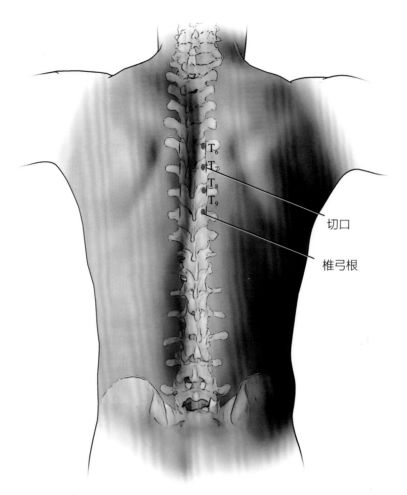

T₆
T₇
T₈
T₉

切口

椎弓根

▲ 图 14-3　皮肤切口定位

- Jamshidi 穿刺针进针点位于上关节突外侧缘、横突中线及椎弓根峡部上斜面交界处。

- 在 X 线正位片上检查进针点（图 14-4）。如果将椎弓根想象成一个表盘，右侧椎弓根正确的进针点位于 3 点钟位置，左侧位于 9 点钟位置。

- 一旦确认进针点，便可将穿刺针置入椎弓根皮质大约 2mm。

- 通过将穿刺针平行于椎体上终板（或与 X 线图像增强器的平面完全垂直）来确定穿刺针的头尾侧进针方向。

- 于 Jamshidi 穿刺针针杆距皮肤 2cm 处进行标记，以便判断进针深度。如果穿刺针针杆本身已有标尺标记，则此时应记住当前进针标记深度。

- 通过术前 CT 图像辅助，将穿刺针由外向内沿椎弓根轴向并与椎体上终板完全平行的方向，向前置入 2cm。

- 此时，针尖应位于椎弓根椎体连接部。在 X 线正位片上，针尖应该位于椎弓根内侧缘的外侧（图 14-5）。如果针尖位于椎弓根内侧缘的内侧，则应注意是否针尖已穿破椎弓根内壁。

- 沿 Jamshidi 穿刺针置入一个钝头导针，并将导针向前置入 10～15mm，使其经过针尖进入椎体内。此时导针应位于椎体的后 1/3 左右（图 14-6）。

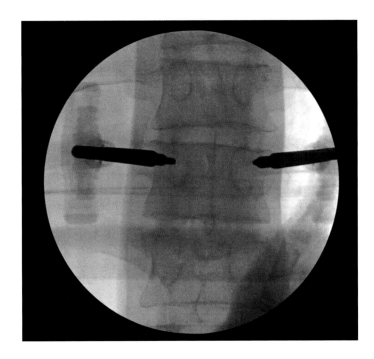

◀ 图 14-4 X 线正位片显示穿刺进针点
同时行 X 线侧位像以确保进针点（未展示）在横突上

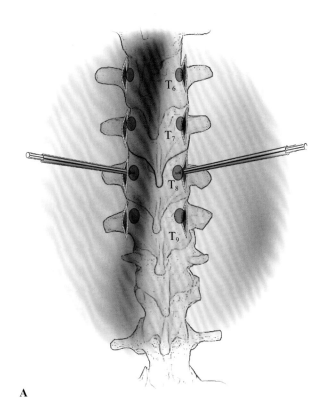

A

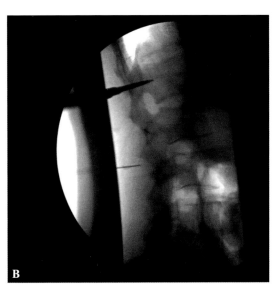

B

▲ 图 14-5 A. 当穿刺针置入 2cm 时，在 X 线正位片上，针尖应位于椎弓根内侧缘的外侧。进针深度 2cm 可确保针尖深入椎弓根和椎体后部；B. 进针 2cm 后，通过 X 线侧位片确认进入椎体的穿刺针位于椎弓根的腹侧

- 固定导针，拔出穿刺针。
- X 线侧位片检查导针位置。如有需要，可继续置入导针（图 14-6）。
  - 我们通常习惯从尾端向头端操作。在放置导针并通过透视确定导针的位置时，可用止血钳将导针夹紧在切口尾端的布巾上，以防止导针被拔出来，并避免遮挡透视。
  - 同时，我们也习惯于先放置所有导针，然后再从尾端向头端沿导针置入空心椎弓根螺钉。"边穿刺边置钉"会影响 X 线透视成像，从而干扰后续节段的内固定操作。
- 在侧位透视下，通过丝攻开口攻丝，置入空心椎弓根螺钉。通过丝攻可以测量出合适的螺钉长度，但是因内固定系统不同而测量技术有所差别（图 14-7 和图 14-8）。

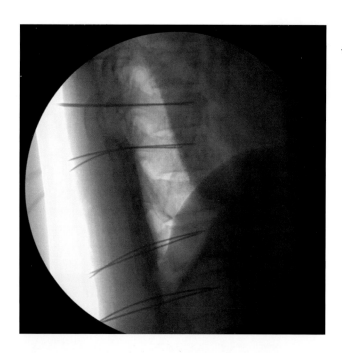

◀ 图 14-6　置入导针后的 X 线侧位片

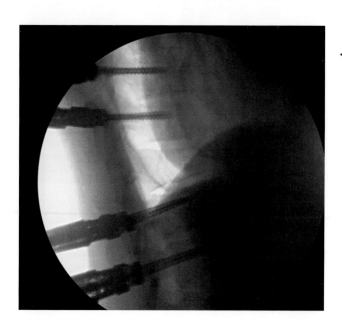

◀ 图 14-7　攻丝并置入螺钉后的 X 线侧位片

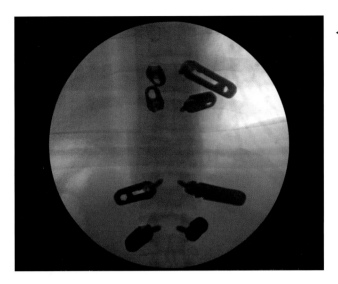

◀ 图 14-8 螺钉置入后的 X 线正位片

- 注意：置入丝攻以及椎弓根螺钉时都可能使导针前移并穿透椎体前缘。为避免此情况，在攻丝椎弓根并置入椎弓根螺钉时，需要进行多次侧位透视。此外，也可以使用 Kocher 钳固定导针，但要注意避免把导针拔出椎体。
- 每个内固定节段均重复上述步骤。

病例说明（续）

置入螺棒

- 置入螺钉时，需将钉头在冠状面和矢状面上对齐。
- 预估螺棒的长度并预弯螺棒。
- 撑开器套筒之间长度应根据螺棒的长度进行预估。
- 通常尽量让椎弓根螺钉钉头置入保持相同的高度，以便于置入螺棒。脊柱骨折需要复位者除外。
- 利用胸腰椎椎板"叠瓦状"弯曲保护，沿头侧向尾侧穿入螺棒。
- 为获得最大手感，需用术者惯用手置入螺棒，另一只手可自由操纵螺钉延伸器。
- 置入螺棒时，可轻微旋转螺钉延伸器，以便螺棒通过钉尾凹槽。一旦螺棒穿过钉尾，螺钉延伸器就无法转动了。
- 在多节段内固定置棒过程中，把螺棒准确穿过最后一个螺钉钉尾有时比较困难。原因在于螺棒预弯不足或预弯过度，随着固定节段增加，置棒难度会增大。此时可先退回螺棒少许，然后术者使用惯用手在置棒过程中将螺棒头端稍向内侧或外侧偏移，通过手部感觉反馈调整、指引螺棒行进方向。如置棒仍不顺利，应行正位、侧位 X 线透视，以判断螺棒是否够长，螺棒尖端是否偏到了钉尾内侧或外侧，然后调整方向重新置入螺棒。

- 穿棒装置因内固定系统不同而有所差别。无论使用何种内固定，都应通过正位、侧向和斜位 X 线片确认螺棒位置。

- 需要复位时，先将患者置于手术床进行体位复位，根据骨折类型和损伤程度调整手术床进行前凸或后凸体位复位（见上文"定位"部分）。

- 如果损伤（如 Chance 骨折）导致脊柱后凸，需要矫正为脊柱前凸，那么先将螺棒预弯到所需的前凸角度置入螺棒，锁紧骨折远端钉棒，再使用加压器加压，维持加压状态锁紧骨折近端钉棒（图 14-9）。

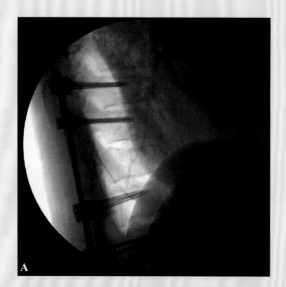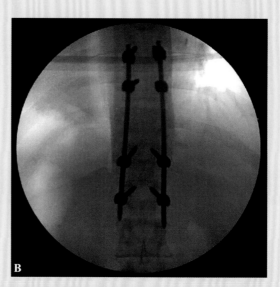

▲ 图 14-9　A 和 B. 将螺棒预弯成所需的前凸形状后置入螺棒，首先锁紧骨折远端钉棒。复位后椎弓根钉棒置入的术中 X 线片，可以看到椎体前柱高度与术前相比有所改善

- 相反，如果需要撑开复位，如在爆裂性骨折中，则先将螺棒预弯成所需的形状，置入螺棒，并在骨折远端锁紧钉棒，再使用撑开器撑开，达到预期骨折复位，维持撑开状态下于骨折近端锁紧钉棒。

七、切口缝合

- 无须放置引流。
- 1 号线 8 字缝合筋膜层。
- 2–0 号缝线缝合真皮层。
- 3–0 号缝线缝合皮下组织层。

八、术后管理

- 在患者苏醒时进行详细的神经系统检查，并留意有无新发神经功能障碍。如果认为螺钉位置不佳，应及时进行 CT 检查。

第 15 章　肋骨横突切除和外侧胸膜外入路
Costotransversectomy and Lateral Extracavitary Approach

Andrew H. Milby　John M. Rhee　著
蒋　晖　译
张忠民　校

病例说明（图 15-1 和图 15-2）

患者女性，47 岁，患有乳腺癌骨转移，症状表现为剧烈胸背痛和脊髓压迫症。

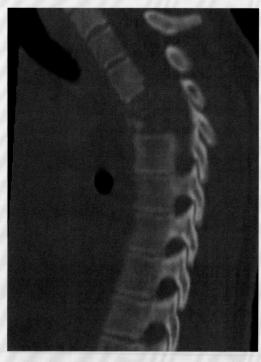

▲ 图 15-1　矢状位 CT 扫描图像证实 T_2 和 T_3 椎体有溶骨性破坏病灶，伴局部后凸

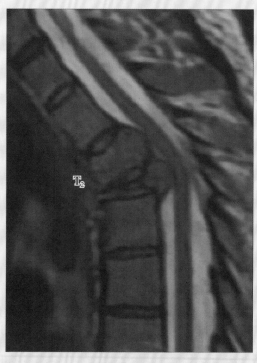

▲ 图 15-2　矢状位 T_2 加权像磁共振图像证实 T_2 和 T_3 椎体骨质破坏，病灶向背侧突入椎管内，并伴有局部后凸，导致脊髓腹侧受压

一、适应证

● 胸椎椎体的肿瘤、感染或者炎性病灶，导致脊髓腹侧受压或者前柱不稳。
● 确诊的胸椎爆裂性骨折并向后移位。
● 确诊的胸椎间盘突出症。
● 经胸腔入路无法切除的椎体病变。

二、影像学评估

● 术前仔细评估病灶的影像学资料，以确定单一后方入路工作通道的充分性和可视性。
● 测量并预估内固定的长度和直径。
● 仔细回顾术前平片，以确定术中定位的椎体水平。
● 评估可用于固定和（或）重建的骨质。
  ➢ 可用于置入螺钉的椎弓根。
  ➢ 如果计划行前柱重建术，终板是否受累。
● 术前可考虑行血管造影，以评估病灶的血供情况和计划的术野内是否存在 Adamkiewicz 动脉。如怀疑病灶血供丰富，可在术前行血管栓塞术。如果 Adamkiewicz 动脉发自受累节段，术中则应竭力避免对其造成损伤，以防发生脊髓缺血。

三、特殊器械

● C 形臂。
● 不同规格和终板形态的可撑开人工椎体。
● 另一种费用较低的选择是骨水泥加施氏针。

四、手术体位

● 颈胸交界区手术可以用 Mayfield 头架，将患者摆放为俯卧位，胸腰段手术可以用 Jackson 手术床来摆放俯卧位。
  ➢ 如果计划使用聚甲基丙烯酸甲酯（PMMA）骨水泥行椎体强化，则需确保患者摆好体位后手术节段处于水平位，以使水泥均匀分布。
● 如取自体骨时，髂嵴后部需消毒，然后铺巾。

五、麻醉 / 神经监护的关注点

● 存在脊髓压迫症或者在按计划进行畸形矫正时，保证平均动脉压 > 80mmHg。

● 如需监测动作诱发电位，则采用静脉全身麻醉。

六、切口定位

● 以棘突为中心的正中切口。

> 为保证肌肉可向两侧牵拉和良好的视野，切口需向头侧和尾侧各延长 3 个节段。

● 确保术前和术中使用相同的解剖标志来定位胸椎节段。手术病灶在普通 X 线片上不清晰时，这一点尤为重要。

七、入路

● 标准的胸腰椎后正中切口，向外显露到横突。

> 与常规的胸腰椎融合术相比，需向侧方显露更远，以便能够从后外侧到达椎体、椎间盘和椎管腹侧。这可以通过延长切口、向外显露到手术节段的肋骨来实现。

> 确保头侧邻近节段的棘间韧带和关节囊完好无损，以降低近端交界性后凸的风险。

● 两侧软组织显露的范围，取决于计划的截骨量和所需的工作通路（图 15-3）。

● 对于外侧胸膜外入路，应注意如下几点。

> 根据计划的截骨范围的不同，向两侧显露 8～12cm 的肋骨。

> 用 Doyen 肋骨剥离子将软组织和神经血管束沿骨膜下分离。小心分离可降低胸膜破裂的风险。

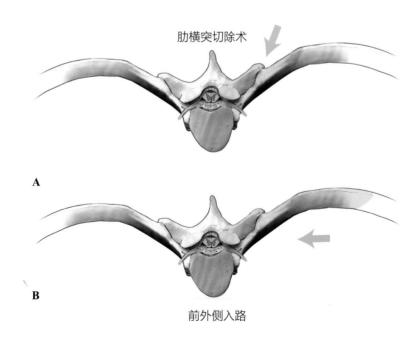

▲ 图 15-3　肋横突切除术与前外侧入路类似

外侧胸膜外入路需要向两侧显露更远，从而能够处理更大范围的对侧椎体。因而视线更为倾斜，有利于更好地显露椎体和椎管腹侧

- 对于肋横突切除术，应注意如下方面。
  - ➢ 采用类似的显露方法，沿中线向外显露 4～6cm 的肋骨。
- 用骨膜剥离子 / 冲击式咬骨钳在肋椎关节处切断肋骨头。完全切除横突，充分显露椎弓根。

八、内固定 / 融合技术

- 确定椎体切除节段以上和以下的椎弓根螺钉固定点。通常情况下，对于单节段胸椎外侧胸膜外入路椎体切除术而言，头尾侧各固定 2～3 个节段已足够，这取决于骨质质量，以及是否存在畸形等。
- 对侧放置临时棒，以便在切除椎体时提供暂时的稳定性。
- 胸椎螺钉的置入方法请参考后路胸椎内固定的章节。

九、减压技术

- 椎体切除节段行全椎板切除术。这包括切除入路侧的上下关节突关节。对侧可保留关节突和峡部（图 15-4A）。
- 在背根神经节近端分离并用丝线结扎出行神经根，注意紧贴硬膜囊。

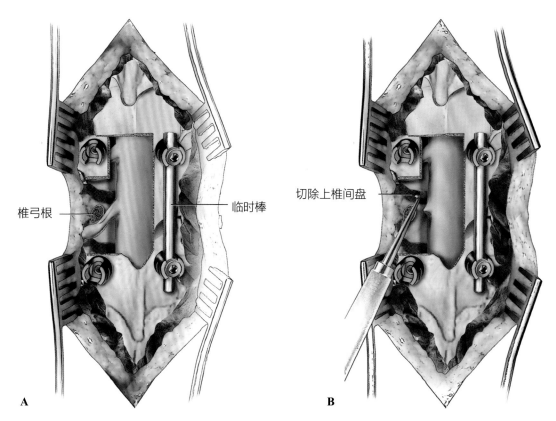

椎弓根　　　　　　　临时棒　　　　　　切除上椎间盘

A　　　　　　　　　　　　　　　B

▲ 图 15-4　**A.** 入路侧行中央椎板切除术，并完全切除上下关节突。先置入螺钉，并在对侧放置临时棒，以便在椎体切除过程中提供临时稳定性。切除椎体上下方的椎间盘，完全显露同侧椎弓根和出行神经根。**B.** 用正向和反向刮匙刮除上下方的椎间盘。接近硬膜腹侧时，应当使用反向刮匙将椎间盘和终板推离脊髓。注意同侧神经根已结扎。

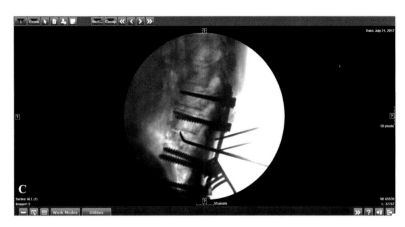

◀ 图 15-4 （续）**C.** 用刮匙刮除椎间盘和终板去皮质骨。这张术中透视片与示范病例不是同一个病例。在处理椎间盘的后方时，使用反向刮匙来将各种组织推离脊髓。侧位片透视可以帮助确定前后方向的终板处理程度，并避免穿透终板，这在骨质疏松患者中容易发生

- 根据骨质质量，用刮匙或者磨钻进入椎弓根。通过椎弓根切除椎体内所有的松质骨，仅留下薄壳。
- 用 15 号刀片切除椎体上下方的椎间盘，并尽可能切向对侧。用髓核钳取出椎间盘组织。
- 用曲柄刮匙小心去除椎体上下方的终板皮质骨，确保未突破终板（图 15-4B 和 C）。
- 在确定好椎体后壁与腹侧硬膜之间的间隙后，用反向带角度刮匙将椎体后壁向腹侧推离。需从椎体上方椎间盘到下方椎间盘，以及跨越椎管到对侧完成这一操作。
  - ➤ 硬膜腹侧肿瘤也用此方法切除，以完成脊髓减压（图 15-5）。
- 沿骨膜下钝性显露椎体侧壁，务必严格进行骨膜下分离，以免损伤节段动脉。
- 切除足够多的椎体侧壁，以便无须牵拉硬膜就能放入融合器（图 15-6）。
- 对肿瘤而言，切除椎体过程中就已经将大部分的肿瘤切除。肿瘤是软的，可以用刮匙刮除。

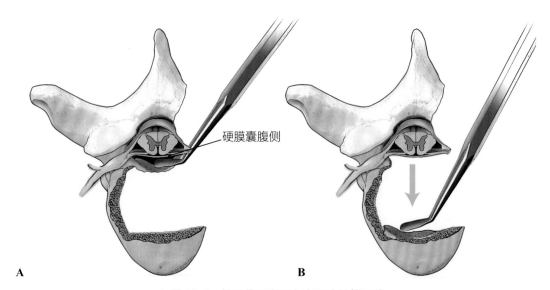

硬膜囊腹侧

A　　　　　　　　　　　　　　**B**

▲ 图 15-5　松质骨切完后向内切除椎管后壁

在清楚显露硬膜腹侧与椎体后壁之间的间隙后，器械将后壁推向已切除松质骨的椎体。腹侧的硬膜外肿瘤通常就位于椎体后壁的背侧，造成脊髓腹侧受压，可以用这种方法将其切除（经许可改编自 Rhee J, Boden SD, Wiesel SW. *Operative Techniques in Spine Surgery.* 2nd ed. Philadelphia, PA: Wolters Kluwer; 2016.）

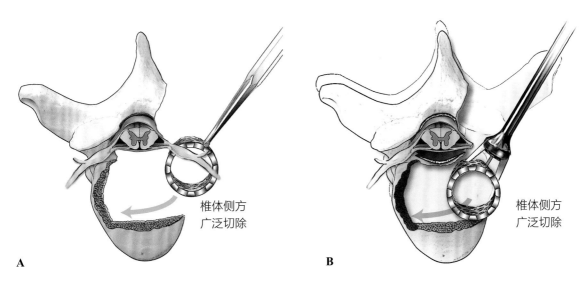

▲ 图 15-6　A 和 B. 将融合器置入切除后的椎体内
切除足够范围的椎体侧壁和肋骨，并切除椎体全部松质骨，勿牵拉硬膜，小心置入融合器。切除出行神经根有利于融合器的置入

> 出血可能较为明显。止血方法是尽快切除肿瘤，并使用含凝血酶原的吸收性明胶海绵。双极电凝通常无效。一旦将肿瘤切除，出血即明显减少。
>
>> ■ 值得注意的是，我们通常对大多数脊柱肿瘤都在术前行血管栓塞。但尚不明确这能在多大程度上减少术中出血。

十、前柱重建

● 可用于前柱重建的选择。

> 可撑开或者固定的融合体假体。

> 自体或者同种异体骨。

> PMMA 水泥（加上施氏针强化，以增强与终板的嵌合）。

● 可撑开融合器通常是我们首选的技术（图 15-7）。

> 仔细阅读术前影像学资料预估终板型号，并根据术中测量结果确定最终型号。

>> ■ 紧贴终板置入试模，确保能将其安全地放入椎体切除后的间隙，且无须牵拉脊髓，然后透视确定与终板的贴合度。

> 用木柄曲规测长器测量缺损长度。所选融合器假体的原始长度略短于缺损段的静态长度，但撑开后的长度足以贴合终板，并在必要时矫正畸形。

> 用终板盖组装融合器。

>> ■ 根据影像学计算的结果，选择中立型、后突型或前突型终板盖，以适应该节段的矢状位解剖曲线。

> 用理想的骨移植物填满融合器。

> 将融合器植入椎体切除部位，并在原位撑开至与终板贴合，达到预期的脊柱序列。

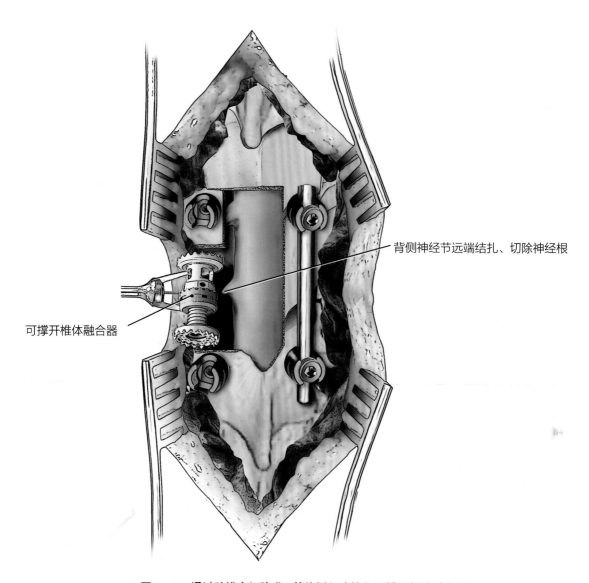

背侧神经节远端结扎、切除神经根

可撑开椎体融合器

▲ 图 15-7 通过肋横突切除术 / 前外侧入路植入可撑开椎体融合器
广泛切除侧壁有助于植入最大号的融合器，且无须牵拉硬膜囊

- 在撑开过程中需不断透视，以便与终板最佳贴合并避免突破终板。
- 撑开过程中的阻力手感也有助于确定融合器是否完全撑开和贴合。
- 确保在撑开完成后神经监护无变化。
➤ 根据生产厂家的要求，锁定融合器的撑开装置。
➤ 在椎体切除后的缺损部位植入更多的骨质。

十一、术后关注点

- 术后密切观察患者的脊髓功能或者根性症状，以便发现螺钉穿透导致的神经受压。
- 术前需明确告知患者，神经根切除后可能出现支配区麻木感。根据我们的经验，在大多数胸椎节段（除 T_1 外），极少导致严重的后果。

- 鼓励患者早期活动，以降低长节段融合重建患者的静脉血栓形成风险，这类患者不宜给予抗凝药，因为融合需要大面积去皮质骨和（或）胸椎管已打开。
- 如术中担心胸膜可能已经破裂，则在离开手术室之前放置胸腔引流管。

病例说明（续，图 15-8 至图 15-10）

该患者经前外侧入路切除了 T_2 和 T_3 椎体，结扎了 T_2 和 T_3 神经根，用可撑开融合器重建，进行 $C_7 \sim T_5$ 后路融合。

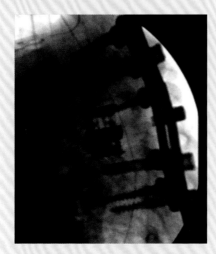

▲ 图 15-8 术中侧位透视图
显示 T_2 和 T_3 椎体切除后植入可撑开融合器重建，$C_7 \sim T_5$ 的后路脊柱内固定系统

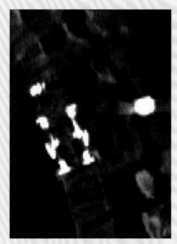

▲ 图 15-9 术后中央矢状位 CT 扫描图像
显示 $T_{2\sim3}$ 可撑开融合器假体位置良好并与终板贴合，且在融合器内已有骨桥形成

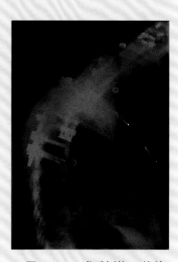

▲ 图 15-10 术后侧位 X 线片
显示 $C_7 \sim T_5$ 椎弓根螺钉内固定，T_2 和 T_3 外侧胸膜外入路椎体切除后植入融合器重建

推荐阅读

[1] Lubelski D, Abdullah KG, Steinmetz MP, et al. Lateral extracavitary, costotransversectomy, and transthoracic thoracotomy approaches to the thoracic spine. *J Spinal Disord Tech.* 2013;26(4):222-232.

第 16 章　脊柱侧弯的后路矫正
Posterior Correction of Scoliosis

Christopher T. Martin　Dheera Ananthakrishnan　著

王　鹏　译

朱泽章　校

一、影像学评估：X 线、MRI、CT 检查时需考虑的关键因素

● 站立前后位和侧位的 X 线检查是脊柱畸形患者的标准检查方法。患者检查时，髋关节和膝关节应处于完全伸直位，以便准确地评估患者矢状面平衡。

● 脊柱牵引位或 bending 位 X 线片均有助于评估畸形的柔韧度（图 16-1，右）。牵引位 X 线片对评估角度较大（超过 60°）的患者更有帮助。

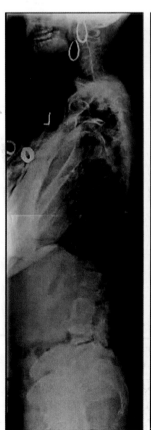
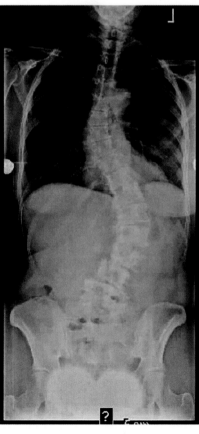
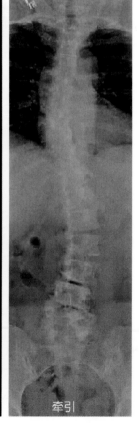

◀图 16-1　患者女性，56 岁，有严重运动相关的背痛，侧位、后前位和牵引下前后位 X 线片显示脊柱侧弯

- 矢状位的评估包括矢状面偏移、骨盆入射角、腰椎前凸角和骨盆倾斜角（图 16-2）。

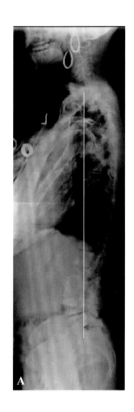 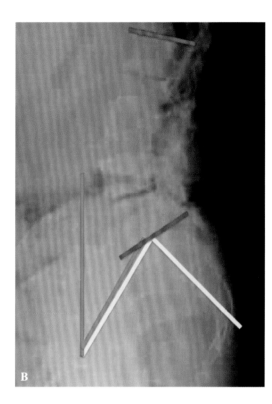

◀ 图 16-2 矢状面偏移（SVA，A 中所示）、骨盆入射角（PI）、腰椎前凸角（LL）和骨盆倾斜角（PT）是评估脊柱畸形的常用参数

SVA 是经 C_7 椎体中心的垂线（A 中黄线）与 S_1 椎体后上缘（A 中红箭）的距离。PI（B 中黄色线形成的角）是经 S_1 上终板中点垂直于 S_1 上终板的参考线和 S_1 上终板中点与股骨头中心点连线之间的夹角。PT（B 中绿色线形成的角）是经股骨头中心点的垂直参考线和该点与 S_1 上终板中点连线之间的夹角。LL（B 中红色线形成的角）是测量 L_1 上终板与 S_1 上终板之间的 Cobb 角

- 柔韧性好且仅仅有轻度或无矢状面失平衡的患者可只行后路矫正，无须三柱截骨或前路椎间盘松解（图 16-1）。青少年特发性脊柱侧弯通常仅需单纯后路手术，因为大多数患者的 SVA 为负，无明显后凸畸形。对于进入成年期的特发性脊柱侧弯患者，也可采用单纯后路手术治疗。

二、特殊器械

- 椎弓根螺钉和钩、长髂骨钉、冠状面和矢状面弯棒器、多米诺连接头、长棒。这些都应包含在每个医疗设备公司生产的畸形矫正系统中。

三、体位

- 患者俯卧在 Jackson 手术床上，注意确保颈部处于中立位。
- 与床面接触点应充分保护。如果骨盆倾斜，则可以在下方给予支撑，以提供一定的去旋转。

四、麻醉 / 神经监护问题

- 在畸形矫正手术中应监测上下肢的运动诱发电位和体感诱发电位。在进行长节段畸形矫形手术时，

我们要求麻醉医师使用静脉全身麻醉，因为静脉全身麻醉对电生理信号的影响较小，可保证术中电生理信号的基线水平基本稳定。

- 在显露过程中，可将患者血压维持在正常血压至轻度低血压，以减少失血量。一旦开始进行矫形，我们通常会将平均动脉压维持在 80mmHg 以上，以使脊髓灌注最大化。

- 此外，已证明氨甲环酸可减少出血但不会增加血栓形成的发生率。因此，我们会在手术中首先给予一次性起始量，然后基于体重每小时进行输注。

- 对于脊柱畸形患者，必须采取多学科联合的治疗方法（包括麻醉、药物使用和神经监测）。

五、切口定位

- 以胸腰椎脊柱棘突为中心做竖切口。通常，因为该切口有足够长而不需提前切口定位。值得注意的是，紧贴患者棘突有助于最大限度地减少分离和牵拉过程中对软组织的破坏。当分离至小关节水平时，将脊椎穿刺针插入术者选择的小关节中，然后通过腰部侧位 X 线片确定手术节段。要注意的是，由于脊柱存在畸形，有时仅通过侧位片很难确定节段，需同时借助前后位 X 线片和（或）透视进行定位。

六、手术方式

- 如前几章所述，采用标准的正中入路。
- 在每个融合节段，应当向外显露至横突尖端。
- 在融合的最近端应小心保护棘突间韧带和棘上韧带，以减少近端交界性并发症的发生（图 16-3）。
- 应彻底清除可能会干扰骨性融合的软组织。这一步骤可以使用 Cobb 剥离器、刮匙及电刀完成。尽管这是一个非常烦琐的步骤，但对于最终得到可靠的后方融合至关重要。

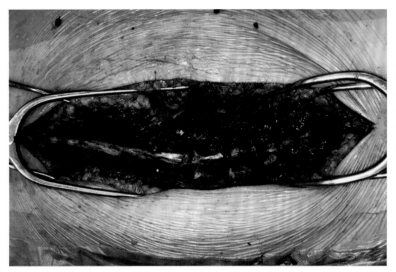

◀ **图 16-3 T₁₀ 至骶骨的中线完全显露（患者的头部位于左侧）**
腰椎棘突间韧带已去除（图片右侧）。腰椎棘突需切除以便之后进行植骨，附着在棘突上的软组织需要切除以获得良好的植骨效果。我们通常保留胸椎棘突间韧带，以降低发生近端交界性后凸畸形（PJK）的风险

七、安装牵开器

- 根据需要，自固定牵开器（如 Adson–Beckman 牵开器或 Gelpi 牵开器）用于保持术野显露。

八、减压技术

- 在每个要融合的节段均进行背侧小关节面切除术。在腰椎，可使用 Leksell 咬骨钳或大型骨凿将背侧小关节切除至横突水平。用直的 10mm 骨凿切除 5～7mm 的下关节突（IAP）从而显露关节面（图 16-4）。骨凿应适当倾斜使得它能直接到达上关节突（SAP），而不是进入椎管，否则会伤及神经（图 16-5）。尽管肥大的上关节突可能侵占邻近的横突上方，但通常需要将其保存完整。也可使用 Kerrison 咬骨钳从外侧到内侧小心地咬除上关节突的肥大部分。在这些小关节切除术中，必须了解椎体的旋转畸形。

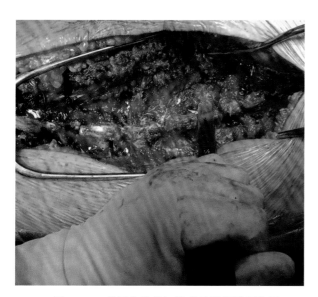

▲ 图 16-4 背侧小关节切除术的骨凿放置位置
一把 1mm 宽的利刃骨凿放在小关节的内侧面

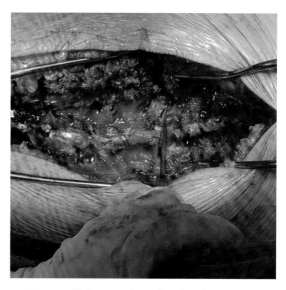

▲ 图 16-5 骨凿用于切除下关节，突并使其脱离小关节

- 在胸段脊柱，使用小的骨凿通过两个相互呈 90° 的切口去除下关节突，然后使用 Cobb 刮匙刮除上关节突的关节软骨。
- 去除侧面下关节突后，如果有必要，可使用窄的咬骨钳修剪掉更多的骨性结构。应除去足够的骨组织使下关节突和上关节突之间不再有接触。在完成双侧小关节背侧切除术后，椎体应该在水平方向可以移动，可以通过操纵棘突并检查运动来验证（图 16-6）。
- 以上操作在需要融合的每个节段的两边均要进行。此时可根据手术医生的习惯，选择完成中央减压，或在最终固定完成后进行。前者使椎弓根置钉时内侧壁更加可视化；而后者可最大限度地减

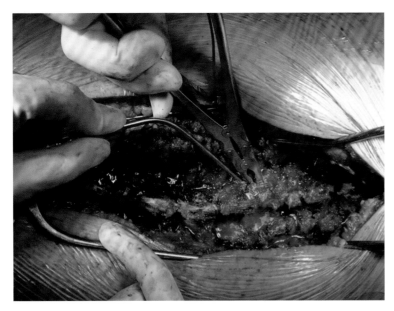

◀ 图 16-6　去除下关节突后，用咬骨钳咬除所有突起的骨头
咬骨钳深入到剩余的下关节突并朝着黄韧带咬除，注意不要伤及椎管。目的是完全清除小关节处的阻挡，从而增加之后矫正时的可移动性

少硬膜外出血，并且因已经矫正了畸形，可拥有更好的术野，同时将神经相关操作和可能需要的硬膜切开术推迟到手术即将结束时进行。

九、内固定 / 融合技术

● 按照前面章节介绍的标准方式置入椎弓根螺钉（图 16-7）。可利用解剖标志置钉，前后位透视检查也有助于指导置钉。一般来说，除了头端和尾端，没有必要在每一节段都置入双侧椎弓根螺钉。植入物的密度可能会因患者的骨质、椎弓根解剖结构和螺钉的情况而异。通常椎体凹侧的椎弓根会非常细，可能无法以标准方式置钉。横突钩和椎弓根钩在某些情况下可能会有所帮助。

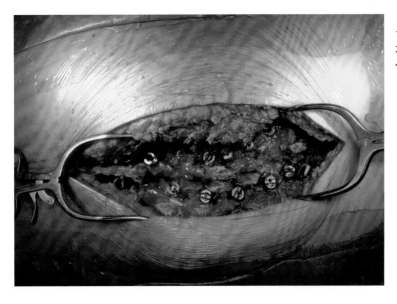

◀ 图 16-7　完成每个节段小关节切除术，并去除对应节段棘突，以便后续植骨和置入螺钉

- 如果需要，也可以置入双侧 S_1 椎弓根螺钉和髂骨或 S_2AI 螺钉，如前几章所述。
- 所有螺钉固定到位后开始弯棒。笔者喜欢根据下腰部螺钉、S_1 螺钉及骨盆内固定的相对位置，将棒弯出适当的前凸。棒的其余部分按照预想的矢状面轮廓塑形，冠状面上无任何弯曲。这使得脊柱在矫正过程中被拉向连接棒（图 16-8）。

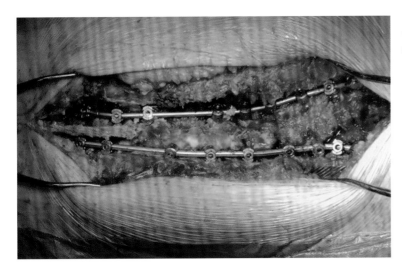

◀ 图 16-8 最终棒的安装。与图 16-7 相比，冠状面序列有了显著改善

- 根据预想的整体和部分矢状面排列来决定棒的先放位置。一般来说，过度弯曲棒并利用棒的形状将脊柱向下推，有助于形成脊柱前凸；而反向弯棒并利用棒的形状将脊柱向上拉，有助于形成脊柱后凸。
- 放置棒时，助手可以根据需要对胸腔和侧面施加压力，以帮助矫正冠状面畸形。
- 每个节段去旋转可以通过复位螺钉或节段性去旋转工具进行，每个医疗设备公司矫形系统都有这些工具。之前所做的小关节切除术允许较大范围去旋转矫正。
- 通常需要进行额外的原位矢状面或冠状面弯棒，以使棒的形状与畸形更匹配。手术医生必须注意矫形时施加在棒上的力量，尤其是在老年人中，过于积极的矫形操作可能会增加拔钉的风险。
- 按顺序锁紧螺钉，直到棒完全就位，然后在对侧重复该过程。
- 最后，彻底冲洗伤口，然后骨表面去皮质化为植骨做好准备。我们更喜欢使用高速磨钻来处理横突。用咬骨钳去除棘突，并在无菌台上制成小骨块。然后，用 10mm 的骨凿去除椎板的皮质，这个过程会产生许多小骨条，可放置于椎板间，或者也可在无菌台上制成小骨块。
- 将可用的自体骨组织均匀地分布在整个植骨床上。有时候需要用到可填充植骨材料。我们更喜欢使用同种异体骨条。此外，我们通常增加使用 BMP2 来促进融合（图 16-9）。

十、缝合技术

- 对最终矫正效果满意后，可将 2g 万古霉素粉末均匀地撒在切口内。留置两条引流管后，分层缝合。

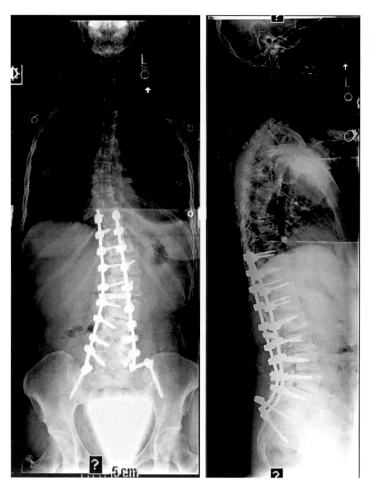

◀ 图 16-9　图 16-1 患者最终术后 X 线片
冠状面畸形显著矫正，矢状面平衡维持良好

我们通常更喜欢用可吸收的编织线间断缝合筋膜层，然后是间断缝合脂肪层和真皮层，最后是连续皮内缝合或使用皮肤钉。

- 这些大的伤口常会出现水肿，术后几天可能会出现轻度至中度引流量，为此，我们通常保持切口负压状态。我们在切口皮肤上放置含有 3% 三溴酚泌的凡士林纱布条以防刺激，并且吸力保持在 75～125mmHg。理想状态下，引流管应被负压装置的外敷料完全覆盖。通常，引流管和负压装置同时去除。如果使用负压吸引，应用皮肤钉或尼龙缝线闭合皮肤层。

十一、术后关注—注意事项

- 手术完成后应立即进行详细的神经系统检查。如果发现有任何阳性体征，则应立即进行 CT 扫描，以评估螺钉位置和血肿形成的可能性。
- 引流管留置到每 8h 引流量少于 30 ml 为止。
- 持续使用抗生素 24h，并使用间歇式加压装置预防 DVT。由于伤口血肿的风险，通常不使用药物预防 DVT。
- 鼓励早期运动，每天接受 2 次物理治疗。

第 17 章 全脊椎截骨术

Vertebral Column Resection

Andrew H. Milby　Dheera Ananthakrishnan　**著**

刘　臻　刘亚军　**译**

夏　虹　**校**

病例说明（图 17-1）

　　患者男性，48 岁。18 岁时因交通事故致 L_1 椎体骨折，行 L_1 骨折后路原位植骨融合术。成年后，该患者因腰椎滑脱伴腰椎管狭窄行 $L_4 \sim S_1$ 前后路联合脊柱融合内固定术。最近患者因胸髓病变而行 $T_{10} \sim L_1$ 减压融合手术。目前表现为持续性腰痛、后凸畸形，以及跌倒后反复发作的脊髓病。

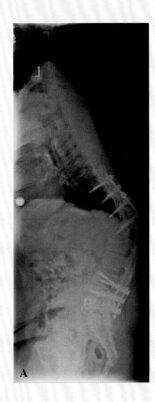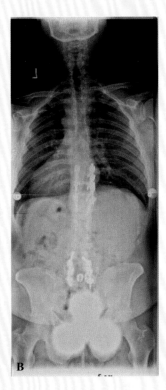

◀ 图 17-1　**A.** 站立侧位 X 线片；
B. 站立正位 X 线片

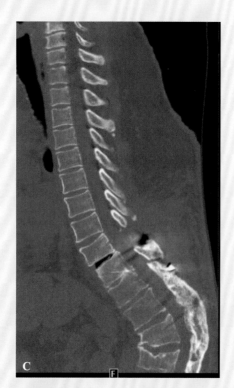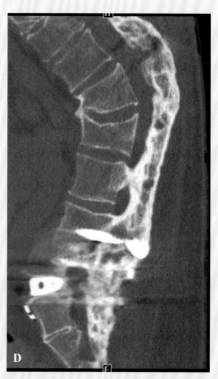

▲ 图 17-1 （续）C. CT 矢状位重建显示融合区域上方 $T_{9\sim10}$ 骨性增生明显；D. CT 矢状位重建腰椎显示 L_1、L_2 陈旧性骨折，T_{10} 至骶骨间已骨性融合

一、适应证

- 冠状面和（或）矢状面僵硬且严重的脊柱畸形。
- 陈旧性骨折、先天性脊柱后凸 / 侧弯、医源性畸形、特发性脊柱畸形伴自发性强直、肿瘤或感染。
- 理想的 VCR 截骨部位应该在畸形的顶椎区，通过此方法能够达到最有效的截骨矫正。但在肿瘤或感染的情况下，截骨部位应该在病变水平。

二、影像学评估

- 每个病例都需要行全脊柱 X 线片、MRI 和 CT 检查；根据需要，可以结合使用卧位侧弯片、仰卧 / 俯卧片或垫枕片来评估柔韧性；CT 扫描的定位像是平仰位的图像，因此参考价值较大。骨盆入射角可以在侧位 CT 定位图像上测量。
- 仔细评估术前影像，以确定畸形顶椎、融合情况，以及每个平面所需的矫正和平移程度，以确定所需的截骨类型和范围。
- 测量预计所需内固定的大致长度及尺寸。
- 仔细审阅术前平片，标注椎体节段，以便术中定位。

三、特殊设备

- 运动诱发电位（motor evoked potential，MEP）和体感诱发电位（somatosensory evoked potential，SSEP）监测，包括用于螺钉刺激的触发肌电图。
- C 形臂。
- 部分患者因既往手术切除或融合导致解剖标记不清，可考虑使用术中导航或术中 CT 来辅助完成手术。
- 考虑打印可无菌消毒的 3D 脊柱模型，用以术中参照，可帮助内固定置入。模型可由医疗设备公司依据 CT 扫描提前打印。

四、体位

- 取俯卧位，如果需跨越颈胸交界处，可使用 Mayfield 头架或在 Jackson 手术床上取俯卧位进行胸腰椎显露。
- 可折叠手术床有助于手术过程中的体位改变。也可以在手术开始时将患者髋部 / 腿部屈曲，用毯子或泡沫垫将躯干垫起，以便于截骨后的矫形。
  - ➤ 如果需要取自体骨，请确保髂嵴后部已做消毒并铺单。
- 对于预期持续时间过长可能导致患者面部水肿或皮肤破损风险的病例，可使用 Gardner-Wells 颈椎平衡牵引（图 17-2）。
- 除了典型的俯卧支撑垫外，考虑使用双侧肾支撑垫，以便于将手术床滚动到任何一侧，以方便术野观察（图 17-3）。

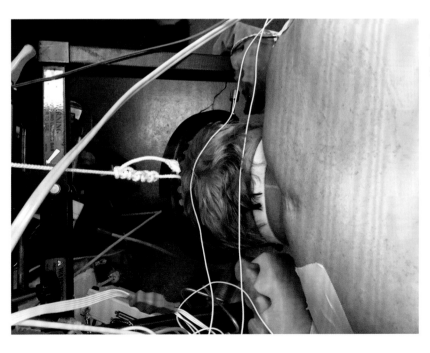

◀ 图 17-2　放置 Gardner-Wells 环以辅助严重后凸患者体位的摆放

- 可使用适当的填充物抬高患者的胸部，以充填因胸椎后凸形成的空间，并避免颈椎过度前凸（图 17-3）。

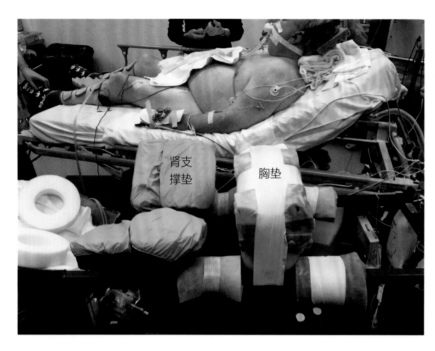

◀ 图 17-3　带有托胸垫及肾垫的 Jackson 手术床，适用于严重后凸畸形患者手术体位的摆放

五、麻醉 / 神经监护要点

- 脊髓减压或畸形矫正术中平均动脉压（MAP）的目标应保持高于 80mmHg。对于需要在畸形矫正的同时也要减压的手术，由于术前已存在的神经损害，术中及术后神经损伤的风险会更高。对于这样的病例，考虑将减压和矫形手术间隔数周分期进行，以利于神经功能的恢复。
- 全身静脉麻醉过程中 MEP 监测的应用。术前一定要与神经电生理学技术人员和麻醉团队讨论监测策略。如果畸形僵硬且没有潜在的神经损害，可以考虑在使用少量肌松药、摆好体位后获取基础信号，以减少显露时的失血。尽管肌松药可以被自然代谢，最好补充相应的拮抗药，以确保置钉时 MEP 信号可以恢复至基础值。
- 术前应与麻醉科室讨论术中失血的处理，在确认无禁忌证的情况下，术中可以使用大剂量氨甲环酸（参见脊柱侧弯后路矫正相关章节）。
- 与麻醉团队和神经电生理团队以及护理团队讨论手术的流程。确保操作团队的所有成员都了解病例的难度，并且在手术期间确保血制品、液体和药物准备就绪。虽然作为外科医生主要关注手术本身，但术中随时与团队沟通，必要时调整手术方案也非常重要。
- 开始 VCR 截骨之前，通常需要做大量的前期工作，这意味着手术最复杂的部分要到下午才开始，此时手术人员不同程度出现疲乏、患者处于麻醉状态有一段时间且有一定量的失血，可考虑选择性地对这些病例进行分期手术。第一阶段是内固定的取出和放置、减压和 VCR 截骨准备。当 2～3d 后，患者和手术团队的精力恢复，再行二期 VCR 截骨。必须指出的是，该策略可能会带来其他问题（如术后肠梗阻等，影响二期手术），因此针对每例患者都应仔细制订策略，而不是对所有患者采取统一的固定方案。

六、手术切口定位

参见第 13 章。多数患者有前次手术的切口，可以利用该切口，必要时可延长。此类手术多为翻修手术，解剖标志缺失，原内置物有助于定位。必须行详细的术前规划，可通过多种影像学技术确认。

七、入路

参见第 13 章。术前标记出所有椎管开放处、原有内置物及假关节部位。尽可能全层软组织瓣剥离，后部结构的表面尽量少留软组织，这样不仅节省时间，而且遗留的无效腔较小，同时给予已损坏的组织结构一个相对较牢固的软组织保护封套。在椎管开放的部位使用电刀时要非常小心。虽然有可能损伤硬脑膜和神经组织，但锋利的 Cobb 剥离器能很好地剥离软组织瓣。

八、内固定技术

置钉和置钩技术参见第 13 章。僵硬性脊柱侧弯所需要的特殊内固定器械包括使用固定 / 单平面螺钉，通过调整钉尾排列来控制跨越截骨区域的矫形。椎弓根定位困难的病例可使用融合体螺钉及在截骨区域使用卫星棒，以增加内固定强度和降低假关节发生率。原手术内固定物，可根据情况确定是否取出。特别是 Harrington 棒，因常常被包裹在骨质中，取出可能会导致额外的失血和融合体皮质的丢失。因此，我们一般不取。此外，考虑到有硬脑膜和神经损伤的风险，特别是后者，我们倾向于将椎板钩或椎板钢丝留于原位。

九、截骨技术

- 脊柱后部结构及融合体显露完毕后（图 17-4），按计划固定节段在相应椎体置入椎弓根螺钉（见第 13 章）。
- 向计划截骨区域头端以及尾端行广泛减压，尽量减少矫形过程中神经损伤的风险（图 17-5）。这种减压很可能需要切除融合体。一定要在术前和术中评估所有平面融合体的厚度，因为术者术中操作时很容易失去厚度感。
- 虽然术中不常使用 CT 或导航，但两者都有助于置钉及截骨时解剖位置的判定。前者还可以用于手术结束前评估螺钉的位置及矫形的效果。
- 切除脊柱后部结构。包括椎板、横突和小关节，直至椎弓根并显露出神经根（图 17-6）。
- 在胸椎，需要将截骨水平及上下各一节段双侧神经根自背根神经节的近端切断并结扎（图 17-7）。

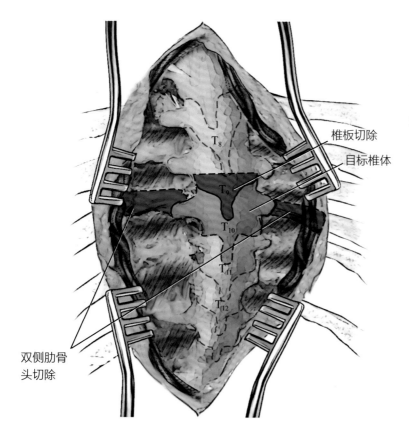

◀ 图 17-4　置钉和后部结构截骨前的术中后部结构的俯视图
注意，解剖标志常会因既往的融合术而被破坏，推荐在术中行 CT 扫描明确解剖

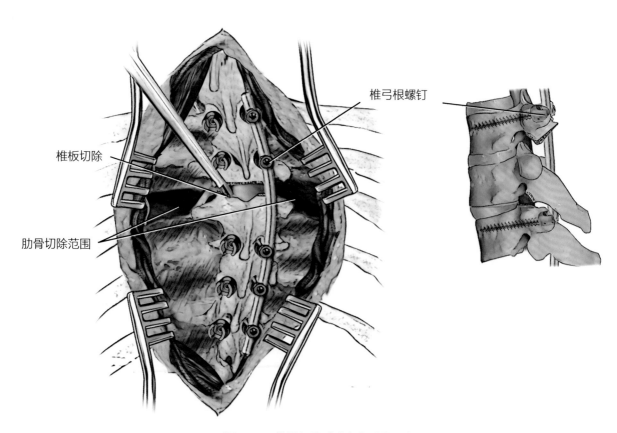

▲ 图 17-5　椎板切除时术中临时棒固定

这可以保证硬膜囊有一定的活动度，并便于抵达及显露椎体。必须指出的是，结扎神经根会影响脊髓的血管供应，有可能导致脊髓损伤。我们建议在切断神经根前，将其暂时夹住，并在此过程

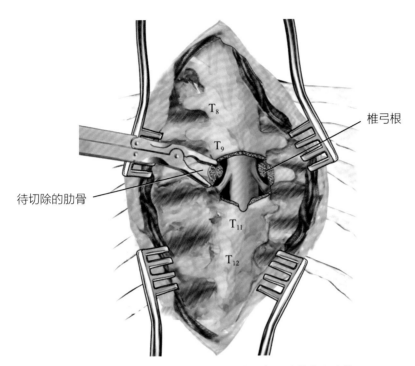

▲ 图 17-6　椎板已切除，仍需切除横突、关节突和肋骨

中与神经监护人员保持沟通。

- 切除相应的肋骨头，以便显露椎弓根侧面。注意，用刮匙及剥离子行骨膜下剥离，显露肋骨，此步骤操作时有可能损伤壁胸膜造成气胸。如果担心胸膜损伤，一定要与麻醉人员沟通确认。我们通常在术中放置胸管 / 引流管，以避免术后出问题。

- 继续向腹侧椎体与腹侧软组织（包括胸膜和大血管）间行骨膜下分离（图 17-8）。以 Cobb 剥离器辅以湿纱布和双极电凝，仔细显露椎体的侧面。此步骤操作时，会将节段血管自椎体分离，有可能导致难以控制的出血。术中酌情可将节段血管结扎或用双极电凝烧灼。在此过程中，常需透视或导航来确定方位，目标是显露至椎体前部，并在椎体和大血管之间放置一个可塑形牵开器（通常特殊的 VCR/ 经椎弓根截骨器械中都有）。显露过程中，左右两侧之间交替操作。切除椎体前，在跨越目标椎的上下置临时固定棒，当椎体侧面显露受限时，可以左右换棒。此时开始要持续观察 SSEP 和 MEP 的变化。如果病例由于血压不稳或其他医疗问题需要在截骨过程中的任何时间点立即终止，可以考虑使用全长临时棒用于紧急稳定。

- 可根据需要使用刮匙、咬骨钳和磨钻行经椎弓根去除椎体的松质骨（图 17-8 和图 17-9）。将切除的骨质收集起来用作自体骨移植。理想情况下，应去除椎体的整个松质部分，留下"蛋壳"样的皮质骨。

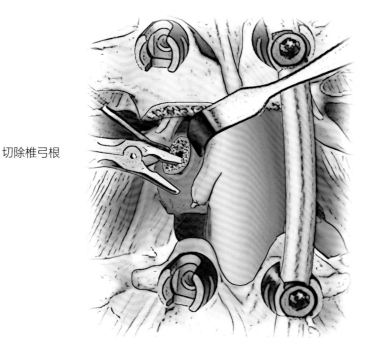

切除椎弓根

◀ 图 17-7　切除椎板和关节突后，用咬骨钳咬除椎弓根的骨壁，结扎神经根，硬膜囊用拉钩保护，放置临时棒

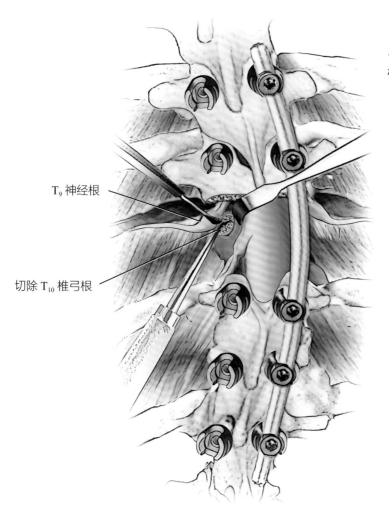

T_9 神经根

切除 T_{10} 椎弓根

◀ 图 17-8　用刮匙刮除椎弓根残留的松质骨并进入椎体

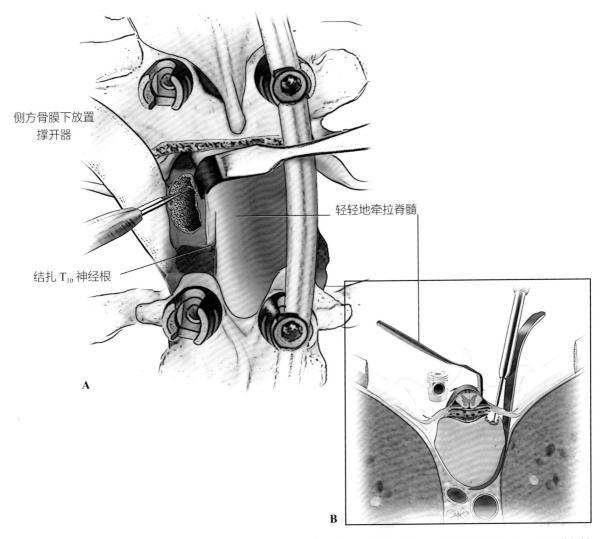

侧方骨膜下放置
撑开器

轻轻地牵拉脊髓

结扎 T$_{10}$ 神经根

A

B

▲ 图 17-9 **A.** 脊柱俯视图，用磨钻切除椎体，注意外侧的牵开器应置于骨膜下；**B.** 椎体的轴向视图，显示进入椎体的磨钻及骨膜下牵开器的放置，以保护胸膜和大血管

➤ 这一步通常合并大量快速失血。在开始截骨之前和截骨过程中，与麻醉团队的沟通至关重要，以确保有足够的血液制品用于复苏及预防获得性凝血病。需要指出的是，我们予以截骨部位临时固定及分期手术的指征较宽。如果患者失血过多，以及患者状况不稳定有较高的医疗风险时，我们都可以这样做。待患者状况稳定后，择日再完成截骨是比较安全的。当然，这个决定应该在开始截骨之前做出，而不是在截骨期间。

● 使用 Cobb 剥离器、刮匙和髓核钳来完成椎体和相邻椎间盘的切除（图 17-10）。应注意避免过度牵拉神经根和脊髓。同时要注意尽可能远离脊髓操作。充分使用透视和（或）导航，以始终保持术者的方向感。

➤ 保留椎体背侧骨质以保护硬脊膜。

➤ 应注意避免损伤腹侧软组织和节段血管。

● 用 Leksell 咬骨钳（图 17-11）咬除椎体两侧的侧壁。应注意使用透视和（或）导航确认截骨节段。值得注意的是，如果使用导航系统，在进行截骨术时脊柱可发生移位，此时必须意识到其准确性 /

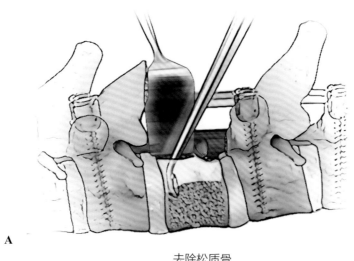

A

去除松质骨

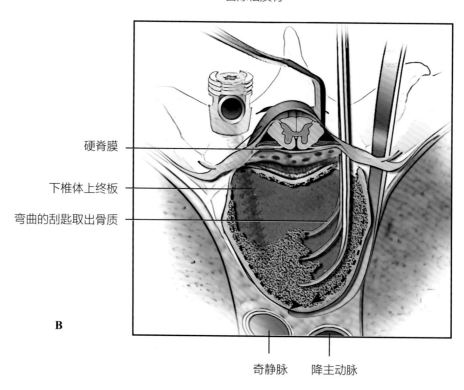

硬脊膜

下椎体上终板

弯曲的刮匙取出骨质

B

奇静脉　　降主动脉

▲ **图 17-10**　使用刮匙移除椎体松质骨的侧向（**A**）和轴向（**B**）视图

可靠性可能会降低。

● 在移除椎体后壁之前，将 Woodson 剥离器插至硬脊膜前方，以确保与椎间盘 / 椎体复合体之间没有粘连（图 17-12 ）。用反向刮匙，将椎体的背侧壁自椎管侧向腹侧推入已截骨的椎体空腔中（图 17-13 ）。 椎骨的整个后壁和两个椎间盘的纤维环后部均应切除。如果有残留的骨质，在矫正过程中，损伤硬脊膜和脊髓的风险很高。因此，使用 Woodson 剥离器和反向刮匙将骨质直接清除很必要。即使在后方只有一小块骨片残留，矫形时也可能会侵犯硬脊膜，导致腹侧硬脊膜撕裂或神经损伤。残留骨片可能很难直接看到。值得注意的是，硬脊膜前方常有硬膜外静脉丛，一旦出血很

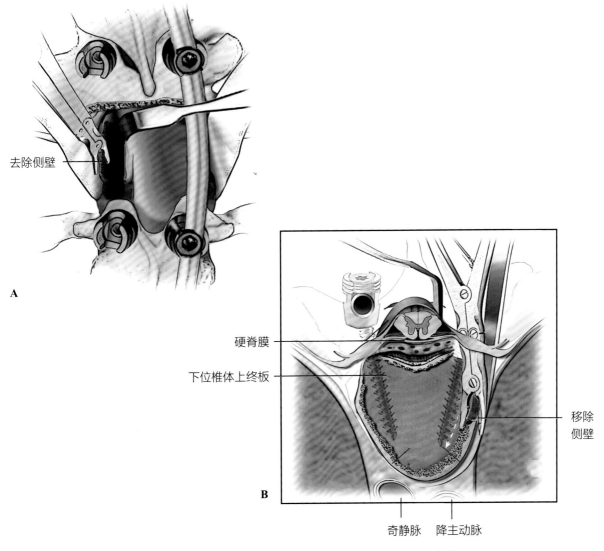

去除侧壁

A

硬脊膜

下位椎体上终板

移除
侧壁

B

奇静脉　降主动脉

▲ 图 17-11　使用咬骨钳去除椎骨侧壁的俯视图（A）和轴向视图（B）

难控制。因此，建议使用双极电凝，以及可吸收止血纱布和凝血酶 / 吸收性明胶海绵。

- 操作至此，椎体前方的骨皮质壳应予以保留。此时可评估前方缺损情况及前方重建钛笼或结构性移植体的大小（图 17-14）。需要注意的是，典型的 VCR 是脊椎后柱缩短，尽管理论上可以完全闭合胸椎 VCR 后的缺损，但由于脊髓过度缩短和神经系统损伤的风险，因此不建议这样操作。

- 矫形的目标应该是使 VCR 上下的终板尽可能接近平行。可膨胀钛笼可用于填充截骨后的缺损，但必须注意不要过度撑开钛笼和拉长后柱。理想的钛笼应该与术后前柱的高度一致，撑开的高度术前就应该确定下来。

- 值得注意的是，应该尽量尝试让钛笼坐于椎体周边的突起上，这样可最大限度降低下沉的风险。由于侧方入口有限，完成以上步骤可能很困难。此时，术者必须根据自己的判断来选择合适的方法安全地将前柱支撑。此时，术者多会感到疲劳，切记术前计划的制订，包括准备 2～3 个可供选择的钛笼是很必要的。

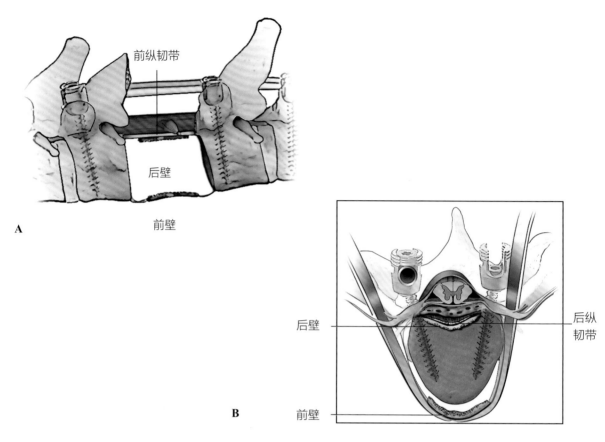

前纵韧带

后壁

前壁

A

后壁

后纵韧带

前壁

B

▲ 图 17-12　去松质骨椎体侧壁去除后的侧向（**A**）和轴向（**B**）视图，保留前壁和后壁

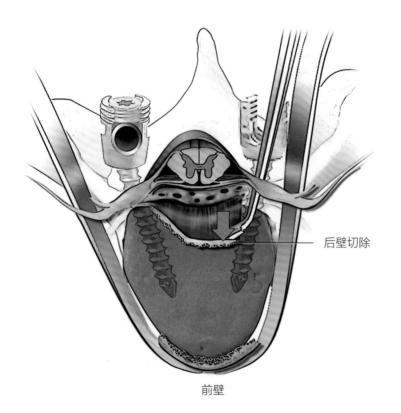

◀ 图 17-13　脊椎截骨术的轴向视图，椎体后壁被推入椎体切除后的缺损

后壁切除

前壁

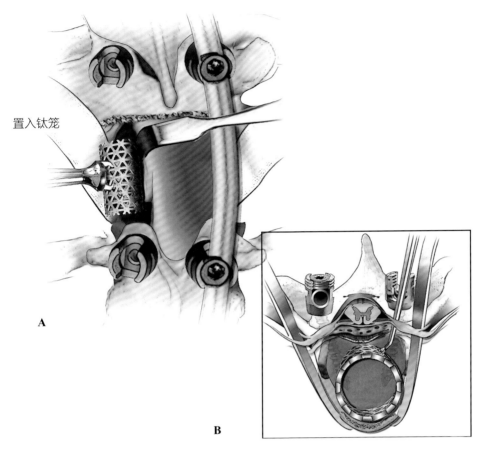

置入钛笼

A

B

▲ 图 17-14 钛笼放置的俯视（A）和轴向（B）视图

- 这一类病例形成假关节的风险较高，除了前路融合，还应辅以必要的其他手段。如果钛笼的背侧尚有空隙，可以用松质骨将其充填。必要时，可以在钛笼内填充骨形成蛋白。

- 借助于成像技术，将钛笼（填充了自椎体截除的自体骨）放入缺损，坐于椎体边缘隆起处。放置钛网时要顺着入口，先横着放入后再旋转 90°。

十、畸形矫正

- 准备调整可折叠手术台或用垫毯将患者的下肢抬高。此步骤应尽可能由未洗手上台的团队成员完成，因为在矫形 / 闭合过程中至少应有 2 名手术医生。

- 松开近端两侧固定螺钉上的螺帽，以闭合截骨区。如果截骨充分，则截骨区应以前部皮质为铰链以可控的方式闭合。当前部皮质薄到一定程度，则可在可控下形成不完全骨折（青枝骨折）。轻柔地加压固定钛笼（图 17-15）。

- 在放置钛笼之前，有必要评估截骨区的活动度。切记，对脊髓的扰动（牵张及短缩）应该越少越好。拧紧固定螺钉并评估 SSEP 和 MEP 信号。如有必要，可通过松开固定螺钉和使用加压器行逐步矫形。一旦截骨区被闭合并完成矫形，检查钛笼的位置及其是否安全。有时可能需要打开截骨区并重新放置钛笼。

> 确保在矫形期间维持 MAP > 80mmHg，并反复进行神经监测，以尽量减少神经损伤的可能性。

● 一旦达到预期的矫形效果，两侧分别进行弯棒和置棒，以避免矫正丢失和失稳。

● 如有需要，对成品棒进行原位弯曲，做最后的矫正操作。

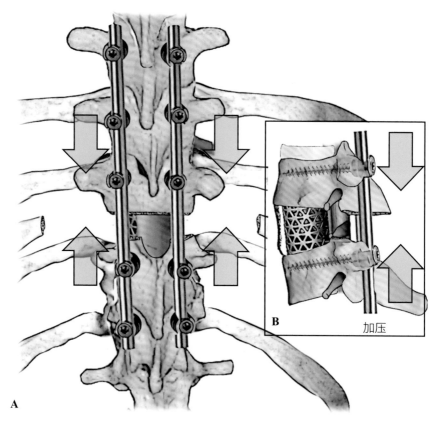

▲ 图 17-15　钛笼就位后通过对螺钉加压闭合缺损、矫形、坐稳钛笼的俯视图（A）和侧面观（B）

● 检查硬脊膜的背侧和腹侧是否有骨性压迫或者皱褶，后者是非常主观的评估。如果减少矫正程度皱褶仍很明显，则可能需要进一步行骨性减压。

● 一旦放置好钛笼、棒且足够稳定（通过影像学及直接观察和探查确认），应放置卫星棒，以加强在所有平面上的额外稳定性，特别是旋转。应使用连接器和横连。最好在松开固定螺钉之前放置卫星棒，因为最终拧紧螺钉时可能会推挤不稳的截骨节段，虽然这一般不会发生。

十一、融合技术

● 有关椎体截骨术以外的后路融合技术，参见后路胸椎内固定 / 融合的相关章节。

● 如果空间允许，可以经后路植入带或不带骨形成蛋白的同种异体腓骨（图 17-16 ）。

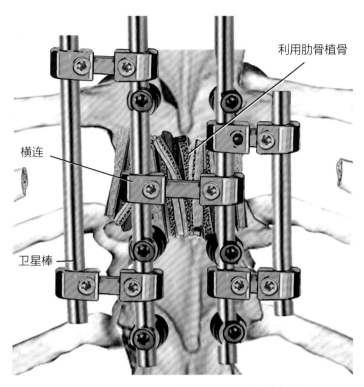

利用肋骨植骨

横连

卫星棒

▲ 图 17-16 最终植骨内固定后的俯视图

肋骨用于截骨后的缺损的支撑植骨。使用横连和通过侧方连接器连接的卫星棒来增加缺损区域的稳定性，以减少假关节的发生

十二、缝合技术

● 参见后路胸椎内固定 / 融合的相关章节。

● 值得注意的是，由于切除了大量的骨质，通常后方有很大的无效腔，同时较大的骨创面有出血倾向，硬脊膜周围有可能形成血肿。因此我们建议放置多个引流管，同时考虑以伤口负压吸引来尽量关闭无效腔。伤口负压吸引的另一个好处是，伤口可以始终保持无菌覆盖，直到引流管被拔出。特别在翻修患者中，可以减少积液和增加组织粘连，还可以促进伤口愈合。

十三、术后护理

● 术后应仔细评估患者是否有新的神经功能缺损或神经根症状，这些症状可能提示螺钉位置异常并侵犯了神经。

● 术后支具治疗可能有益，这取决于术中对骨质量和结构稳定性的评估。

● 鉴于对广泛去皮质融合面和（或）打开胸椎椎管的患者进行抗凝治疗存在风险，鼓励患者早期活动，以尽量减少接受长节段结构性固定融合患者发生静脉栓塞（venous thromboembolism，VTE）的风险。

● 在离开手术室之前，术者只要对胸膜的完整性有所担忧，就应放置胸腔引流管。

病例说明（续，图17-17和图17-18）

- 基于对病情复杂性和完成所有手术步骤所需的时间，该患者接受了分期翻修减压和畸形矫正手术。

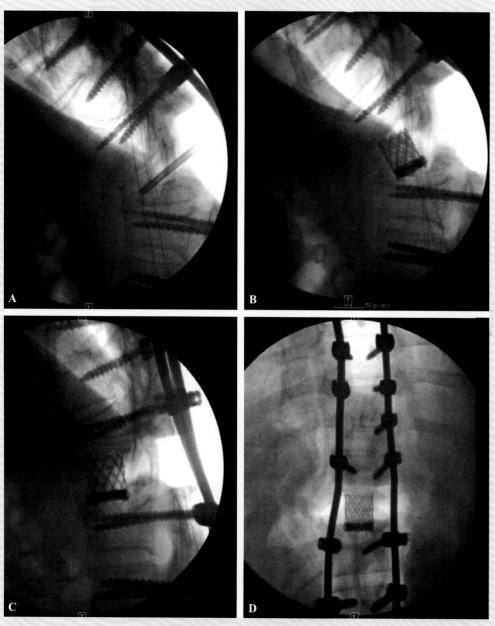

▲ **图 17-17　放置钛笼的透视图像**

A. 去松质骨后的初始侧位图。B. 将钛笼放置就位的侧位图。C. 矫形之后钛笼的侧位图，可以看到 L_1 椎体切除部位的后凸畸形的改善，同时还可以看到钛笼坐实于 L_1 的残余下终板上，而不是 L_2 的上终板上。这样做是由于硬脊膜粘连，难以安全地移动硬脊膜，腹侧硬膜不可能修补。D. 在放置卫星棒和横连之前的钛笼正位图

- 一期：移除 $T_{10} \sim L_1$ 和 $L_4 \sim S_1$ 的内固定，T_5 至髂骨置入新的内固定。
- 二期：胸椎翻修减压、后路 L_1 VCR 截骨矫形及前柱重建，T_5 至髂骨间的可靠植骨融合。

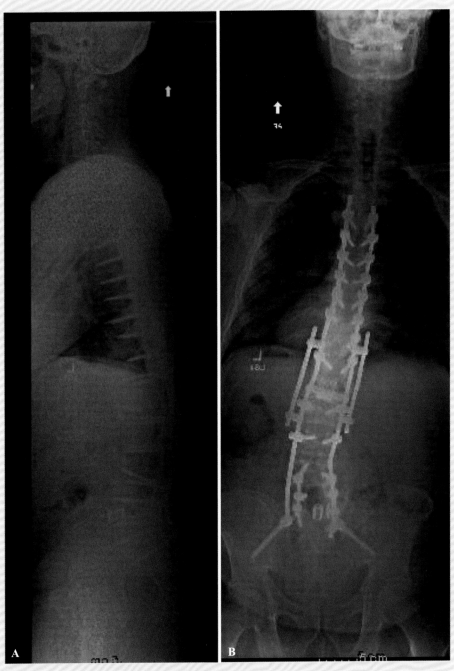

▲ 图 17-18　术后 2 年的 X 线侧位片（A）和正位片（B）
由于脊髓病及一些轻度的冠状面不平衡，该患者依然存在步态异常，但不需使用任何镇痛药，且能够保持直立姿势，日常生活没有任何问题

推 荐 阅 读

[1] Bradford DS, Tribus CB. Vertebral column resection for the treatment of rigid coronal decompensation. *Spine.* 1997;22:1590-1599.

[2] Bridwell KH. Decision making regarding Smith-Petersen vs. pedicle subtraction osteotomy vs. vertebral column resection for spinal deformity. *Spine (Phila Pa 1976).* 2006;31(19 suppl):S171-S178.

[3] Boachie-Adjei O. Role and technique of eggshell osteotomies and vertebral column resections in the treatment of fixed sagittal imbalance. *Instr Course Lect.* 2006;55:583-589.

[4] Enercan M, Ozturk C, Kahraman S, Sarıer M, Hamzaoglu A, Alanay A. Osteotomies/spinal column resections in adult deformity. *Eur Spine J.* 2013;22(suppl 2):254-264.

[5] Saifi C, Laratta JL, Petridis P, Shillingford JN, Lehman RA, Lenke LG. Vertebral column resection for rigid spinal deformity. *Global Spine J.* 2017;7(3):280-290.

[6] Smith JS, Wang VY, Ames CP. Vertebral column resection for rigid spinal deformity. *Neurosurgery.*2008;63(3 suppl):A177-A182.

[7] Suk SI, Kim JH, Kim WJ, Lee SM, Chung ER, Nah KH. Posterior vertebral column resection for severe spinal deformities. *Spine.* 2002;27:2374-2382.

第三篇 腰 椎
Lumbar Spine

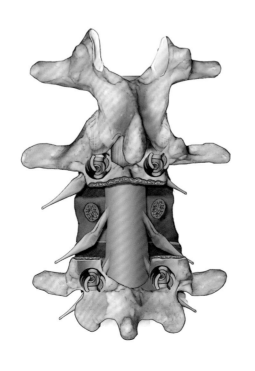
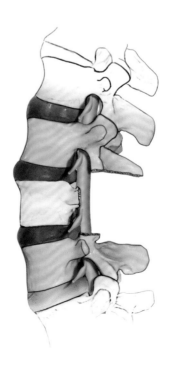

第 18 章　微创椎间盘切除术
Microdiskectomy

Christopher T. Martin　John M. Rhee　Sangwook T. Yoon　**著**

宁广智　李振宙　**译**

万　勇　**校**

一、影像学评估：X 线、MRI 和 CT 上需要考虑的关键因素

● 椎间盘突出的位置是制订手术方案的关键。

> 在 MRI 横断面上，判断突出物是中央型、旁中央型、椎间孔型，还是椎间孔外型（"极外侧型"）。

> 在 MRI 矢状面上，确定突出物是在椎间隙水平还是已经迁移到头侧或尾侧。

> 包含在纤维环内的中央型和旁中央型椎间盘突出通常可以通过半椎板切开术入路。脱出的间盘碎片组织应该引起注意，可能需要向上或向下扩大减压范围（图 18-1）。

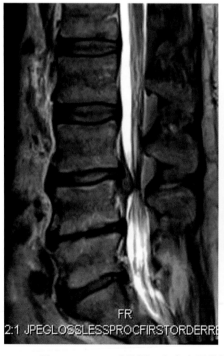
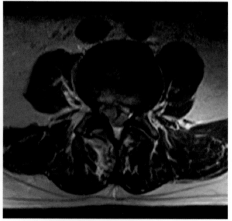

▲ 图 18-1　$L_{3\sim4}$ 后外侧，旁中央型椎间盘突出的中央矢状位和轴位 T_2 MRI 图像，可采用正中入路手术

> 有时，椎间盘突出发生在严重椎管狭窄的情况下。在这种情况下，为了能够达到彻底的椎管减压并且安全，彻底地清除突出物，椎板切除术联合椎间盘切除术可能是最明智的选择。

- 椎间孔内的突出物可以通过椎旁 Wiltse 入路，采用半椎板切开术联合部分内侧关节突关节切除的方法取出（图 18-2），在偶尔的情况下，如果不切除关节突关节就不能去除突出物时，那么就需要切除关节突关节并进行融合手术。

- 极外侧椎间盘突出需要采用椎旁 Wiltse 入路。

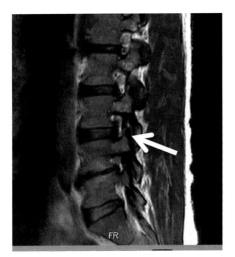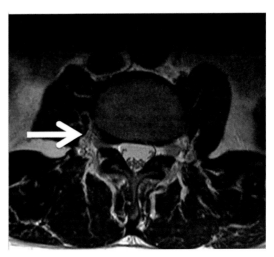

▲ 图 18-2　**右侧旁矢状位和轴位的 T₂MRI 图像**
显示此患者为右侧椎间孔区域的椎间盘突出，通过 Wiltse 入路进行了手术治疗。箭所指为椎间孔内突出物的位置

二、特殊器械

- 可利用多种牵开器，包括 Taylor 牵开器、McCulloch 牵开器、弯曲的脑自固定牵开器或管状牵开器系统（图 18-3）。选择取决于手术医生。

三、患者体位

- 俯卧在 Wilson 架上（图 18-4）。

四、麻醉 / 神经监护

- 我们更倾向在全身麻醉下进行手术。

五、切口定位

- 外科医生通过触摸表面的解剖标志来辨别恰当的手术节段。通常可以触摸到骶骨的弯曲与 L₅ 棘突的连接处，并由此向上来计数棘突。此外，L$_{4\sim5}$ 椎间隙大致位于髂嵴的水平，可以作为另一种定位方法。

● 在皮肤准备完成后，用一根 20G 的穿刺针在中线旁开 2cm 处，朝关节突关节方向穿刺。一定不要

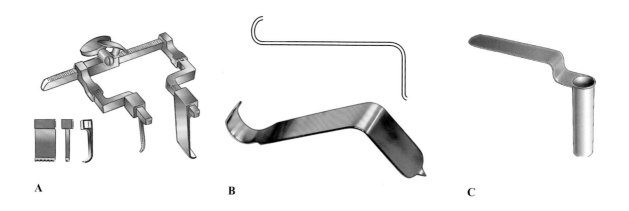

▲ 图 18-3　牵开器示例，包括 McCulloch（A）、Taylor 牵开器（B）和管状牵开器系统（C）

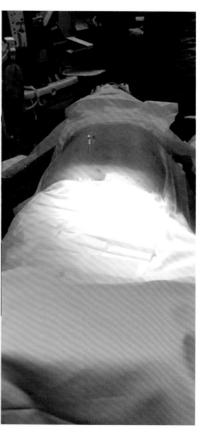

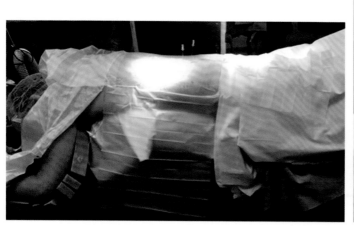

▲ 图 18-4　**Wilson 架体位**
注意，皮肤消毒后用 2 个腰穿针做术前 X 线定位

在中线穿入，因为这有进入椎管的风险。也可以在皮肤上放置两个金属标记物并用 C 形臂前后位透视，以此来指导起始的皮肤切口。

- 穿刺针放置好后，可通过 C 形臂透视获得腰椎侧位 X 线图像。记录穿刺针的位置，并在皮肤上做标记（图 18-5）。

- 随后，皮肤切口即以此为标准进行上下调整。

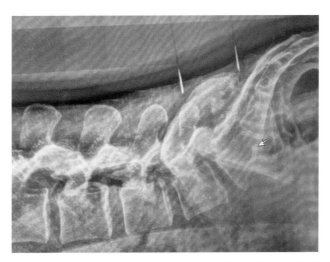

▲ 图 18-5　术前计划行 L_5～S_1 椎间盘切除术，腰椎侧位片显示术前穿刺针定位
随后的皮肤切口即以此为标准进行上下调整。在此病例中，切口的中心位置需要位于头端的定位针的稍远端

六、手术入路

（一）正中入路

- 皮肤切口直接位于棘突中央，长度为 15～20mm。

- 逐层切开至棘突，在病变侧，将筋膜和肌肉沿着棘突和椎板进行骨膜下剥离，对侧不剥离。

- 剥离到关节突关节内侧缘，用 Cobb 剥离器将肌肉从关节突关节钝性剥离，几乎不需要将肌肉从关节突关节切断（图 18-6）。

- 一旦很好的显露椎板和关节突关节的交界处，就应该将定位针放到此处并用 C 形臂做最终的定位（图 18-7）。定位针所在的位置应用墨水做标记，为后面的手术操作做参考。

1. 放置牵开器

- 在显露出关节突关节并且椎板上的软组织被清除干净后，就可以放置牵开器。

- 如果选择了 McCulloch 牵开器，则将钩子置于两个目标棘突之间的棘间韧带上，而将叶片放置在关节突关节的背外侧。

- 如果选择 Taylor 牵开器，那么牵开器的尖端应置于关节突关节外缘，牵开器的长柄用 Kerlix 绷带绑在手术医生的脚上以便于下压维持牵开。

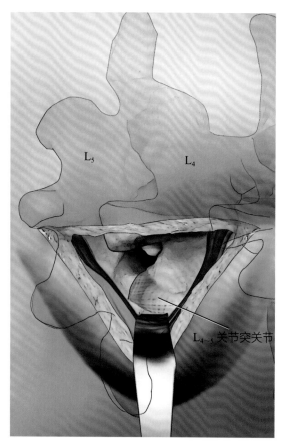

▲ 图 18-6　单侧显露至右侧关节突关节内缘后，可以辨别关节突关节的关节囊及上下椎板

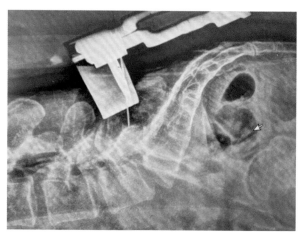

▲ 图 18-7　术中侧位片显示定位针置于 $L_5 \sim S_1$ 关节突关节上
在完成显露和放置牵开器之后透视这张定位像，以确认手术医生在进行切骨操作之前定位准确

2. 减压技术

● 使用电凝和小的 Cobb 刮匙，必须将头端和尾端椎板的边缘清晰显露。

● 一旦辨认好椎板边缘，去除足量的头端椎板就可以容易地看到突出的椎间盘。通常去除约 10mm 的椎板，联合应用磨钻和椎板咬骨钳可以完成此操作，需保持下方黄韧带的完整以保护硬膜。这个椎板切开术应呈倒 U 形的 1/2，并向内侧延伸至棘突，向外侧到关节突关节。在 $L_{4\sim5}$ 和 $L_5 \sim S_1$ 节段，椎板间隙较宽，不必去除太多的关节突关节。然而，越靠近头端的节段越需要切除较多的关节突关节内侧部分，以便进入椎管。

　➤ 最好多切除一点骨头，这样可以安全地看到神经根的外缘，不要追求少切除骨质，这样有神经根损伤的潜在风险（见后述）。

● 完成椎板切开术后，先用直的后用弯曲的 0 号 Epstein 刮匙将黄韧带从上方切除直到尾端椎板的上缘。

● 可以少量去除尾端椎板上缘的骨质以帮助椎板咬骨钳进入到黄韧带的下方，从而提高手术安全性。被分离黄韧带可以用髓核钳和椎板咬骨钳去除。在其深面便可以看到硬膜外脂肪和硬膜。

● 去除黄韧带直到行走根的外缘被看到（图 18-8）。使用神经剥离器和神经钩小心轻柔地分离粘连和瘢痕组织，以游离神经根。通常在进行此步操作时，突出物可以在被我们看到之前先被触摸到。少量的硬膜外静脉需要电凝止血。

➢ 如果行走根的外缘没有被确认，可能需要进一步向外侧切骨。行走根通常就在椎弓根内壁的内侧。在没有确切找到行走根外缘并且将其向内侧游离的情况下，不要切开纤维环。极少数情况下，尤其是在 $L_5 \sim S_1$ 节段，可能有 2 个神经根自硬膜发出。如果靠内侧的被认为是行走根，那么位于更外侧的真正的行走根（被关节突关节隐藏）在不注意的情况下就容易被损伤。

● 继续在神经根外缘游离直到看到椎间盘。小的横跨交叉的硬膜外静脉需要电凝止血。然后用一把刺刀样的神经牵开器将神经根牵向内侧（图 18-9）。

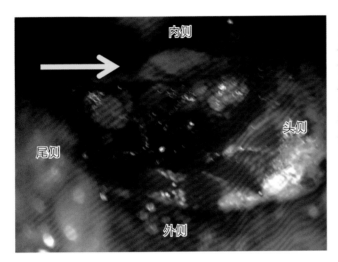

◀ 图 18-8 术中完成半椎板切开后用显微镜拍摄的图像
黄箭所指为行走根，位于内侧。脂肪和硬膜外静脉位于外侧并覆于椎间盘上。此患者有些特殊，神经根相对偏内。然而，通常情况下会更靠外些

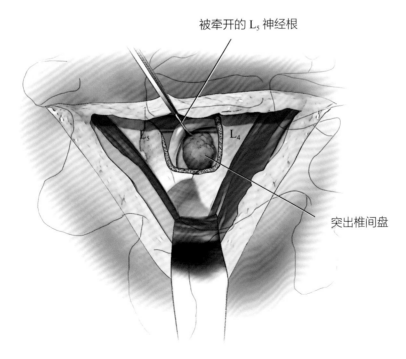

被牵开的 L_5 神经根

突出椎间盘

▲ 图 18-9 用神经拉钩将神经根向内侧牵开，电凝椎间盘表面血管
神经根通常被腹侧的突出椎间盘及炎性瘢痕明显顶起，一开始进行神经根游离会受到限制。用神经钩或小号反向刮匙仔细、轻柔地分离神经根腹侧的粘连。在神经根游离完成后才能向内侧牵拉神经根，否则会导致神经根牵拉伤

- 在神经根受到很好的保护后，使用 15 号刀片将纤维环纵向并且与神经根一致的方向切开（图 18-10）。初始切口的深度应该非常浅。这是为了避免不必要的将突出物切碎，同时防止因为对神经根的错误辨别而损伤，因为有时候神经根和椎间盘粘连很重。有些外科医生使用纵向切口（而不是水平切口），以降低意外损伤神经根的风险。

- 一旦覆盖了突出椎间盘的覆膜被充分切开，便可以使用神经剥离子、反向刮匙及髓核钳等工具沿纤维环周围向下方挤压（图 18-11）。摘除所有松动的髓核碎片。经过初始清扫后，将神经钩插入纤维环的深面。旋转神经钩并将所有松动的髓核组织带出纤维环缺损。髓核钳可以依循纤维环缺损处进入椎间盘，进一步摘除松动髓核组织（图 18-12）。

  ➢ 用神经钩或小号反向刮匙挤压纤维环缺损周缘能"挤奶"式挤出髓核碎块，而不会扩大纤维环缺损。

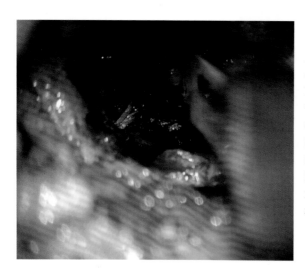

◀ **图 18-10 将神经根向内侧牵开后，使用 15 号刀片切开纤维环**

尽管图中的手术刀开始呈水平握持，但实际是沿神经根方向纵向切开，所以即使神经根被不经意切到也不至于被横断。在切开椎间盘之前，必须确认绝对不是神经根。有时即使在高倍显微镜辅助下，神经根也不易与椎间盘从视觉上区分开。在有疑问时，应该采用以下策略：探查椎弓根（因为神经根一定在椎弓根内侧），切除更多的小关节内侧部分以便清晰显露神经根外侧缘，或者显露神经根近端 / 远端部分，然后依循神经根找到椎间盘突出部位

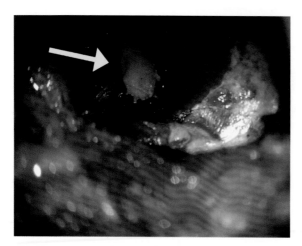

▲ **图 18-11 在纤维缺损边缘周围用反向刮匙轻压、挤出椎间盘碎块（黄箭）**

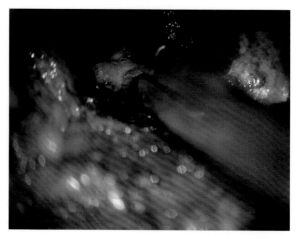

▲ **图 18-12 用髓核钳抓住并移除椎间盘碎块**

在初步摘除碎块后，需要进一步探查其他松动髓核组织。通常情况下，突出物呈多块，需要多次进行松动椎间盘碎块的摘除

■ 手术结束时纤维环缺损越小,椎间盘突出复发率越低。

➤ 如果纤维环上没有明显的纤维环缺损,不一定非要进入椎间隙,只要摘除与术前 MRI 上一致的脱出髓核组织即可。

■ 在所有条件都相同的情况下,我们倾向于在不影响神经根减压充分性的前提下尽可能限制纤维环缺损的大小。

● 继续进入椎间隙探查直至膨出椎间盘摘除满意、无松动髓核碎块残留。此时保持耐心会有收获,往往会发现最后一块松动的突出椎间盘碎块。

● 当神经根能很容易移动、腹侧无任何部位拴系、没有任何嵌夹突出椎间盘碎块时,说明神经根减压充分。

(二)Wiltse 入路

● 在椎间盘突出部位的表面皮肤上,约旁开后正中线 3cm 取旁正中纵向切口(图 18-13)。

● 继续分离深至筋膜,沿切口方向切开筋膜。

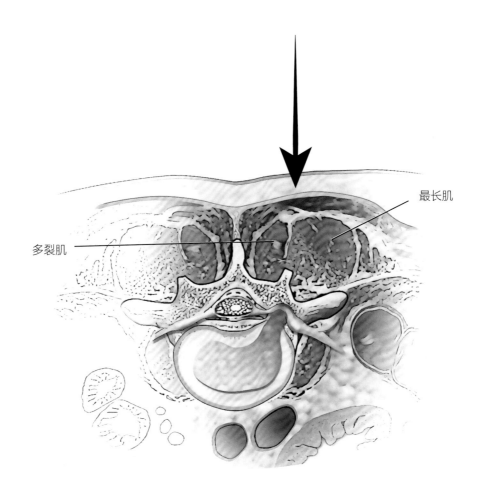

最长肌

多裂肌

▲ 图 18-13 **Wiltse 入路手术切口约旁开后正中线 2 指宽,小关节表面**
切开筋膜后在内侧的多裂肌及外侧的最长肌肌间隙进行钝性分离。沿该肌间隙钝性分离直至小关节

- 术者用示指沿多裂肌及最长肌肌筋膜间隙钝性分离直至目标小关节。在该肌间隙平面中很少出血。继续钝性分离直至触及椎间盘突出节段的小关节及横突。小关节外侧是横突、内侧是椎弓峡部。
- 使用 Cobb 剥离器结合电刀清理附着于横突及椎弓峡部的软组织，增加术野显露。

（三）拉钩的放置

- 置入自固定拉钩，继续清除软组织直至充分显露手术视野（图 18-14）。McCulloch 或管状拉钩可胜任此工作。

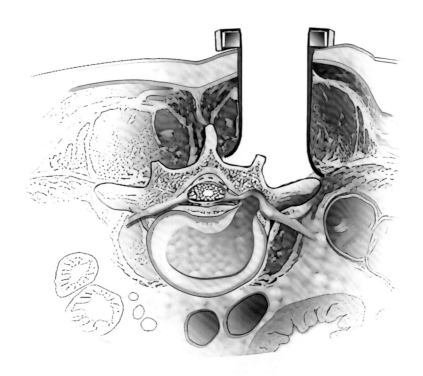

◀ 图 18-14　置入自固定拉钩后，术者应该能够看到手术节段小关节上下的椎弓峡部外侧及手术节段小关节外侧的横突（如 $L_{4\sim5}$ 椎间盘对应的 L_5 横突）

（四）减压技术

- 联合使用直头刮匙、弯头刮匙及 Kerrison 椎板咬骨钳将横突间膜从椎弓峡部外侧缘剥离。切除小关节尖部及椎弓峡部远端外侧部分，建立进入椎间隙的通路（图 18-15，左）。
- 神经根即位于该平面的深面，从内上向外下走行。神经根比较表浅、在切除横突间膜后需要特别小心地确定各解剖结构。
- 这个位置通常会出血，很难在第一时间找到神经根。所以，我们应该试图先通过探查尾侧椎弓根的上缘来找到突出椎间盘（如寻找 L_5 椎弓根上缘来确定 $L_{4\sim5}$ 椎间盘突出）。从这里向腹侧钝性分离至椎间隙，继而发现突出椎间盘，通常位于椎弓根上缘的头侧及外侧。然后，从突出椎间盘探查至出口神经根，神经根常常被推挤到外上方。
- 在椎间隙平面联合使用神经剥离子、神经钩及双极电凝清理纤维环表面的硬膜外血管。

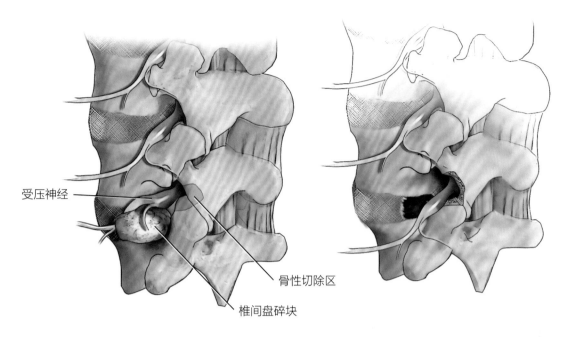

▲ 18-15 图片显示椎间盘突出物摘除前椎弓峡部及神经根的表现（左图）。在切除 2～3mm 的峡部外侧部分、小关节尖部及横突间膜后，可探查及尾侧椎弓根上面、向深面可追踪到突出椎间盘。通常情况下，突出椎间盘将出口神经根推向上外侧。一旦确定突出物，采用开放手术中的常规技术摘除突出物即可（右图）

- 一旦获得椎间盘的充分显露，使用 15 号刀片切开纤维环，按之前描述的相似方式摘除椎间盘组织。

七、闭合技术

- 用可吸收线间断缝合筋膜，然后用细的可吸收线缝合真皮及皮肤，干燥辅料覆盖切口。

八、术后注意事项

- 应该指导患者监测感染、脑脊液漏、椎间盘突出复发等术后并发症的相关征象。
- 我们通常建议患者进行 6 周的轻度运动，然后逐渐过渡至活动完全恢复。

第19章 腰椎椎板切除术
Lumbar Laminectomy

Mathew Cyriac　Scott Boden　John M. Rhee **著**

陈甫超　梁育玮 **译**

陈　亮 **校**

病例说明（图 19-1）

72 岁男性，$L_{2\sim5}$ 多节段椎管狭窄，表现为神经源性的跛行和双下肢疼痛，保守治疗无效。

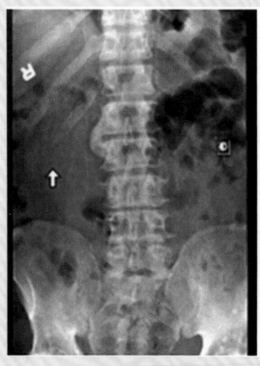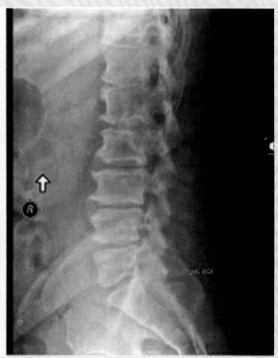

▲ 图 19-1　正侧位 X 线片显示多节段脊柱退变，但无明显的脊柱畸形或滑脱，$L_{1\sim2}$ 疑似自发融合

一、影像学评估

- 通过直立位 X 线片可发现某些脊柱不稳的情况，例如存在明显的脊柱侧弯、退行性腰椎滑脱或侧方滑脱，则可能需要行腰椎融合手术。
- MRI 评估。
  - 如果合并椎间盘突出，除行椎板切除术外，还可能需要行椎间盘切除术。
  - 如果在减压过程中发现类似神经根样的滑膜囊肿，且囊肿较明显，特别是位于滑膜关节时，我们建议行融合手术以防止术后脊柱不稳及囊肿复发。
  - 狭窄可能位于中央管、侧隐窝、椎间孔，抑或三者均有。
    - 椎间孔狭窄在旁矢状面的 T_1 和 T_2 像上评估最佳（图 19-2）。
    - 中央管和侧隐窝狭窄在横断位 T_2 像上评估最佳（图 19-3）。

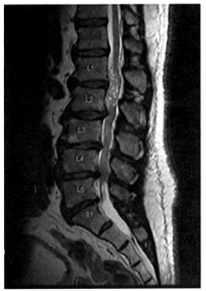
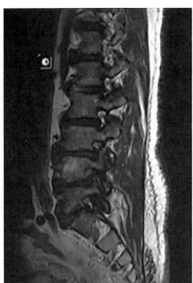
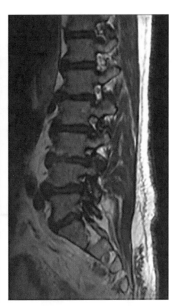

▲ 图 19-2　MRI 正中矢状位 T_2 像可显示椎间盘形态，平卧时排列整齐且存在一定程度的中央管狭窄。MRI 左右旁矢状位 T_2 像很好地显示 $L_3 \sim S_1$ 椎间孔狭窄

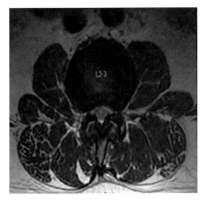
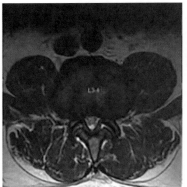
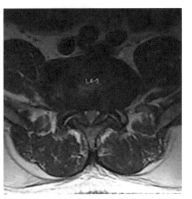

▲ 图 19-3　MRI 横断位 T_2 像显示中央管和侧隐窝的狭窄最佳，此病例为 $L_{2\sim3}$、$L_{3\sim4}$ 及 $L_{4\sim5}$

> ➤ 还要注意的是，在压迫最狭窄的区域，若存在硬脑膜粘连或缺损，则增加硬膜切开术的风险。

二、特殊器械

- 高速磨钻：通常配有 5mm 的圆形硬质合金钻头。
- McCulloch 牵开器：用于单节段椎板切除术的较小切口。

三、体位

- 我们通常使用 Jackson 架，使腹部自然悬空，从而减少硬膜外静脉丛的出血。
  - ➤ 与融合相反，我们在摆体位时不必增加腰椎前凸。相反，如果将其过度前凸，则正常直立位下狭窄的区域可能会因此减轻部分压力，使手术时难以确定减压目标。因此，我们尝试模拟自然直立位的侧位 X 线摄影进行校准，这可以充分减压，从而使神经根和马尾在生理状态下获得足够的空间。
- 或者，可以在 Jackson 架的基础上再加用一个 Wilson 架，以减少脊柱前凸角度并打开椎板空间。但是，与椎板切除术相比，这种方法对不以解除骨性狭窄为主要目的的微创椎间盘切除术更为实用，减少腰椎前凸的体位更有利于在去除较少骨质的前提下到达突出的椎间盘。

四、定位

- 常规切口通常是从目标椎间盘水平上方的椎弓根中部至头端这一位置延伸到目标椎间盘水平下方的椎弓根底部。根据患者的具体情况来决定延长或缩短切口（图 19-4）。

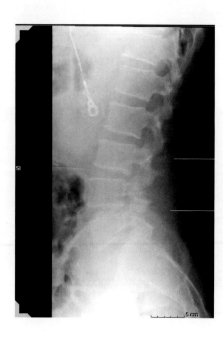

◀ 图 19-4　用穿刺针预估的手术切口
针从 L₃（译者注：原著表述有误，已修改）椎弓根的中点到 L₄~₅ 椎间盘间隙。根据此 X 线图像，L₃~₅ 减压的最佳切口为从距顶针尾部约 5mm 处至距底针尾部约 1cm 处

五、入路

- 在中线位置切开，进行严格的骨膜下剥离直至小关节内侧。
- 理想的情况是，将针头放置在要减压的节段的小关节上，再次拍摄 X 线片（图 19-5）。

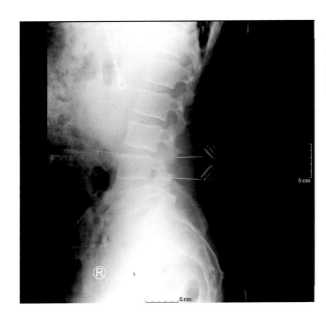

◀ 图 19-5 在 $L_{3\sim4}$ 和 $L_{4\sim5}$ 小关节处用脊柱穿刺针定位并进行再次定位 X 线检查。此时对应的是要减压的节段

- 小心操作，确保关节囊完整。
- 确定峡部的侧向边界，尤其是在头端水平，以确保峡部在椎板切除术后保持完整。
- 充分显露峡部可以使外科医生在不引起医源性峡部骨折的情况下达到最大的减压（图 19-6）。

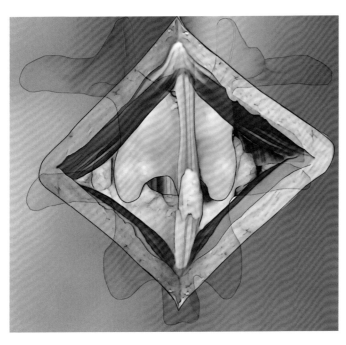

◀ 图 19-6 完成单个运动节段椎板切除（如 $L_{4\sim5}$）所需的显露程度
可以清楚地看到 L_4、L_5 的椎板部分及 $L_{4\sim5}$ 小关节

六、牵开器放置

- 对于单节段减压，可使用 McCulloch 牵开器。
  - ➤ 将手指伸至关节面的背侧，估算牵开器的深度，然后确定皮肤边缘与手指的交汇处（图 19-7）。拇指按住该区域以进行深度估计并与套装中的牵开器进行比较（图 19-8）。
- 如果进行多节段减压，我们通常使用小脑牵开器，因为切口会更长一些。

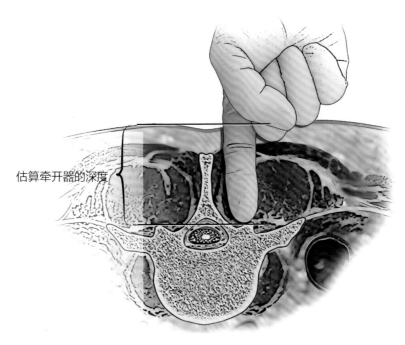

估算牵开器的深度

▲ 图 19-7　外科医生将手指按在椎板上并估算牵开器的深度

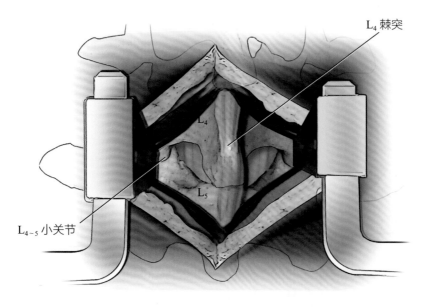

L₄ 棘突

L_4

L_5

$L_{4\sim5}$ 小关节

▲ 图 19-8　单节段椎板切除术（$L_{4\sim5}$）插入牵开器后的典型显露情况

七、减压技术

（一）L_{4~5}椎板切除术

（本应为 $L_{4\sim5}$ 椎板切除术）

- 减压主要有中央管、侧隐窝和椎间孔三个区域。开始先进行中央减压，然后再行侧方减压。
- 绝大多数涉及侧隐窝和中央管的狭窄，减压应从小关节的顶部到底部纵向进行，并且从一个内侧面到另一个内侧面横向进行。
  - 完全去除该减压区域内的黄韧带、下位椎板的上缘、上位椎板的下缘及过度生长的内侧关节面（图 19-9）。
  - 要进入图中所示的减压区域，可使用 Leksell 咬骨钳去除从关节面顶部到底部纵向延伸的区域中的棘突（图 19-10）。

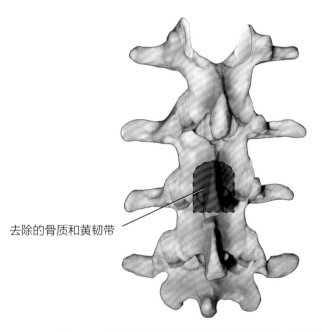

去除的骨质和黄韧带

▲ 图 19-9　单节段椎板切除术中典型的骨质和黄韧带切除范围

阴影区域表示中央管减压时通常需要切除的骨质范围。除了所示的阴影区域外，关节面下方的区域也要进行切除，以便进行侧隐窝部的神经根部减压

（二）中央管减压

- 可以使用磨钻或 Leksell 咬骨钳使头端椎板变薄来创建倒 U 形区域。
  - 倒 U 形区域纵向延伸到小关节的顶部，横向延伸到内侧关节囊。
    - 黄韧带从小关节水平的顶部延伸到底部，可以在骨质去除过程中保护硬脑膜。
    - 切记在椎板关节面水平近端和远端使用磨钻时，并没有黄韧带保护硬脑膜（图 19-11）。
  - 在创建倒 U 形区域时，保持侧方椎板部分有足够的厚度（理想情况下为 7~10mm）（图 19-12）。

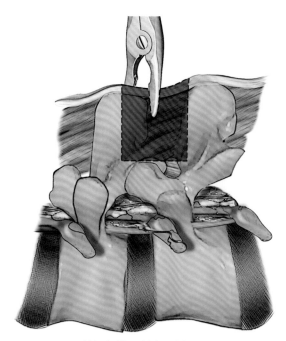

棘间韧带和棘突区域

▲ 图 19-10　使用 Leksell 咬骨钳去除从关节面的顶部到底部纵向延伸区域中的棘突间韧带和棘突

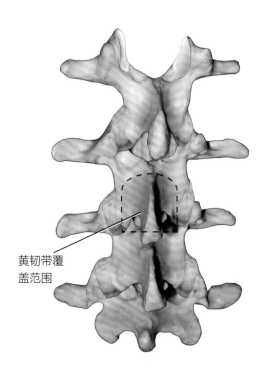

黄韧带覆盖范围

▲ 图 19-11　黄韧带从关节水平的顶部延展到底部

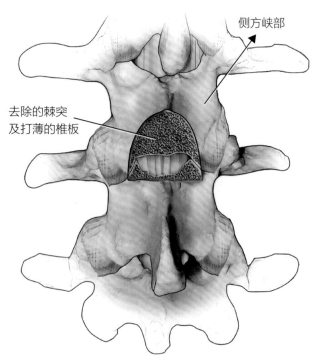

侧方峡部

去除的棘突及打薄的椎板

▲ 图 19-12　倒 U 形椎板骨可使用磨钻或咬骨钳去除
箭示侧方峡部，减压时应保留以避免手术后发生骨折。在保证侧方峡部宽度的前提下切除其下方骨质以利于减压

- 去除了椎板背侧的浅层骨皮质使倒 U 形区域内的皮质骨和松质骨变薄后，就可以使用弯曲的 Epstein 小刮匙来分离椎板深层下方的黄韧带，从而为使用咬骨钳提供空间（图 19-13）。
  - 用咬骨钳切除中央管近端部分的骨质，直到看到硬膜外脂肪—这将始终位于小关节顶部的水平。
  - 使用咬骨钳去除倒 U 形区域的深层至侧方的骨质直到黄韧带（图 19-14）。

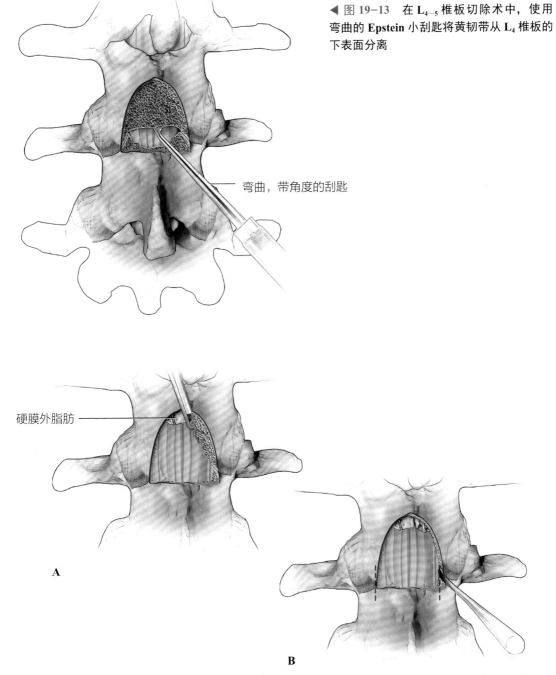

◀ 图 19-13　在 L$_{4\sim5}$ 椎板切除术中，使用弯曲的 Epstein 小刮匙将黄韧带从 L$_4$ 椎板的下表面分离

弯曲，带角度的刮匙

硬膜外脂肪

A

B

▲ 图 19-14　A. 使用咬骨钳去除 L$_4$ 椎板尾侧的骨质，直到看到硬膜外脂肪；B. 蓝线表示可以在 L$_4$ 下关节突的内侧使用骨刀的位置

➤ 用骨刀切开 L₄ 下关节突的内侧面。

● 使用刮匙来定位黄韧带中线的纵行斜嵴，然后用刮匙进行更深层次的分离，在双侧黄韧带的下表面进行操作，将黄韧带与下方硬脑膜分开。

➤ 使用刮匙效果最佳，因为其宽而钝的背侧表面可以在黄韧带和硬脑膜之间创造一个平面，而不是像 Woodson 剥离子这样的薄器械（图 19-15）。

● 横向移动切除关节面的黄韧带，用 Woodson 剥离子轻轻地向下推以保护硬脑膜。

➤ 这样就完成了中央管减压（图 19-16）。

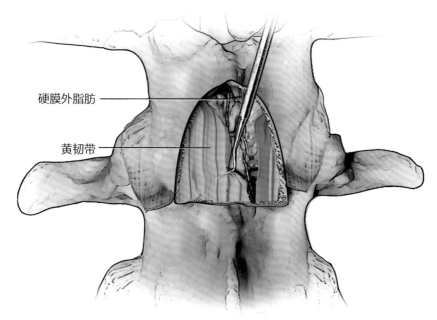

◀ 图 19-15 在黄韧带的中线纵向缝隙中使用刮匙，以在黄韧带和硬脑膜之间形成一个平面

硬膜外脂肪

黄韧带

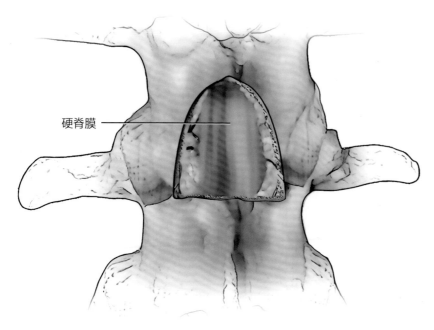

◀ 图 19-16 中央管减压后示意图

硬脊膜

（三）侧隐窝减压

- 用咬骨钳底咬除关节面底部骨质以进行侧隐窝减压（即关节下区域）。
  - ➢ 小心紧贴关节面，并保持咬骨钳与骨质的接触，以免咬得太深损伤横行的神经根根部（图 19-17）。
  - ➢ 一旦可触及内侧椎弓根，并且在椎间孔入口区的近端和远端区域中没有可见或可触及的压迫，则侧隐窝减压已完成。
  - ➢ 中央管和侧隐窝的减压可以在切除关节面腹侧部分而基本不切除其背侧部分的情况下完成。
    - ■ 这样可以保持稳定性。

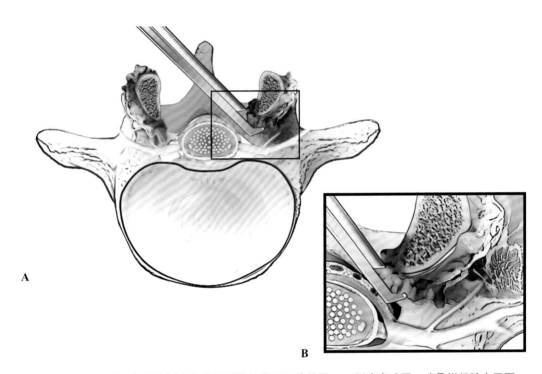

▲ 图 19-17　**A.** 图示完整的侧隐窝减压所需的骨质切除范围；**B.** 侧隐窝减压，咬骨钳紧贴小平面

（四）神经孔减压

- 从尾端水平突出的上关节突顶端以及过度增生的黄韧带是导致椎间孔骨性狭窄的原因之一（图 19-18）。
- 可以使用咬骨钳或小骨刀来接近上关节突的顶端并将其切除。
  - ➢ 根据孔道的宽度，在保证椎板适当宽度的前提下，可能需要切除更多的骨质，以便能够看到上关节突的顶端。
    - ■ 有时可能需要从孔道的外部进入并切除上关节突的顶端。
- 椎间孔狭窄的其他原因包括纤维环的膨大突出，会导致孔道在垂直方向变窄（图 19-19）。

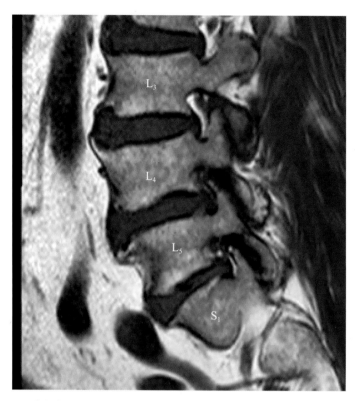

▲ 图 19-18　MRI 旁矢状位 T_2 像显示 L_5 上关节突顶端突向 L_4 神经根的背侧引起 $L_{4\sim5}$ 椎间孔狭窄
可与上面明显的 $L_{3\sim4}$ 椎间孔比较，同样的，在 $L_5\sim S_1$ 处，S_1 上关节面的顶端突至 L_5 神经根的背侧，且在神经根下方还存在椎间盘突出

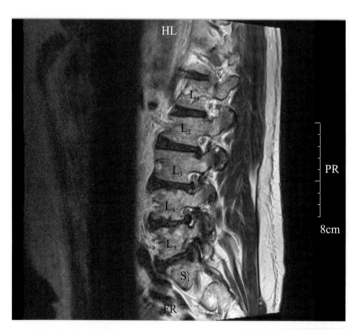

▲ 图 19-19　MRI 旁矢状位 T_2 像显示由于椎间盘膨出和高度降低，$L_{4\sim5}$ 和 $L_5\sim S_1$ 椎间孔垂直狭窄
这不是软性椎间盘突出，而是退行性椎间盘突出，导致孔内垂直狭窄

➢ 在这种情况下，椎间孔垂直方向的狭窄与椎间盘高度的丢失有关，有时可能需要融合以恢复或至少保持椎间孔的高度（图 19-20）。

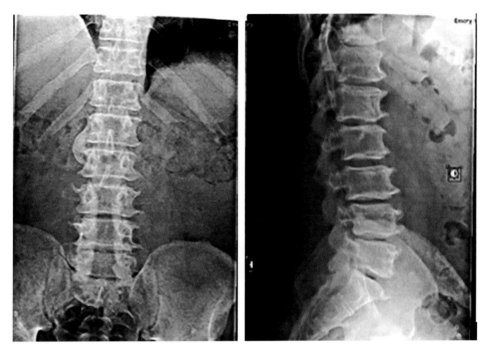

▲ 图 19-20　术后 6 个月正侧位 X 线片显示 $L_2 \sim S_1$ 椎板切除术，椎板侧方部分在每个节段都完整保留

八、缝合技术

联合使用凝血酶粉末、凝血酶、棉片或双极电凝以行硬膜外止血。使用双极和单极电凝进行肌肉止血。放入引流管并从头端导出。使用 1 号可吸收缝线严密缝合深筋膜可使其不渗漏。用 2-0 可吸收缝线缝合皮下组织，使用 3-0 可吸收缝线进行表皮下缝合，最后使用皮肤黏合剂。

九、术后注意事项

背部突然疼痛加剧或腿部疼痛复发可能与椎板部分骨折有关，应进行站立位 X 线检查。

第20章 后路腰椎融合与椎弓根钉棒内固定术

Posterior Lumbar Fusion and Pedicle Screw Instrumentation

Ehsan Saadat   John G. Heller   John M. Rhee   **著**

李玉希 李 波 宗少辉 **译**

方向前 **校**

病例说明（图 20-1）

患者女性，65 岁，腰椎管狭窄症、神经源性跛行及 L₃~₄、L₄~₅ 腰椎滑脱。

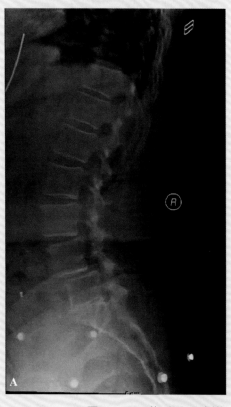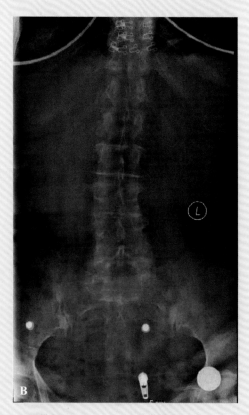

▲ 图 20-1 正位（A）和侧位（B）X 线片提示 L₃~₄、L₄~₅ 腰椎滑脱

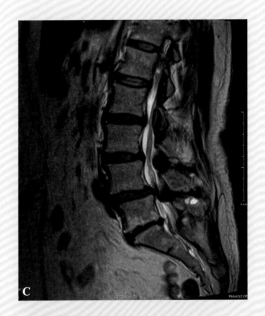

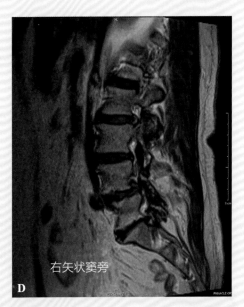

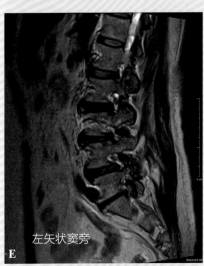

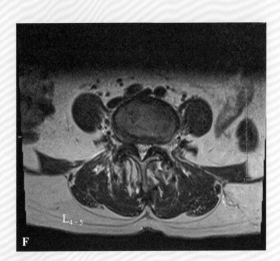

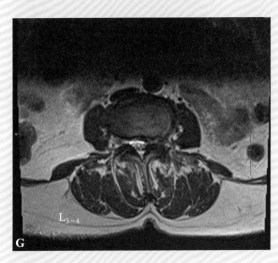

◀ 图 20-1 （续）MRI 平扫（C～F）提示椎间盘向右侧突出导致 L₄~₅ 右侧椎间孔狭窄（D）及侧隐窝中度狭窄（F）

一、影像学评价

- 影像学检查
  - ➤ 仔细检查术前 X 线片，评价骨质、是否存在脊柱不稳或者脊柱畸形。观察椎弓根形态、大小、方向，以及是否有硬化。
  - ➤ 寻找是否有节段异常（如骶椎腰化），确定术前 X 线上的椎体节段定位和 MRI 或 CT 的一致性。在术前 X 线片上标记节段。
- MRI 横断位和矢状位检查
  - ➤ 确定椎管、侧隐窝和椎间孔狭窄的位置和范围。确定可能会产生减压困难和硬膜撕裂风险的潜在瘢痕区。
- CT 检查（如果有）
  - ➤ 寻找椎弓根进针点的骨性标志，测量椎弓根螺钉的长度和直径。

二、特殊设备

- 高速磨钻。
- 30° 和 60° 颅后窝牵开器。
- McElroy 牵开器。
- 90°Zelpi 牵开器。
- 透视机。

三、定位

- 患者俯卧在 Jackson 可透视手术床上。
- 头部和面部放置于填充良好的面部固定器，确保眼部不受压。在眼睑贴上胶带，在胶带上沿着眼睑做一黑色标记线，确保在患者俯卧时术者或麻醉师通过镜子可以轻松看到患者的眼睛。
- 确保颈部处于自然位置，没有过度伸展。如果颈部是过度伸展状态，可以在胸部再垫一个胸垫，用以增加胸部高度、减少颈部过度伸展。
- 手臂固定于外展角＜ 90° 的位置，从而防止肩峰撞击。允许手臂轻微悬垂，前屈在 10° 以内。确保腋窝没有任何填充，以免导致臂丛神经麻痹。
- 垫起肘部内侧以保护尺神经。
- 胸垫放置于剑突近端和腋窝远端之间的区域。对于女性患者，确保乳房被胸垫托住并且乳头不受压。对于有乳房填充物的女性患者，使用泡沫圈垫进一步垫起乳房。
- 髂骨垫放置于髂前上棘远侧两横指处，从而给腹部留有足够空间来悬空，减少硬膜外出血。
- 如果需要增加腰椎前凸角度，胸垫稍微向头侧移动，髂骨垫稍微向远端移动，利用自身重力作用恢复腰椎前凸。另外，可以在大腿下垫床单来进一步使臀髋部伸展。

- 在膝部放置泡沫圈垫防止过度压迫髌前皮肤。
- 使用毛毯或者枕头垫高小腿，使膝关节屈曲约30°，从而减少对坐骨神经的牵拉（图 20-2 和图 20-3）。

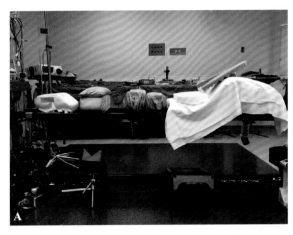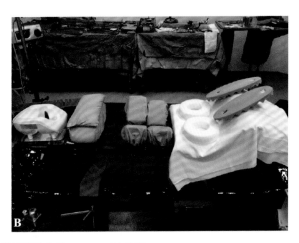

▲ 图 20-2　**A 和 B.** 用于后外侧腰椎融合的 **Jackson** 手术床
注意胸部和臀部垫、膝盖圈垫和维持膝关节屈曲的毛毯的位置

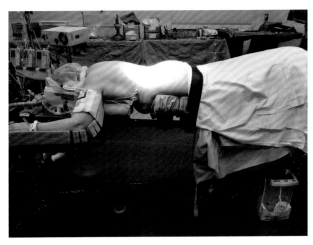

◀ 图 20-3　**腰椎后外侧融合患者俯卧位体位**
如果需要增加前凸角度，向头侧移动胸垫和向远端移动臀垫

四、麻醉和神经监护

- 一般在脊髓水平以下的后路腰椎减压和融合手术不常规进行神经监护，以下情况除外。
  - ➢ 如果患者患有明确的脊髓型颈椎病，可以使用体感诱发电位（SSEP）进行神经监护。
  - ➢ 如果是矫形手术，则需要在静脉全麻下使用体感诱发电位（SSEP）和经颅运动诱发电位（TcMEP）进行神经监护。

五、切口定位

- 我们使用长腰穿针来定位切口。

- 在患者皮肤消毒但是还未铺单时，在设计切口的头端和尾端后正中线旁开 3 指宽处放置 2 枚无菌穿刺针。确保穿刺针完全垂直于地面（而非垂直于患者的皮肤）。
- 使用无菌皮肤记号笔标记穿刺针在皮肤的位置。
- 拍摄带有穿刺针的侧位 X 线片。
- 根据穿刺针位置调整切口的头尾端位置。
- 我们推荐打印出这张 X 线片，使用记号笔标记节段，放置于手术室观片灯上为后续手术做参考。
- 在术中，当显露 2 个连续的关节突关节时，在关节突关节放置两枚无菌穿刺针，进行第二次侧位 X 线片拍摄，再次确认术中定位。在移除穿刺针前使用无菌记号笔标记关节突关节囊作为定位节段的标志。第二次侧位 X 线片同样打印出来、标记并放置到观片灯上以备进一步的参考（图 20-4 至图 20-6）。

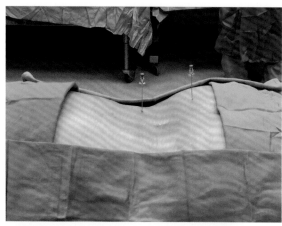

◀ 图 20-4　在计划的切口头尾端放置 2 枚穿刺针，拍摄侧位 X 线片，对皮肤切口进行定位

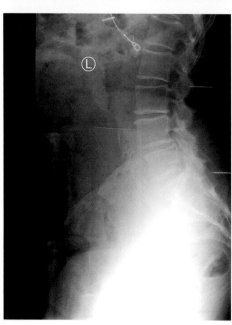

▲ 图 20-5　定位 X 线片
根据穿刺针位置和需要显露的范围大小，调整皮肤切口的定位

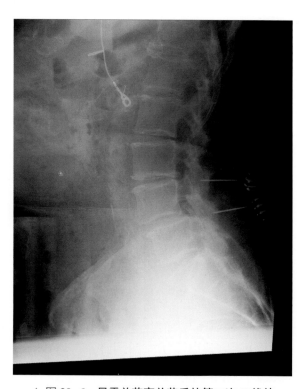

▲ 图 20-6　显露关节突关节后的第二次 X 线片
穿刺针标记 L_{3~4} 和 L_{4~5} 关节突关节，也指示了 L_{3~4} 和 L_{4~5} 的运动节段和椎间盘。注意，L_4 椎弓根在头侧穿刺针处，L_5 椎弓根在尾侧穿刺针处。我们不推荐使用棘突来定位节段，因为容易混乱手术节段，尤其是在脊柱过度前凸或者严重退行性改变的情况下

六、入路

- 采用标准腰椎后正中入路。
- 在棘突上沿正中线切开至筋膜（图 20-7）。

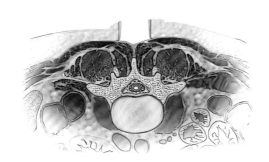

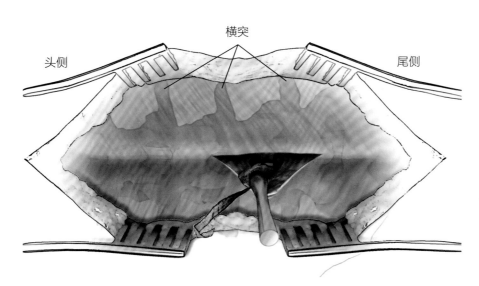

▲ 图 20-7　标准的腰椎后路显露

- 使用电刀对棘突上筋膜进行切开。
- 上步完成后，椎旁肌肉贴骨膜从棘突和椎板剥离至椎板人字嵴。本步骤由术者在一侧进行，使用 Cobb 剥离器牵开椎旁肌。在术者对侧，助手使用 Meyerding 牵开器将筋膜和肌肉牵开，从而确保可以使用电刀进行有效的骨膜下剥离。
- Cobb 剥离器和湿纱布用来将椎旁肌从关节突关节囊分离而不破坏关节囊。
- 一共有两处静脉易出血点。一处紧邻椎板峡部，另一处在关节突关节囊外侧。使用单极或双极电凝控制出血（图 20-8）。
- 随后使用电刀将椎旁肌从横突上剥离。该步骤辅助使用 McElroy 牵开器在横突上方牵拉椎旁肌更有效。在横突上使用单极电凝，注意不要破坏横突间肌筋膜。

- 横突间韧带使用双极电凝，防止损伤下方走行的神经根。
- 对于体形较大、肌肉发达的患者，必要时切除要融合节段横突上方的部分椎旁肌，从而在横突上方形成一个口袋结构作为骨移植空间（图 20-9）。

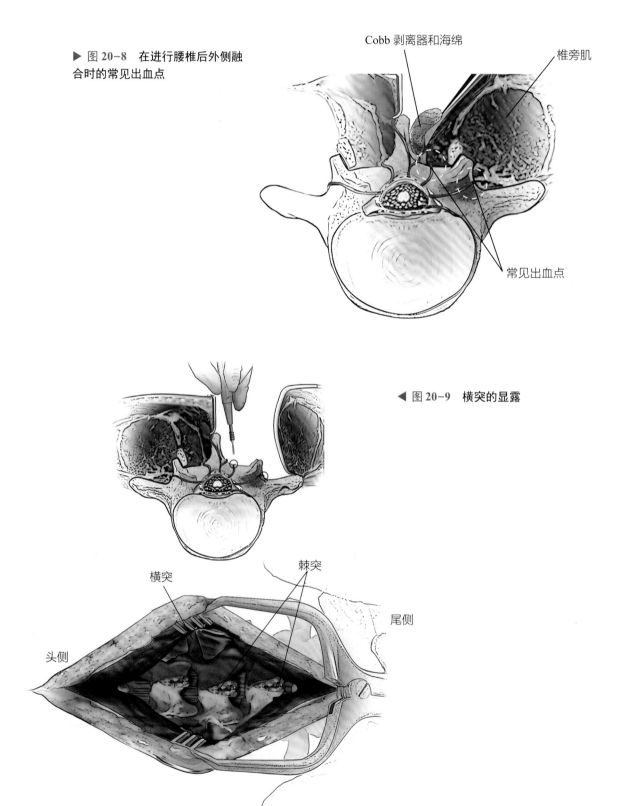

▶ 图 20-8　在进行腰椎后外侧融合时的常见出血点

Cobb 剥离器和海绵

椎旁肌

常见出血点

◀ 图 20-9　横突的显露

横突

棘突

尾侧

头侧

七、牵引器放置

- 通常情况下使用自动拉钩：当筋膜被切开时，使用 30° 颅后窝牵开器；当横突显露和椎旁肌切除完成时，使用 60° 颅后窝牵开器。
- 对于随后的椎弓根螺钉固定，我们发现使用 2 个 90°Zelpi 牵开器成一定角度放置可以代替 60° 颅后窝牵开器。

八、固定 / 融合技巧

（一）经腰椎椎弓根置钉

螺钉入点

- 当椎体背侧骨性解剖结构被细致地显露时，椎弓根的进针点即被确定。
- 在腰椎，椎弓根的进针点通常在乳突与上关节突外侧缘的交汇点，大约位于横突的中线水平。
  - ➤ 确保起始点的软组织被完全剥离，从而避免旁开过多。
  - ➤ 关节突关节侧面的骨赘需要使用 Kerrison 咬骨钳或磨钻去除，充分显露进针点。
  - ➤ 在上腰椎，实际进针点经常位于常规进针点偏内。仔细检查术前的前后位 X 线片，确定进针点（如 3 点钟和 9 点钟位置）相对于椎板外侧缘的位置，从而确定合适的进针点（图 20-10）。
- S_1 椎弓根起始点位于 $L_5 \sim S_1$ 关节突关节外下侧。

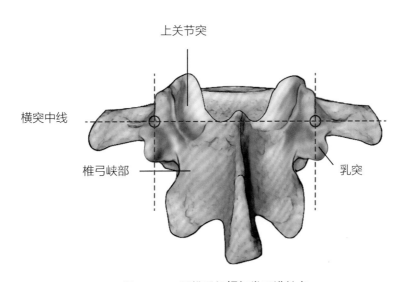

▲ 图 20-10　腰椎弓根螺钉常见进针点

- 使用 5mm 高速磨钻将后侧骨皮质磨开口至骨松质（图 20-11）。
- 使用开路锥探查椎弓根。开路锥前端放置于磨钻在骨皮质磨开的破口内。参考术前 CT 或 MRI 确定椎弓根的内倾角，参考用于确认节段的 X 线片以确定椎弓根头尾倾角。通过轻微用力旋转和摇

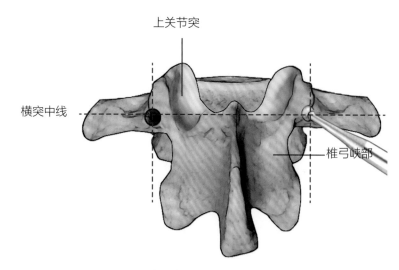

上关节突

横突中线

椎弓峡部

▲ 图 20-11　使用磨钻在椎弓根进针点骨皮质破口

动开路锥使其在椎弓根内前进，从而找到椎弓根骨松质内合适的钉道。

➤ 依靠手感插入开路锥。用力要轻柔，由于骨密度差异，用力也会不同。然而，当开路锥无法前进时，应立即停止并重新考虑进针路径。观察定位的 X 线片来预估合适的头尾倾角。观察前后位 X 线片、轴位 MRI 或者 CT（如果有）来预估内倾角和进针点。然后在脑海中记住 2 个倾角和 1 个进针点位置，重新定位。

■ 使用开路锥很容易感觉到骨皮质，根据需要重新定位。

■ 在椎板切除水平，可以触摸到和直视到椎弓根内侧边缘，从而确定合适的起始点和倾角。

■ 如果有疑虑并且开路锥不能有效的前进，拍摄一张前后位透视像来识别和确认椎弓根（图 20-12）。

● 对于 S_1 椎弓根，开路锥指向骶骨岬。通常使用 S_1 螺钉穿透双皮质进行固定。

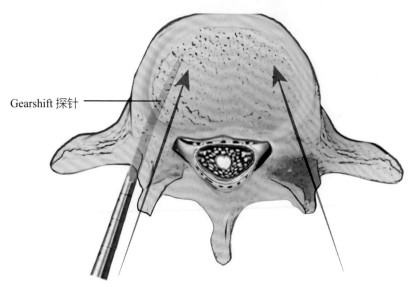

Gearshift 探针

◀ 图 20-12　开路锥置入腰椎弓根的轴位示意图

> 因为 L_5 神经根沿骶前翼走行，为了避免 L_5 神经损伤，双皮质螺钉要向中线靠近从而避开前翼。

> 横断位 MRI 或者 CT 平扫应该用来评价偶发状况，如双皮质 S_1 螺钉损伤血管结构（图 20-13）。

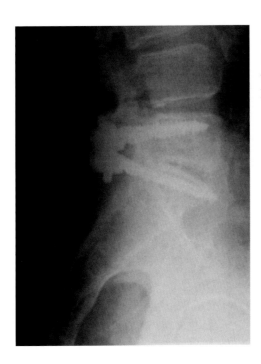

◀ 图 20-13　另一病例显示理想的 S_1 椎弓根螺钉置入
该螺钉穿破双层皮质并且置入具有致密骨皮质的前骶岬

● 当椎弓根被探查后，使用前端球形的灵活探子，确保椎弓根的上、下、内和外侧壁是完整的，在钉道末端有骨质。

● 内侧和外侧椎弓根壁破口是最常见的。因为椎弓根在这个位置是最窄的。

> 临床中，椎弓根内侧壁破口累及行走的神经根会导致感觉异常，常在钉道进入深约 20mm 时出现。

> 此时，如果出现椎弓根壁破口，我们建议停止操作，进行透视来评价，以避免进行下一次尝试时撑破椎弓根。

● 在使用球形探子沿钉道探查椎弓根时，使用弯钳和标尺进行钉道深度的测量。

> 意识到把持力大部分来源于椎弓根而不是椎体。尽管如此，我们还是置入长螺钉来获得更坚强的固定。但需明确，不是每一颗腰椎螺钉都需要双皮质固定。

> 更重要的是，在安全可行条件下，我们也努力置入最大直径的螺钉（图 20-14）。

● 椎弓根攻丝。根据内固定系统的需要，椎弓根攻丝直径比螺钉直径小 1mm 或线对线攻丝。如果椎弓根硬化，应采用线对线攻丝的方法。

● 在椎弓根攻丝后，再次使用球形探子探查钉道。

● 此时，使用小的吸收性明胶海绵或骨蜡填塞钉道。我们建议在置入椎弓根螺钉之前先准备好融合床并安放骨移植物，因为这样更利于融合床的准备和去皮质。

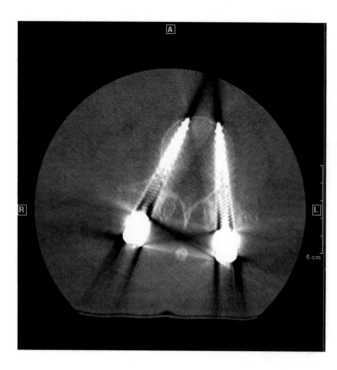

◀ **图 20-14** CT 平扫显示在骨质疏松患者中使用双皮质螺钉达到最佳的固定

在打双皮质螺钉，特别是在 S_1 近端时，需要仔细了解血管结构的位置。在保证安全的前提下选择最大直径的椎弓根钉，图片显示螺钉占满了椎弓根

（二）经椎间盘置钉

- 对于较严重的椎体滑脱患者，相对腰椎后凸，L_5 位于 S_1 前方，此时允许置入经椎间盘螺钉，即穿越 S_1 皮质、S_1 的上终板、$L_5 \sim S_1$ 椎间盘空间和 L_5 的下终板，直至 L_5 椎体（图 20-15）。
- 手术在侧位透视像参考下进行，以便计算螺钉钉道合适的矢状位头尾倾角。
  - ➤ 进钉点比常规 S_1 椎弓根钉进钉点更靠远端，钉道路径更水平，以便螺钉穿入 L_5 椎体。

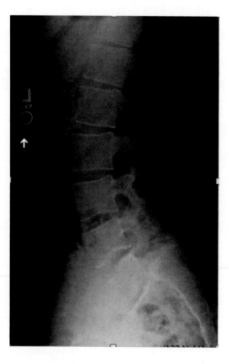

◀ **图 20-15** 一位 16 岁男性患者，$L_5 \sim S_1$ 腰椎滑脱

- 开路锥可以穿过 S_1 上终板。
- 如果对钉道满意，轻微用力使开路锥穿破 L_5～S_1 椎间盘进入 L_5 椎体。
  - ➢ 内倾角对于 L_5 椎体的把持非常重要。
- 使用球形探子对钉道进行探查，然后攻丝，最后拧入螺钉（图 20-16 和图 20-17）。

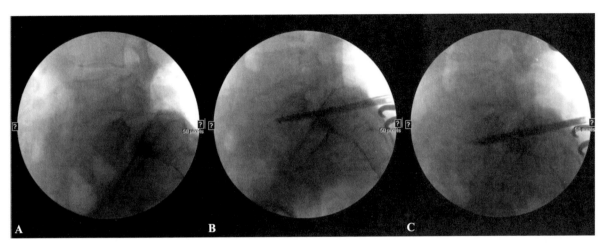

▲ 图 20-16　A. 在患者取俯卧位后，滑脱程度轻微减轻。B. 一颗螺钉已经置入，在另一侧用球形探子探查椎弓根的完整性。注意，在螺钉拧入 L_5 椎体时，由于螺钉置入，节段性腰椎后凸减轻，高度也有恢复。C. 双侧螺钉置入后的影像

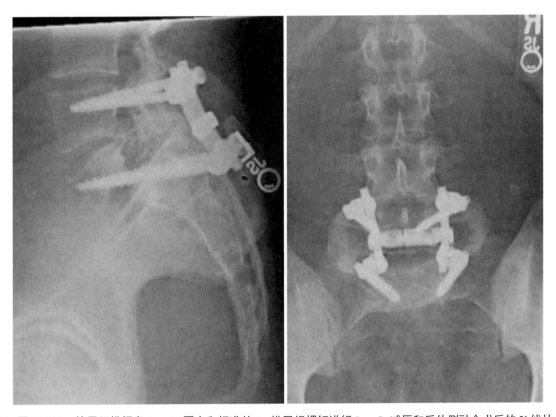

▲ 图 20-17　使用经椎间盘 L_5～S_1 固定和标准的 L_4 椎弓根螺钉进行 L_4～S_1 减压和后外侧融合术后的 X 线片

（三）融合床准备

- 在去皮质和植骨前要充分冲洗伤口。
- 使用高速磨钻，在螺钉置入前，将融合节段的横突、关节间部和关节突关节侧壁去皮质。
  - ➢ 注意在对横突去皮质时预防骨折发生。
  - ➢ 我们经常对关节突关节去皮质作为额外的融合面积。
- 小心将骨移植物放置在显露过程中制成的"口袋"状去皮质区域中。
- 如前所述，在骨移植物轻微细致的填充于去皮质区域后，再置入螺钉。

（四）经椎弓根置钉

- 当骨移植完成后，取出攻丝完成后放置于椎弓根钉道内的棉花圆垫，开路锥再次确认椎弓根钉道方向，然后置入螺钉。
- 当所有椎弓根螺钉置入后，使用透视机在多角度观察椎弓根螺钉的位置。
- 放置连接杆并与螺钉常规连接（图 20-18）。

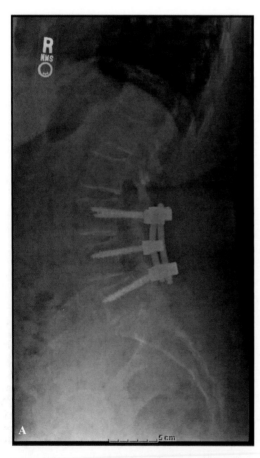 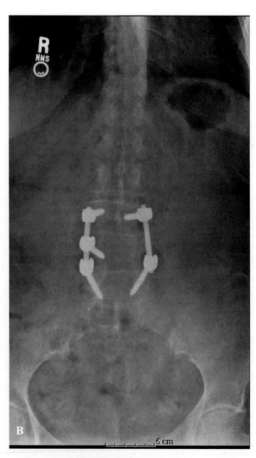

▲ 图 20-18　图 20-1 患者，在 L$_{3\sim5}$ 减压和后外侧融合术后的正侧位 X 线片

九、闭合伤口

- 放置引流管。
- 1g 万古霉素粉末撒入伤口内。
- 使用 1 号薇乔线 8 字缝合法将筋膜梯形致密缝合，且不渗漏。
- 使用 2–0 薇乔线内翻缝合真皮层。
- 使用 3–0 Monocryl 皮内缝线皮内缝合皮肤。

十、术后注意事项

- 术后立即进行详细的神经功能检查；特别注意任何新出现的肌力下降或之前没有的神经根性腿痛。
- 当 8h 引流量小于 30ml 后，拔除引流管。

推荐阅读

[1] Patel A, Runner R, Bellamy T, Rhee JM: A reproducible and reliable localization technique for lumbar spine surgery that minimizes unintended-level exposure and wrong-level surgery. *The Spine Journal Dec* (in press) 2018.

第21章　经皮腰椎融合与椎弓根钉棒内固定术
Percutaneous Lumbar Fusion and Pedicle Screw Instrumentation

Mathew Cyriac　Tim Yoon　**著**

杨松杰　陈绪彪　陈展鹏　**译**

周文钰　**校**

病例说明

　　患者，65岁，患有神经源性跛行、腰部/臀部疼痛和左下肢放射性疼痛。该患者行前路 $L_4 \sim S_1$ 椎间融合、间接中央管减压和椎间孔减压，$L_4 \sim S_1$ 经皮椎弓根螺钉和小关节融合。

一、影像学评估

● 通过前后位（AP）和侧位 X 线片（图 21-1）来评估椎体旋转情况，以预测术中 C 形臂旋转情况。

● 通过磁共振轴位成像（图 21-2C）来测量螺钉的长度和宽度。

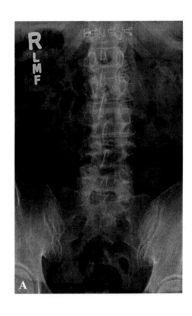
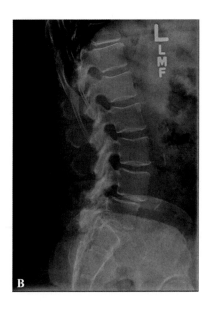

◀ 图 21-1　前后位和侧位 X 线片
显示 L_5 椎体前滑脱和 $L_5 \sim S_1$ 椎间盘明显退变

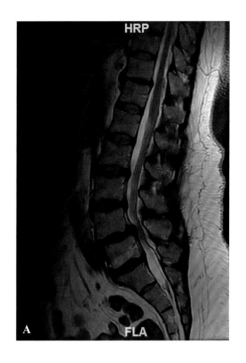
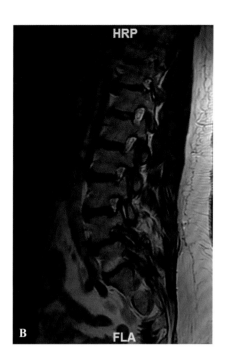

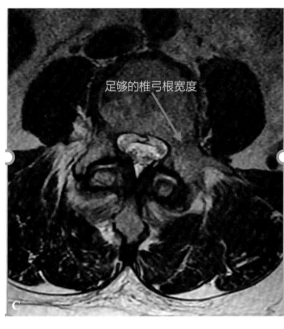

◀ 图 21-2　**A.** 矢状位 T_2 MRI 显示 L_4 椎体滑脱伴 $L_{4\sim5}$ 椎管中央型狭窄；**B.** 矢状面 MRI 显示 $L_5\sim S_1$ 双侧椎间孔狭窄；**C.** 横断面 T_2 显示有足够的宽度和长度供 L_4 椎弓根螺钉置入

二、特殊设备

- 每套经皮椎弓根螺钉系统是不同的，术前必须咨询设备制造商关于每套系统的细微差别。
- 对于经皮小关节融合术，确保器械中有小型通道可以放置克氏针进行小关节去皮质和骨移植。

三、体位

- 按照后路腰椎融合术常规，俯卧在脊柱 Jackson 手术床上。

四、麻醉 / 神经监护问题

- 通常自由运行和触发肌电图监测用于测试螺钉是否错位。避免使用中效长效神经肌肉阻滞药（如罗库溴铵）。

五、切口定位

- 获得良好的 C 形臂前后位视图（图 21-3A）来标记每个椎弓根的位置。调节 C 形臂的倾斜度，使终板平行以获得确切的前后位视图。
  - ➢ 旋转 C 形臂，直到棘突完全位于椎弓根中间。
- 在做标记之前，旋转 C 形臂确保可以获得完美的侧位（图 21-3B）。

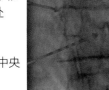
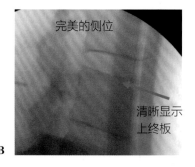

椎弓根位于椎体上 1/3 处

棘突位于椎弓根中央

终板间平行

完美的侧位

清晰显示上终板

▲ 图 21-3　**A.** 标准的正位显示单一的上终板影，椎弓根影略低于上终板影，棘突在双侧椎弓根的中央；**B.** 侧位显示终板间平行

- 在观察完前后位后，将克氏针纵向放置在脊柱两侧椎弓根的外缘上。画一条纵线来标记椎弓根的外缘（图 21-4A）。
  - ➢ 由于螺钉轨迹向中线成角，实际的切口将稍微偏离这条线（图 21-4B）。
    - ■ 而较胖患者的切口可能需要向外偏离更多。
- 将克氏针横向放置在每个目标椎体双侧椎弓根的中部（图 21-5A）。横向线与纵向线相交的位置就是皮肤标记（图 21-5B）。

六、方法

- 用 10 号刀片切口皮肤。
- 切开皮下组织、筋膜，电刀止血。
  - ➢ 由于皮肤切口位于螺钉入钉点外侧（图 21-6），所以随着层次的深入，需要进行调节。

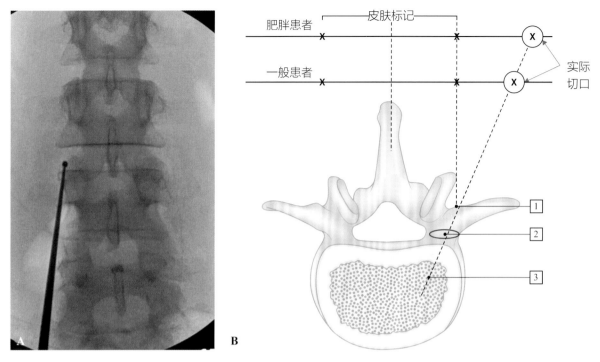

▲ 图 21-4　**A.** 器械放置在 L_4 和 L_5 椎弓根旁边，以标记椎弓根的外缘。根据患者的肥胖程度，实际切口在皮肤标记外侧 **1～3cm** 处。**B.** 如图所示，根据患者的肥胖程度，实际皮肤切口将位于椎弓根外侧的皮肤标记以外 **1～3cm** 处

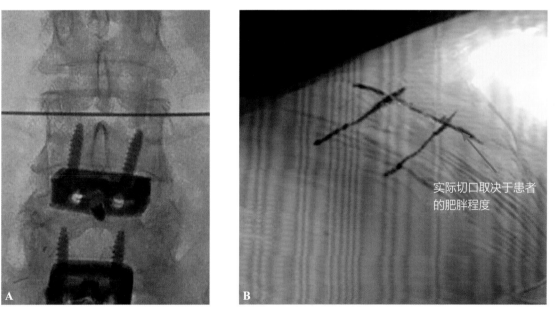

▲ 图 21-5　**A.** 前后位 **X** 线显示克氏针穿过椎弓根影的中部，以此来定位切口的位置；**B.** 根据患者的肥胖程度，实际的切口为横向线与纵向线相交处以外 **1～3cm**

- 电刀切开以穿透筋膜。

  ➤ 重要的是要完全切开筋膜，以便在螺钉置入过程中有足够的操作空间。

- 使用手指剥离筋膜，触碰小关节外缘。手指不要过度用力以免筋膜下出血。

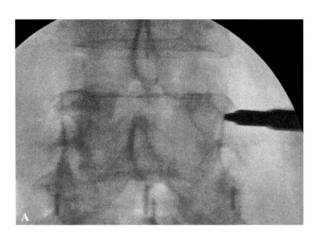

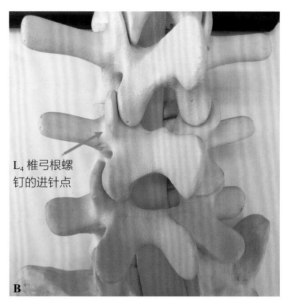

L₄椎弓根螺钉的进针点

▲ 图 21-6　**A. Jamshidi** 定位针的进钉点在右侧椎弓根 **3** 点钟位置；**B.** 模型显示进针点为横突与关节突外侧面的交点

七、器械：Jamshidi 针和金属导丝放置

- 在每一节段，将 Jamshidi 针放置在建议的进针点。在前后位视图上，针尖应在椎弓根外侧壁即 3 点钟（右侧）位置和 9 点钟（左侧）位置（图 21-7A）。

  ➤ 触及横突，向内侧走至其与小关节交界处，寻找进针点（图 21-7B）。

- 一旦达到了理想的进针点，瞄准中间（Jamshidi 针手柄箭头指向中间）。

  ➤ 继续轻敲 Jamshidi 针，根据需要调整轨迹。

  ➤ 一旦 Jamshidi 针尖超过整个椎弓根的 50%，转斜向并继续向前达到椎弓根内侧壁（图 21-7A 和 B）。

  ➤ 转到侧位视图，确认所有针尖超过椎弓根进入椎体（图 21-7C）。

  ➤ 如果前后位上，Jamshidi 针在椎根的内侧壁上而侧位未超过椎体后壁，则 Jamshidi 针的轨迹太靠内侧了（图 21-8）。

  ➤ 图 21-9 展示了 Jamshidi 针放置的整体技术。

- 推动 Jamshidi 针，然后从 Jamshidi 针头取出中央套管针。另一个选择是推动操作手柄，而不是 Jamshidi 针。

- 将克氏针插入椎体约 2/3（图 21-10A）。不要向椎体前壁推进克氏针，因为如果不与克氏针共线的话，在敲击时很容易意外穿透椎体前壁。这可能会导致肠道或血管损伤。

- 一旦克氏针就位，扭动并拉出 Jamshidi 针套管，同时保持克氏针在位。

- 将克氏针尾端钳夹在手术巾上（图 21-10C）。

- C 形臂转至前后位，确认克氏针椎弓根中的位置合适（图 21-10B）。

- 重复下面的步骤。

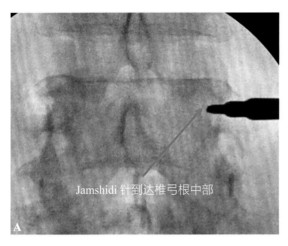

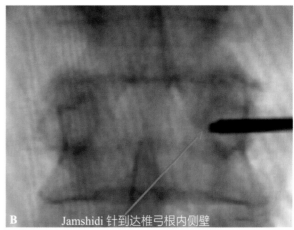

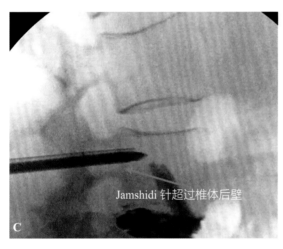

◀ 图 21-7 A. 轻敲 Jamshidi 针至椎弓根中部，然后到（B）椎弓根内侧壁。C. 当 Jamshidi 针在前后位视图上达到椎弓根内侧壁时，在侧位 C 形臂图像上，Jamshidi 针至少应超过椎体后壁

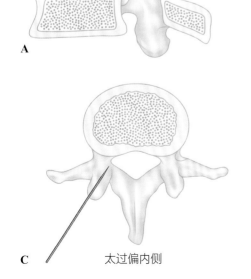

◀ 图 21-8 如果在前后位（B）上，Jamshidi 针尖位于椎弓根的内侧壁，但在侧位（A）上，Jamshidi 针在椎弓根中，那 Jamshidi 针的轨迹则太过偏内侧（C）。退出 Jamshidi 针并重新调整方向

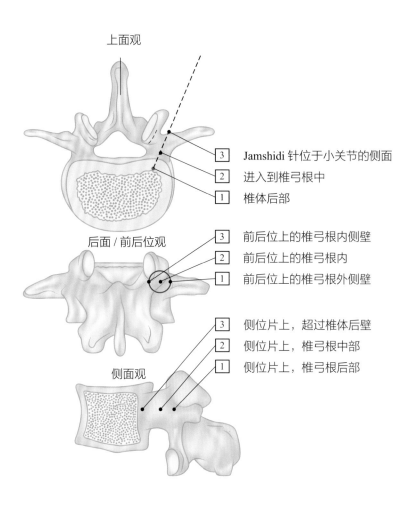

上面观

3　Jamshidi 针位于小关节的侧面
2　进入到椎弓根中
1　椎体后部

后面 / 前后位观

3　前后位上的椎弓根内侧壁
2　前后位上的椎弓根内
1　前后位上的椎弓根外侧壁

侧面观

3　侧位片上，超过椎体后壁
2　侧位片上，椎弓根中部
1　侧位片上，椎弓根后部

◀ 图 21-9　示意图展示了经皮椎弓根钉器械中的 Jamshidi 针置入的基本原理
A. 上面观；B. 前后位观；C. 侧面观。在前后位上，Jamshidi 针位于小关节的侧面（1）。在前后位上，Jamshidi 针进入椎弓根中 10 ~ 15mm（2）。在前后位上，Jamshidi 针距离椎弓根侧壁约 20mm（3）。此时切换到侧位 C 形臂，Jamshidi 针应该稍微超过椎体后壁

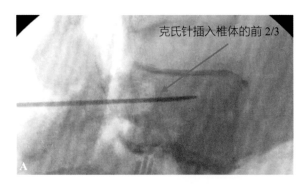

克氏针插入椎体的前 2/3

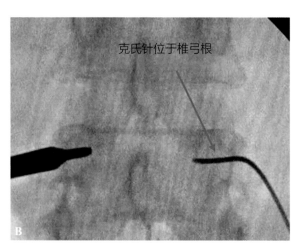

克氏针位于椎弓根

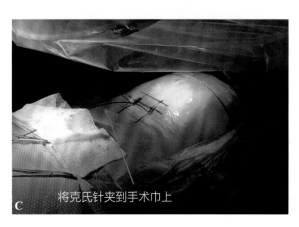

将克氏针夹到手术巾上

▲ 图 21-10　A. 在侧面 C 形臂透视下，克氏针已插入到椎体的前 2/3；B. 前后位透视影像示右侧椎弓根里的克氏针位于合适的位置，Jamshidi 针位于左侧椎弓根内侧壁；C. 术中图片示克氏针用纱布夹在手术巾上

八、器械：小关节融合和螺钉放置

- 一旦所有克氏针放置好，将扩张套管通过导丝下滑到所需融合的关节面上。
  - 通过扩张套管，打磨关节面，将移植物放置在所需融合的小关节处（图 21-11）。

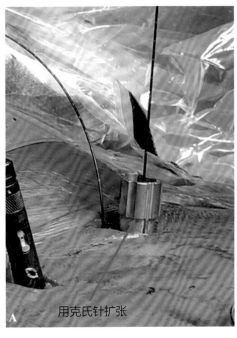
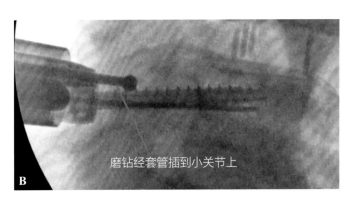

用克氏针扩张

磨钻经套管插到小关节上

▲ 图 21-11　**A.** 通过克氏针扩张软组织，置入扩张套管，打磨关节面；**B.** 侧位透视影像示一侧的椎弓根钉已经置入及对侧克氏针上置入扩张套管，磨钻经套管插到小关节上，准备关节融合

- 在所需的融合准备之后，使用侧位 C 形臂视图在每个节段进行攻丝和螺钉放置。
- 沿着克氏针前进攻丝，同时保持与导丝轨迹一致。
  - 在侧位 C 形臂确认钉道的共线性（图 21-12A）。
  - 敲击达到椎体前 2/3。
- 经椎弓根置入螺钉至椎体后缘（图 21-12B 至 D）。
  - 关键是确保螺钉置入时克氏针不被推进。
  - 如果需要，助手可以在螺钉前进过程中用 Kocher 钳夹住导丝近端，注意导丝既不前进也不被拉出。
- 一旦螺钉进入椎体，就拔出克氏针。
- 继续推进螺钉达到预定深度。一旦螺丝头到达小关节水平，就会遇到更大的阻力（图 21-12D）。
  - 让螺钉头与关节突保持一定距离，以避免损伤非融合水平的关节突关节囊，以及保持螺钉头的活动度便于连接棒的安置。

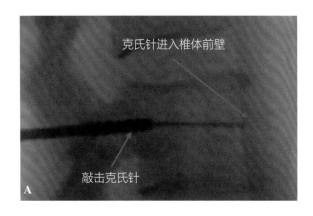

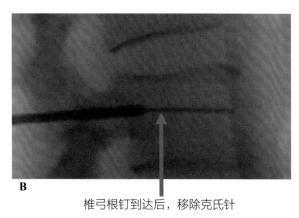

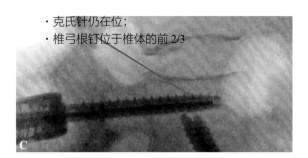

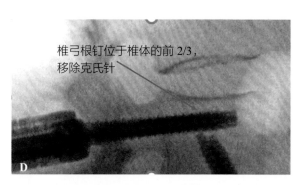

▲ 图 21-12　**A.** 侧位片示克氏针进入椎体前壁。当敲击时必须小心注意与克氏针保持同一直线，防止误穿前壁。**B.** 当椎弓根钉到达椎体的后 1/3（蓝箭）时，可以移除克氏针。提早移除克氏针可以避免在椎弓根钉置入时不经意的将克氏针继续向前推进。**C.** 侧位片示椎弓根钉已进入到椎体的前 2/3。克氏针仍在位，但最好的操作应该是当椎弓根钉进入后 1/3 时便移除克氏针。**D.** 侧位片示移去克氏针并推进螺钉到刚好抵达小关节

九、器械：棒的摆放

- 使用植入物制造公司提供的工具，对齐所有的管道，以便使螺钉凹槽是纵向排列（图 21-13A）。
- 使用测量装置确定所需棒的长度（图 21-13B）。
- 确保肌肉完全松弛，以允许棒植入到底（图 21-14A）。
- 使用棒导入器持棒，在管道上的凹槽内从头侧向尾侧滑动棒（图 21-14B）。
  - ➢ 棒应该是从最接近皮肤的头侧插入，以使初始穿入更容易。这是标准的头侧置棒法。
- 一旦棒在椎弓根钉凹槽中就位，按顺序放置螺塞以复位棒（图 21-15）。
- 使用椎弓根钉扭矩限制器最终拧紧螺塞。
- 松开并拆下管道。
- 拆卸棒导入器之前，C 形臂正侧位透视检查，以确保棒不太短或需要最后的调整。
- 图 21-16 是另一例显示经皮椎弓根螺钉术后标准的最终切口。

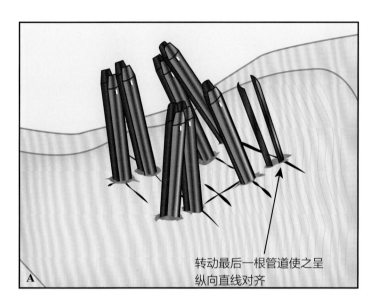

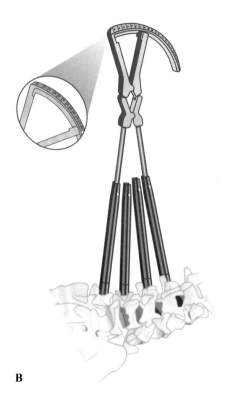

转动最后一根管道使之呈
纵向直线对齐

A

B

▲ 图 21-13 **A.** 术中照片显示所有管道呈纵向直线排列；**B.** 棒长度测量器

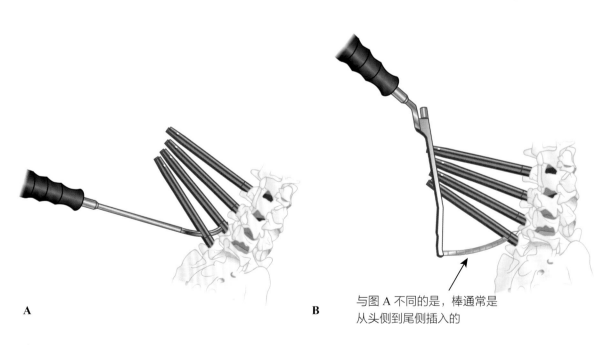

与图 A 不同的是，棒通常是
从头侧到尾侧插入的

A

B

▲ 图 21-14 **A.** 棒穿入前肌肉切开工具；**B.** 棒插入从尾侧到头侧，与图 A 不同的是，它通常更容易从头侧向尾侧插入，因为头侧螺钉更接近皮肤

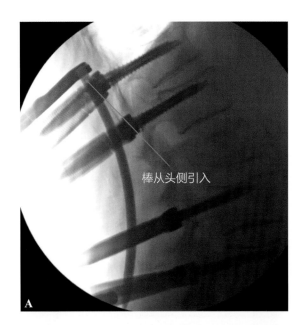

棒从头侧引入

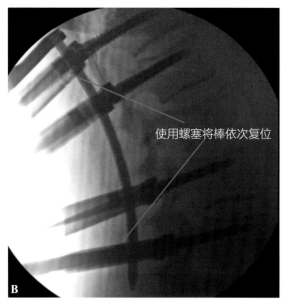

使用螺塞将棒依次复位

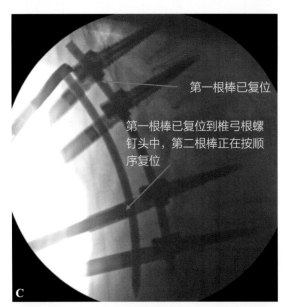

第一根棒已复位

第一根棒已复位到椎弓根螺
钉头中，第二根棒正在按顺
序复位

▲ 图21-15　**A.**棒通过头侧的椎弓根螺钉凹槽内引入；**B.**将棒准确地放置到所有椎弓根螺钉凹槽后，使用螺塞将棒依次复位到螺钉头中；**C.** 第一根棒已经复位到椎弓根螺钉头中，第二根棒正在按顺序复位

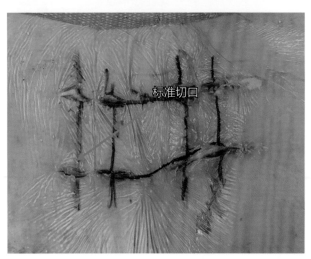

标准切口

◀ 图 21-16　经皮椎弓根螺钉置入后的标准切口

病例说明（续，图21-17）

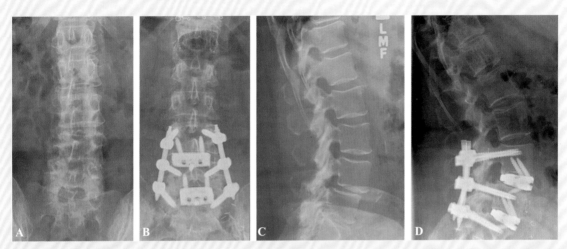

▲ 图 21-17　图 21-1 患者的术前正位片（A）和术后 6 个月正位片（B），显示 $L_4 \sim S_1$ 前路腰椎间融合术和 $L_4 \sim S_1$ 经皮椎弓根螺钉固定。术前侧位片（C）与术后 6 个月侧位片（D）比较，显示滑脱复位

十、关闭切口

- 止血。
- 0 号薇乔线 8 字法缝合筋膜。
- 2-0 薇乔线缝合皮下组织。
- 3-0 单乔线缝合及皮肤胶（Dermabond）对合皮肤。
- 4cm×4cm 的薄纱布及 3M 透明敷料（Tegaderm）覆盖切口。

十一、术后关注

- 该入路患者术后往往有肌肉痉挛，对此安定可以帮助减轻。
- 如果克氏针不小心穿透椎体前壁进入腹膜后间隙或肺，需监测重大血管损伤 / 腹膜出血、肠或肺损伤。

第22章 开放式经椎间孔腰椎椎间融合术
Open Transforaminal Lumbar Interbody Fusion

Ehsan Saadat　John M. Rhee　著
赵凤东　魏富鑫　译
王　冰　校

病例说明（图 22-1）

54 岁，女性，有外院后路 $L_4 \sim S_1$ 融合手术史，患者因顽固性下腰痛和双下肢疼痛导致站立困难。腰椎侧位 X 线片显示在 $L_4 \sim S_1$ 融合节段上方 $L_{2\sim3}$ 和 $L_{3\sim4}$ 两个节段滑移（图 22-1），$L_{1\sim2}$ 水平前凸增加，代偿腰椎矢状面平衡。MRI（未提供）显示 $L_{2\sim3}$ 和 $L_{3\sim4}$ 节段椎管狭窄。

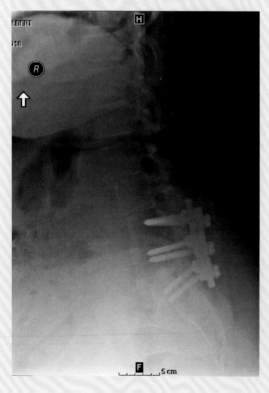

◀ 图 22-1　腰椎侧位 X 线片
后路 $L_4 \sim S_1$ 融合节段上方 $L_{2\sim3}$ 和 $L_{3\sim4}$ 两个节段滑移

一、影像学评估

- X 线
  - ➤ 评估椎间隙高度，指导选择融合器尺寸。
  - ➤ 存在脊柱侧弯时，需要考虑从凹侧放置融合器矫正冠状位平衡或从凸侧放置融合器便利性等因素。
  - ➤ 评估骨量情况，严重骨质疏松易导致椎间融合器沉降，是 TLIF 手术的相对禁忌证。
- 轴位及矢状位 MRI 影像
  - ➤ 利用旁正中矢状位影像评估手术节段出口神经根位置，明确其是否影响置入椎间融合器。
  - ➤ 评估是否合并神经根变异，此种情况下神经根活动度变小，应避免从神经根变异侧置入椎间融合器。

二、专用设备

- 骨刀（直骨刀及成角骨刀）。
- TLIF 刮匙。
- 椎板撑开器及 Scoville 刮匙。

三、体位

- 患者取俯卧位于可透视 Jackson 脊柱手术床上，适度调整腰椎前凸。具体体位可参见"后路腰椎融合术及椎弓根螺钉置入术"章节。

四、麻醉及神经电生理监测

- 无特殊
  - ➤ 脊髓圆锥以下节段的 TLIF 手术时并不常规行术中神经电生理监护，除外需截骨矫形的手术（如侧弯或后凸畸形矫形术）。

五、切口位置

参见"后路腰椎融合术及椎弓根螺钉置入术"章节，在透视下用针头定位切口位置。

六、手术入路

- 标准后正中入路。

七、减压技术

- 参见"腰椎椎板切除术"章节中正中减压及侧隐窝减压技术部分。
- TLIF 术中单侧关节突切除技术操作方法详见下文。

八、设备 / 融合技术

（一）单侧关节突切除术

- 显露和切除椎板后，行整个单侧关节突切除术。根据患者临床症状、椎管狭窄严重程度及脊柱侧弯和椎体旋转的方向选择关节突切除侧。
- 先切除正中椎板，然后切除下关节突。
- 使用 Kerrison 咬骨钳（椎板咬骨钳）咬除下位椎体的上关节突至椎弓根上缘，显露并触及椎弓根顶部（图 22-2），从而最大限度显露椎间隙。
- 辨认出口神经根、行走神经根和椎弓根上缘之间的三角操作区域。
  - ➤ 出口神经根位于头侧椎体椎弓根的正下方。尽量显露出口神经根从而避免置入椎间融合器时误伤。
  - ➤ 行走神经根和硬膜囊形成三角区内侧。用神经根拉钩向内侧牵开行走神经根和硬膜囊，进而显露至纤维环后方（图 22-3）。

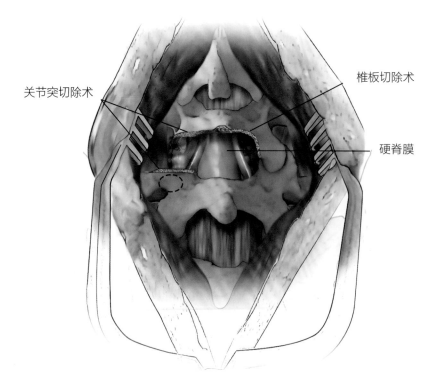

关节突切除术

椎板切除术

硬脊膜

◀ **图 22-2 完成彻底的椎板切除和椎管减压术，在椎间融合器置入侧行关节突切除术**
为置入椎间融合器提供足够的空间，需切除整个上关节突直至尾侧椎体椎弓根上缘，形成椎体间融合的三角操作通道

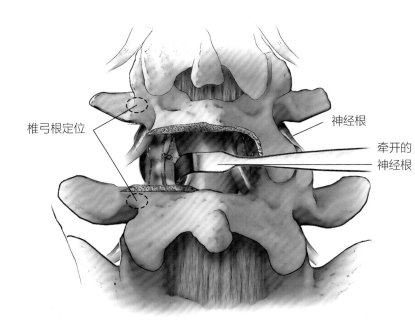

◀ 图 22-3 用拉钩轻柔地牵开行走神经根，为椎间融合提供足够的操作空间

椎间盘表面往往被一些静脉丛覆盖，纤维环切开前须用双极电凝预止血

- 辨别出行走神经根和出口神经根后并用神经根拉钩牵拉保护，然后用双极电凝将纵行经过的硬膜外静脉丛凝结止血。
- 将吸收性明胶海绵和止血粉填塞到出口神经根和行走神经根尾侧，既可起到止血作用，又可使神经根远离操作危险区。

（二）椎间隙处理

- 建立工作通道后，用神经根拉钩将硬膜囊和行走神经根牵开至中线，用 15 号手术刀片将纤维环切开一个矩形缺口（图 22-4）。

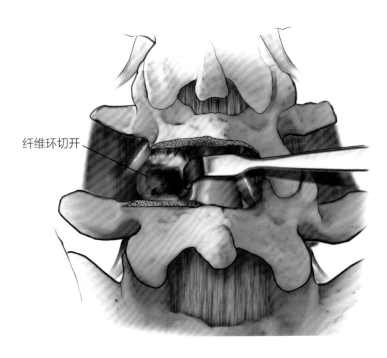

◀ 图 22-4 用 15 号刀片矩形切开后外侧纤维环

- 用髓核钳继续扩大该矩形纤维环缺口形成一个操作通道。
- 用铰刀由小到大逐级扩张刮除椎间髓核组织和终板软骨（图 22-5）。
- 然后，利用各种角度刮匙细致地刮除残留的终板软骨（图 22-6）。
  - ➢ 值得注意的是，应尽量避免刮匙刮入终板骨质，防止融合器置入后发生沉降和下沉。
  - ➢ 只有骨性终板完整、坚固，才可利用 TLIF 手术恢复良好的椎间隙高度。
- 术中采用铰刀和刮匙处理椎间隙时，注意切勿突破至纤维环前方。一般认为，铰刀置入椎间隙的深度在 30～35mm 较为安全。
  - ➢ 术中处理椎间隙时，一旦触及纤维环前缘，需稍微退出，然后再进一步操作。
  - ➢ 一旦穿透至纤维环前方，有可能发生血管或肠管损伤的灾难性后果。
  - ➢ 此外，融合器还可能置入至腹膜后，而不是椎间隙。因此，术中一定要注意透视确定融合器的标记物位置，防止椎间融合器置入过深。
- 用髓核钳清理椎间隙松散的髓核组织。
  - ➢ 再次强调，术中处理椎间隙时，要注意每次触及纤维环的前方时，稍微退出再行操作。
- 一旦椎间隙彻底处理，用融合器试模量取合适大小融合器。
  - ➢ 用融合器试模撑开椎间隙后，选择合适大小的椎间融合器。良好的骨质质量和软组织柔韧性有助于术后恢复满意的椎间隙高度。

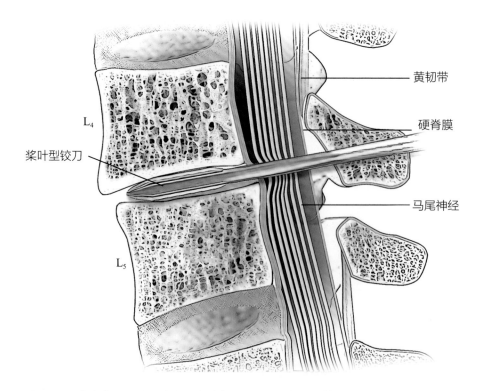

▲ 图 22-5　依次使用不同尺寸的桨叶型铰刀，小心去除椎间髓核组织，轻轻剥除终板软骨
对于骨质疏松的患者，应小心使用刮刀，以防终板受损导致融合器下沉。一般来说，使用最大尺寸的铰刀会使椎间隙变大，并造成明显的终板"刮擦"

术前　　　　　　　　　　　　术后

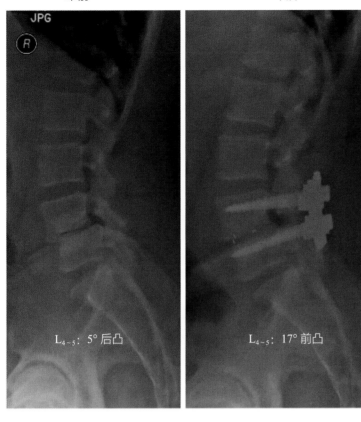

L$_{4\sim5}$：5° 后凸　　　　　　　　L$_{4\sim5}$：17° 前凸

◀ 图 22-6　影像显示，该患者存在终板硬化和 L$_{4\sim5}$ 节段性后凸
因为椎间隙很僵硬，只能插入一个较小的融合器。然而，在 TLIF 术后，腰椎滑脱、间隙高度和节段性后凸得到改善。坚硬的骨质和保留的完整终板可有效防止 TLIF 术后移植物沉降

（三）TLIF 融合器置入和植骨

- 在椎间隙前方填充自体骨。

- 把自体骨填充后的 TLIF 融合器置入至椎间隙。

  ➤ 在融合器置入过程中，注意保护出口神经根和行走神经根。

   ■ 部分患者中，尤其是峡部裂滑脱，出口根离椎间隙操作区域较近，甚至骑跨在该区域。这时需要将行走根进一步小心向中线牵拉；同时，纤维环切除要更加偏向中线，远离出口神经根。

- 将直角型融合器斜行置入椎间隙。

  ➤ 理想状态下，融合器的尖端应该置入至前方纤维环。

  ➤ 在应用直角型融合器时，椎间隙的后唇须保持完整，以防止融合器向后移位，甚至脱出。

  ➤ 再次强调，术中一定要注意透视确定融合器的标记物位置，防止融合器置入过深，甚至进入腹膜后腔。

- 如果采用肾形融合器，则先将融合器置入椎间隙前方，再将其在椎间隙中摆成横向，并贴近纤维环前方位置。

  ➤ 采用肾形融合器时，可以利用成角型骨刀把融合器后方的终板截骨并折叠填入椎间隙。

- 尽可能将所有的自体骨填入到椎间隙中。

- 如术中怀疑融合器的位置，在去除置入杆后，须用 C 形臂透视再次确定融合器位置，以便及时调整。

（四）椎弓根螺钉置入和后外侧植骨融合

- 完成 TLIF 融合器置入后，进行椎弓根钉置入和后外侧植骨融合。我们倾向于在置入融合器的对侧利用完整关节突的优势进行横突间植骨融合。如果有足够的植骨材料，置入融合器同侧也应该进行横突间植骨融合，以利获得成功的骨性融合。

九、缝合技术

- 请参照腰椎后路融合与椎弓根钉固定章节。

十、术后注意事项

- 术后须即刻对患者神经系统进行详细检查；如果术后新出现运动功能障碍和放射痛，则应特别注意。
- 术后保留 Hemovac 引流管，直至 8h 引流液量小于 30ml。

十一、术后复查

行 $L_{2\sim3}$ 和 $L_{3\sim4}$ 双节段 TLIF 和腰椎后柱截骨术，同时将原融合节段延长至 L_1。利用双节段 TLIF 手术，椎间隙的高度、节段性后凸畸形及矢状位力线均获得了明显改善（图 22-7）。患者术后腰、腿疼痛症状明显改善，能够获得舒适的直立姿势。

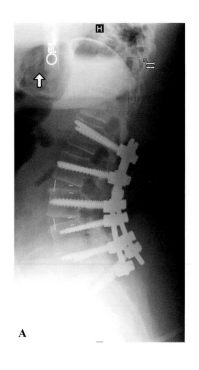
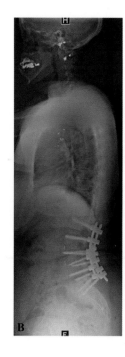

◀ 图 22-7　利用双节段 TLIF 手术，椎间隙的高度、节段性后凸畸形及矢状位力线均获得明显改善
A. 腰椎侧位 X 线片显示，利用双节段 TLIF 手术腰椎前凸角获得明显改善；
B. 脊柱全长 X 线片显示脊柱矢状位力线恢复正常

第 23 章　微创经椎间孔腰椎椎间融合术

Minimally Invasive Transforaminal Lumbar Interbody Fusion

Andrew H. Milby　Sangwook T. Yoon　**著**

江晓兵　李进腾　**译**

唐　勇　**校**

病例说明（图 23-1）

　　患者男性，67 岁，主诉腰部及右臀部疼痛，伴右下肢放射痛 2 年余，加重 6 个月。患者不但腰痛，而且右下肢从大腿后侧、小腿直到右足背都有放射痛。站立、行走或者躺下时症状会加重，坐位时会缓解。该患者经过系统的保守治疗无效，包括物理治疗和多次硬膜外类固醇药物注射。腰椎正位片（图 23-1A）和侧位片（图 23-1B）显示 $L_{4\sim5}$ 椎间滑移，椎间隙高度丢失。腰椎 MRI 的矢状面（图 23-1C）和横断面 T_2 加权像（图 23-1D）显示 $L_{4\sim5}$ 层面中央椎管及侧隐窝狭窄。

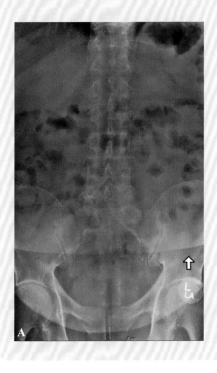
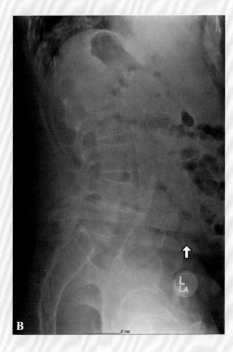

◀ 图 23-1　**A.** 腰椎正位片；**B.** 腰椎侧位片

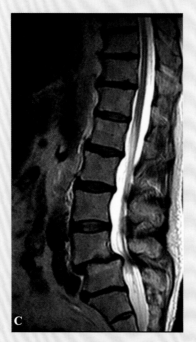 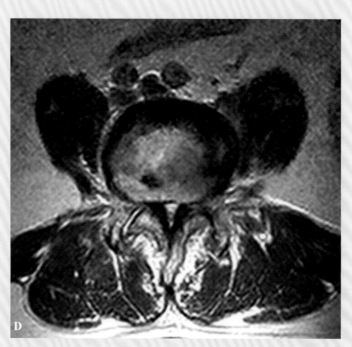

▲ 图 23-1 （续）C. 腰椎 MRI 的矢状面；D. 腰椎横断面 T$_2$ 加权像

一、适应证

- 退变性腰椎滑脱和狭窄引起的神经源性跛行。
- 显著的椎间孔上下径狭窄导致的神经根性疼痛。
- 椎间不稳定导致活动后疼痛。
- 因巨大关节突关节囊导致狭窄而需要接受关节突切除。

二、相对禁忌证

- 椎弓根直径过小不足以置入椎弓根螺钉。
- 相同节段有椎板切除术史。

三、影像学评估

- 站立位的腰椎正侧位片。评估椎体滑移的程度，确定滑脱的类型（退行性还是峡部裂）。评估椎间隙高度，以及局部和整体在矢状面序列。排除有明显的冠状面序列异常（侧方滑移或脊柱侧弯）。在正位片上评估椎弓根的直径。确定是否有多节段的先天性椎管狭窄。拍摄过伸和过屈位片评估不稳的程度。

- 尽可能进行腰椎 MRI 检查（如果无法做 MRI，就做 CTM）。评估狭窄的位置，是中央、侧隐窝还是椎间孔。测定椎间隙高度、矢状面连续性及椎弓根直径和长度。确定减压方案，即需要去除的椎板和关节面的范围。寻找可能的神经走行解剖变异（共根畸形）。
- 确保 X 线摄影和 MRI（或 CTM）的椎体节段定位一致，勿受移行椎影响。

四、专用设备

- C 形臂。
- 可选择的微创经椎间孔腰椎椎间融合术撑开器或管道系统（TLIF）。
- 可微创置入的椎弓根螺钉、融合器和手术器械（有弯曲角度、刺刀样刮匙、神经根拉钩等）。
- 可透射线的手术床，可以在必要时做左右轴向旋转，以便通过撑开器系统获得更好的术野。

五、体位

- 采用髋部和胸部垫高、腹部腾空的俯卧位（以减少静脉充血，帮助恢复腰椎生理前凸）。
- 上述可透射线的手术床。
- 消毒及铺巾范围要充足，以满足正中线旁开置入经皮椎弓根螺钉和撑开器管道。
- 如需取自体骨移植，应在髂后上棘处预先铺设洞巾。

六、麻醉 / 神经功能监测

- 通常不需要使用体感诱发电位或者运动诱发电位，但有些术者会额外使用触发肌电图来确保经皮置入器械的安全性。
- 通过透视每个椎节的正位，确定皮肤切口位置（图 23-2）。根据椎弓根内倾角度和软组织的深度，皮肤切口应该在距离椎弓根中心外侧 2~3cm 处。用克氏针定位皮肤切口。通常切口的位置在横突的侧方。给每个椎弓根标记体表投影，术者根据所需要的切口位置画线定位。
  - ➤ 椎弓根外侧的准确距离可以通过斜位透视来确定，皮肤切口位置与原定的椎弓根螺钉置钉点位置一致。
  - ➤ 单个切口可用于多个相邻节段，或者由术者决定是否做独立的经皮切口。通常使用单个切口可以使切口更美观。
- 确保术前和术中使用的节段定位方式一致。

七、手术入路

- 用 10 号刀片切皮。

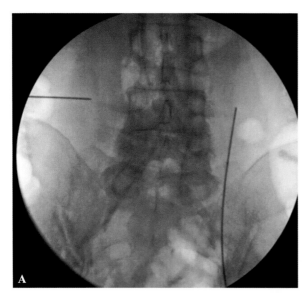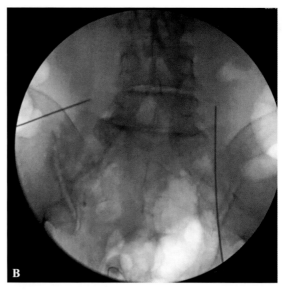

▲ 图 23-2　A. L$_{4\sim5}$ C 臂前后位片；B. L$_5\sim$S$_1$ C 臂前后位片

- 轻轻牵开切口皮肤并保持一定张力，用电刀切开并止血。
- 电凝止血，继续逐层切开皮下组织。
- 牵开器牵拉软组织，显露深筋膜层。
- 电刀切开筋膜层，可潜行松解远近两端筋膜，为最后的置棒做准备。
- 避免用手指剥离至深筋膜去探查小关节外侧缘，这会导致不必要的出血。

八、使用器械：克氏针的放置

- 使用镍钛合金材质的克氏针，以减少克氏针弯曲的意外发生。
- 从头端节段开始，再做尾端节段，使穿刺过程有秩序可依。
- 在相应节段，术者和助手将穿刺针在起始点置入。
    - 穿刺针尖探及横突，再向内侧调整针尖，缓慢滑移到关节突关节，开始时斜面朝内。
    - 理想的起始位置是在左侧椎弓根 9 点钟和右侧椎弓根 3 点钟位置。头端节段的针尖位置可以稍向尾端调整，以尽可能减少螺钉头对邻近小关节关节囊的干扰。
- 用卵圆钳夹持穿刺针在 C 形臂透视下微调。图 23-3A 显示右侧穿刺针已经穿过椎弓根，而左侧在较好的进针位置。
- 一旦获得良好的进针点后，卵圆钳夹持下将针尖轻敲插入骨面。
- 继续向下轻轻敲击穿刺针（可能需要根据置钉方向利用穿刺针的斜面做适当调整）。
- 一旦针尖到达椎弓根内侧壁时停止进针。在这个位置将针尖斜面转向侧面。图 23-3B 显示双侧穿刺针在正位上都位于椎弓根内侧壁的外侧。
- 侧位透视。

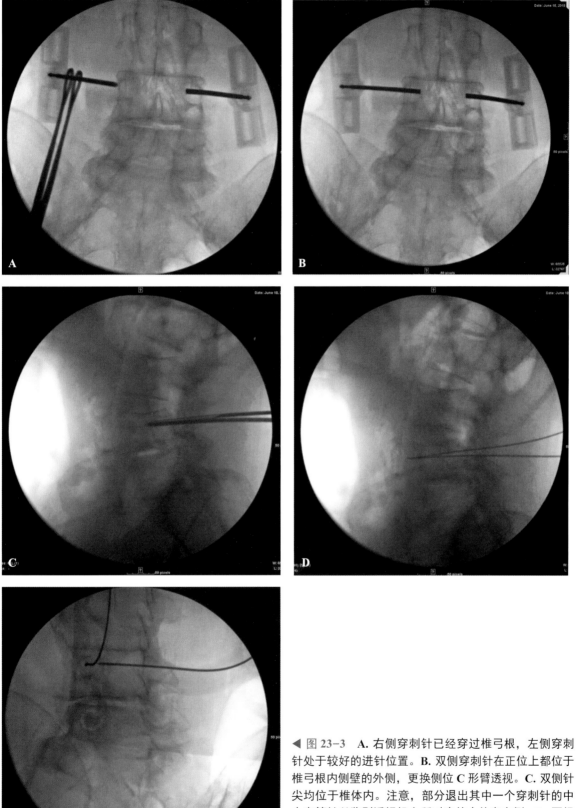

◀ 图 23-3　**A.** 右侧穿刺针已经穿过椎弓根，左侧穿刺针处于较好的进针位置。**B.** 双侧穿刺针在正位上都位于椎弓根内侧壁的外侧，更换侧位 **C** 形臂透视。**C.** 双侧针尖均位于椎体内。注意，部分退出其中一个穿刺针的中央套管针以鉴别透视机上所对应的人体左右侧。**D.** 两根克氏针均在椎体前缘皮质处，这样可以减少克氏针意外滑出的风险。**E.** 左侧克氏针在椎弓根中间

- 确认穿刺针尖穿过椎弓根进入椎体内。图 23-3C 显示双侧针尖均位于椎体内。注意，部分退出其中一个穿刺针的中央套管针，以鉴别透视机上所对应的人体左右侧。
- 拔除中央套管针。
- 将克氏针至少插入椎体 2/3 深度。使用克氏针驱动器来推进，这样可以减少因手推导致的克氏针弯曲。
- 一旦克氏针达到理想位置，保持克氏针位置不动的同时旋转并拔出穿刺针。图 23-3D 显示 2 根克氏针均在椎体前缘皮质处，这样可以减少克氏针意外滑出的风险。
- 将克氏针尾端固定在床头。
- 在正位和斜位上确认克氏针的位置是否满意。图 23-3E 显示左侧克氏针在椎弓根中间，右侧克氏针需要在对侧斜位透视下确认。
- 向尾端下一个相邻节段重复上述操作。

九、对侧关节突去皮与融合

- 撤出 C 形臂。
- 当所有的克氏针放置到位后，用非切除关节突尾侧螺钉的克氏针作为导丝，逐级置入扩张管。如当对 $L_{4\sim5}$ 的关节突关节进行去皮时，采用 L_5 椎弓根螺钉的克氏针作为导丝。
- 逐级插入扩张管，直到插入最大的管状牵开器后，形成工作通道，使术者可见关节面。如果合适，可连接台式牵开器系统。
- 用 Pituitary（剥离子）除去覆盖在关节囊表面的肌肉。
- 用烧灼法除去关节囊。
- 在管状牵开器内使用锉头后，如果出现出血，则沿腹侧面的关节囊烧灼关节突关节动脉，以减少出血量。
- 用锉头在关节腔内去除软骨并去除皮质骨。
- 将移植材料放入关节腔内，用于关节突融合。
- 待融合准备好后，继续在每一个节段放置螺钉。

十、关节突切除、减压、椎间盘切除及经椎间孔腰椎椎体融合术（TLIF）

- 用待切除关节突尾侧螺钉的克氏针作为导丝。
- 逐级置入扩张管，直至插入最大的管状牵开器后，可以使术者看到关节突。如果合适，可以连接台式牵开器系统。
- 在进行关节切除术时，如果需要，则沿腹侧面的关节囊烧灼关节面动脉，以减少出血（图 23-4A）。
- 认清关节突、头端与尾端的椎骨板和峡部。关节突关节处于水平方向，吸器在关节突关节的上端边缘（图 23-4A）。

- 磨去关节突，显露并认清解剖结构（图 23-4B）。
- 用刮器、Kerrison 咬骨钳对头侧椎骨板进行单侧椎板切除。
- 用锉头、Kerrison 咬骨钳去除峡部，并去除下关节突用于骨移植。图 23-4B 显示关节突外侧、椎骨板、峡部都已切除，展现下关节突的边界。
- 如有必要，用钻子和 Kerrison 咬骨钳，通过钻至棘突底部和对侧椎板腹侧进行对侧减压。上述操作需要充分倾斜管道来完成。骨切除术后移开黄韧带提供充分视野，防止不慎切开硬脊膜。图 23-4C 示通过 Kerrison 咬骨钳对对侧黄韧带减压。
- 完成尾端邻近的上关节突的切除，直到与椎弓根齐平以获得最大的通向椎间盘的途径。
- 用双极对椎间盘上的硬膜外静脉进行电凝。小心辨认出口神经根的位置。
- 用神经根拉钩移开电凝后的静脉，用 4 号 Penfield 剥离子将硬膜囊移开，为椎间盘切除建立工作通道。
- 用长柄手术刀进行椎间盘环切术。一般情况下，椎间隙撑开不是必需的，但可以在放置椎弓根螺钉后进行。
- 依次使用刮刀进行椎间盘切除。
- 用髓核钳移除所有松动的椎间盘碎片（图 23-4D）。
- 用弯头的刮匙刮去终板软骨，冲洗椎间盘空间。
- 插入试模检测并最终决定椎间融合器需要使用的尺寸。
- 对于香蕉形椎间融合器，首先置入椎间融合器，然后进行植骨。理想的位置应是足够靠前，以允许骨突支撑，从而最大限度地减少终板较软的中心部分发生下沉的概率。然后，用骨凿在笼后进行终板剥离，并对出血的松质骨表面进行大量的碎骨移植。图 23-4E 显示椎间融合器通过工作通道放入椎间隙中。图 23-4F 显示侧位 X 线片中，TLIF 所用椎间融合器于椎间隙，克氏针位于椎弓根中。
- 对于后路手术用的椎间融合器，可以在置入椎间融合器之前进行椎间隙植骨。
- 用植骨填充剩余的椎间隙。
- 松开节段撑开器。

十一、内固定

（一）螺钉放置与节段性撑开

- 引入 C 形臂进行侧位透视。
- 将螺钉沿着克氏针置入，维持与克氏针的线性关系。
  - ➢ 可以在螺钉放置之前进行攻丝，但通常不是必要的。
  - ➢ 在插入螺钉或攻丝之前，通过 C 形臂确认侧位上螺丝或者攻丝与克氏针的线性关系。
- 经过椎弓根将椎弓根钉插入椎体后部，放置椎弓根钉时要保证克氏针不会前移（图 23-5）。

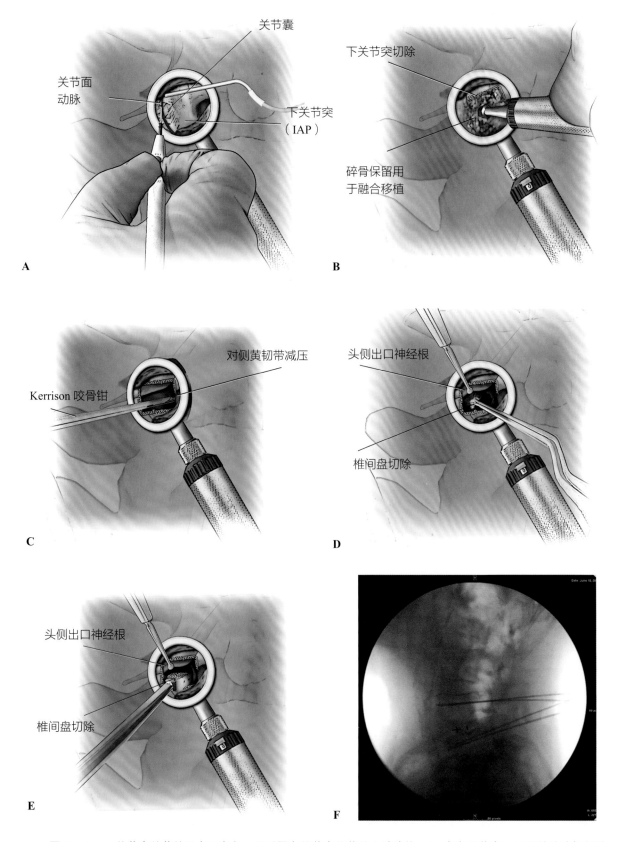

▲ 图 23-4 **A.** 关节突关节处于水平方向，吸引器在关节突关节的上端边缘；**B.** 磨去关节突，显露并认清解剖结构；**C.** 通过 Kerrison 咬骨钳对对侧黄韧带减压；**D.** 用 pituitary 移除所有松动的椎间盘碎片；**E.** 椎间融合器通过工作通道放入椎间隙中；**F.** 侧位 **X** 线片可见侧入路椎间融合器位于椎间隙中，克氏针位于椎弓根中

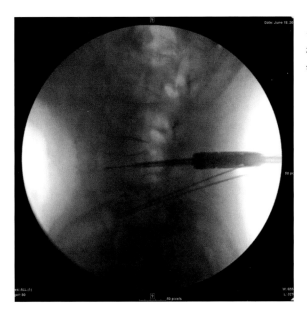

◀ 图 23-5 经过椎弓根将椎弓根钉插入椎体后部，放置椎弓根钉时要保证克氏针不会前移

- 螺丝钉一旦进入椎体后缘，移出克氏针。
  - ➢ 拉出克氏针之前，要将螺丝钉旋出半圈，确保克氏针在拉出过程中没有扭曲或断裂。
  - ➢ 尽量不要使用电源驱动器移出克氏针，这有可能导致克氏针被切断。
- 将椎弓根钉置入到理想的深度。一旦椎弓根钉头在关节面上，阻力将会增加。此时钉头应略抬高，以避免小关节囊破裂和钉头松动的风险。
- 如果要撑开，则应安装基于椎弓根钉的牵开系统来实现所需节段的撑开。撑开的程度取决于骨的质量和椎间盘的塌陷程度。尽量避免单纯用椎弓根钉去撑开，以减小椎弓根钉松动和节段性后凸的风险。一些外科医生在放置融合器之前经常使用上述方法来增加椎间隙的高度，但这通常是不必要的。

（二）固定棒的放置

- 对齐所有螺钉上的通道，使插槽纵向对齐。
- 使用测量工具确定所需固定棒的长度。
- 滑动杆沿着椎弓根螺钉延长。图 23-6 显示了一个带有端盖的固定棒，有助于将杆保持在椎弓根螺钉延伸部分内。确保筋膜完全松开，让固定棒完全紧贴着螺钉。
- 连接杆安装好后，立即用 C 形臂检查，然后放置固定螺丝。
- 可以考虑后方施压以产生额外的脊柱前凸，防止 Cage 移位，但应考虑对侧椎间孔狭窄恶化的可能性而限制后方施压的强度。
- 锁紧固定螺钉。
- 最后通过 C 形臂检查一遍正侧位片（图 23-7）。

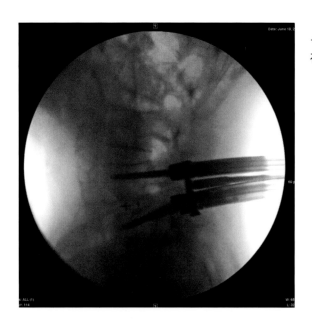

◀ 图 23-6　一个带有端盖的固定棒，有助于将杆保持在椎弓根螺钉延伸部分内

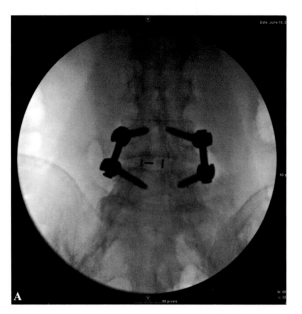

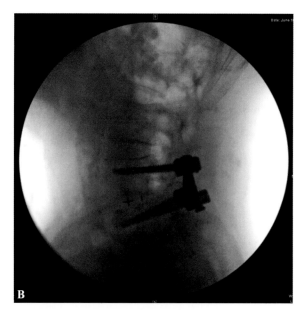

▲ 图 23-7　影像上显示 Cage 位于充填植骨的椎间隙内，植入的椎弓根螺钉和连接棒

十二、缝合技巧

- 用 1 号 Vicryl 可吸收线 8 字缝合深筋膜层。
- 如有需要，可采用 1 号 Vicryl 可吸收线间断缝合深层皮下组织。
- 2-0 可吸收线间断缝合真皮层。
- 3-0 缝线间断缝合皮肤。

十三、术后注意事项

- 术后应仔细评估患者是否有任何新的神经功能缺陷或神经根症状，这些症状可能是由于螺钉断裂或损伤出口神经根的背根神经节所致。
- 鼓励在手术当天尽早活动，术后第一天通常即可出院。

病例说明（续，图 23-8）

该患者行 $L_{4\sim5}$ 微创 TLIF，右侧小关节切除，左侧小关节融合，旁正中切口（图 23-8）。

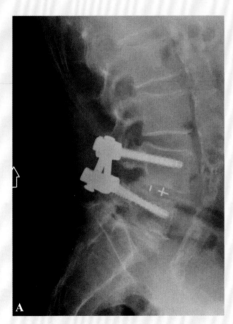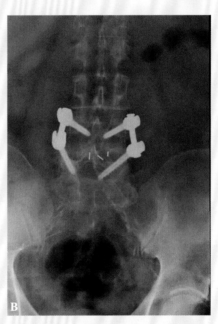

▲ 图 23-8　术后站立正侧位

推 荐 阅 读

[1] Wong AP, Smith ZA, Stadler JA, et al. minimally invasive transforaminal lumbar interbody fusion (MI-TLIF) surgical technique, long-term 4-year prospective outcomes, and complications compared with an open TLIF cohort. *Neurosurg Clin N Am.* 2014;25:279-304.

第 24 章　前路腰椎椎间融合术

Anterior Lumbar Interbody Fusion

Ehsan Saadt　John G. Heller　John M. Rhee　**著**

郑国权　谢沛根　**译**

何　达　**校**

病例说明（图 24-1）

患者女性，58 岁，$L_5 \sim S_1$ 椎体滑脱，伴双侧椎间孔狭窄及神经根病变（JGH）。

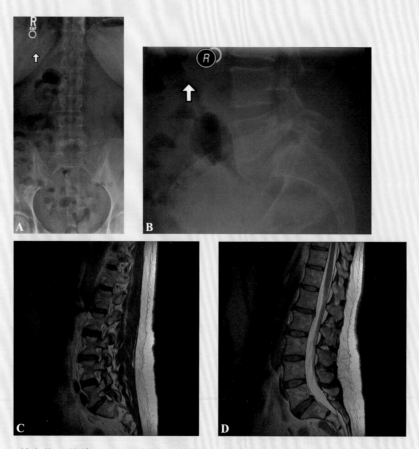

▲ 图 24-1　站立位 X 线片示 $L_5 \sim S_1$ 椎体 I 度滑脱，仰卧位的 MRI 图像中可完全复位。在 $L_5 \sim S_1$ 节段存在相应的双侧椎间孔狭窄，但无椎管狭窄，与峡部裂型腰椎滑脱一致

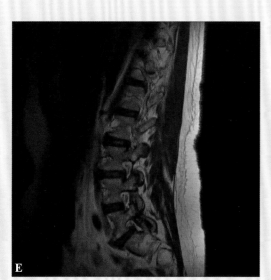 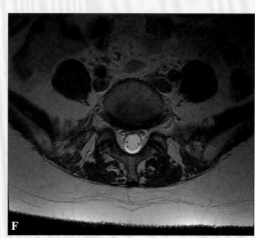

▲ 图 24-1 （续）

一、影像学评估

- 仔细审阅术前 MRI，评估椎间盘水平的血管解剖；仔细检查腹主动脉和下腔静脉发出分支的位置，以及髂总动脉和静脉在椎间盘区域的位置关系。另外，要注意相关血管的钙化程度。寻找髂静脉和脊柱之间的脂肪层（图 24-2 和图 24-3）。
- 检查确认 X 线片，定位椎间盘，确定手术路径。

二、专用设备

- 万向牵引器系统和组件。
- 无菌血管多普勒探头（可选）。

三、手术体位

- 检查术前和术后的足背动脉。如果未触及搏动，则使用血管多普勒记录术前血管情况。
- 患者取仰卧位，置于常规的手术床（反向），骶骨下放置体位垫。
- 对于 $L_{4\sim5}$ 和 $L_5 \sim S_1$ 节段，将手术床保持在头低足高位（Trendelenburg 位），以便于垂直触及椎间盘位置（腰椎常为前凸的）。

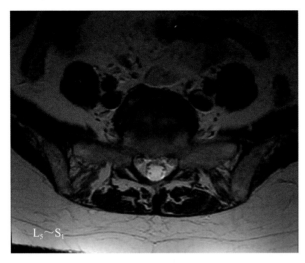

▲ 图 24-2　轴位 MRI 截面图像示 L$_5$～S$_1$ 椎间盘节段的髂静脉及动脉位置

大多数情况下，在 L$_5$～S$_1$ 层面的血管间有一手术操作区域，在该区域中操作，可最少牵拉血管便能显露椎间盘。由于 MRI 图像截面并不完全与椎间盘层面平行，因此可以看到 S$_1$ 椎弓根。而结合矢状面 MRI 图像可实现定位，可定位此轴向截面对应椎间盘前部，以明确椎间盘前方与血管的解剖关系

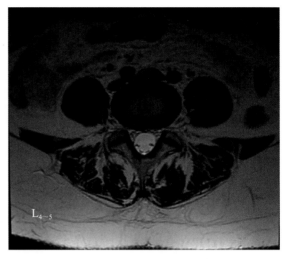

▲ 图 24-3　L$_{4～5}$ 层面图像

由于髂血管直接紧贴于椎间盘前方，因此在此水平进行前路腰椎椎间融合术，需牵开髂血管

四、麻醉与神经电生理监测

- 全身麻醉。
- 通常不需要神经监测。
- 笔者偏好彻底肌松，以利于显露。

五、切口位置

- 笔者偏好左腹直肌腹膜后入路。
  - 此入路的原理：主动脉比腔静脉更富有弹性便于必要的牵拉；经斜肌入路常并发切口疝。
  - 若之前的手术是在左侧进行，可以考虑采用经腹膜入路或右侧入路。
- 可采用各型皮肤切口。
  - 下腹横（Pfannenstiel）切口可用于 L$_5$～S$_1$ 显露，但如需进一步显露近端，切口伸展性较低。
  - 正中切口和旁中线切口可用于多节段显露。这也是笔者偏好（图 24-4）。
- 对于 L$_5$～S$_1$ 节段，切口中心位于骶岬上方，较瘦的患者则可触及骶岬。
  - 如有必要，可用侧位 C 形臂定位切口，注意切口应位于到达的椎间盘路径与皮肤交界处，而不是与椎间盘位置的简单对应（图 24-5）。

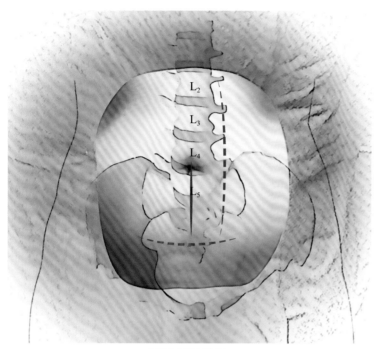

▲ 图 24-4　经前路腰椎椎间融合术，不同节段切口的大致位置

皮肤切口的选择

$L_5 \sim S_1$ ————————
$L_2 \sim S_1$ ----------------
$L_5 \sim S_1$ ----------------

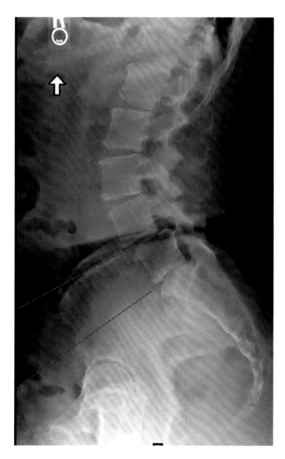

▲ 图 24-5　对另一患者，注意 $L_5 \sim S_1$ 及 $L_{4 \sim 5}$ 的最佳"视野线"（红色虚线）由于前凸，理想的切口位置通常处于更远端，而不是在 $L_4 \sim S_1$ 椎间盘前方的水平位置

六、手术入路

- 腹前壁的分层结构会随着入路在弓状线之上或之下而改变。
  - ➤ 在弓状线之上，有皮肤、皮下脂肪、腹直肌前鞘（腹外斜肌和腹内斜肌的腱膜）、腹直肌肌腹、腹直肌后鞘（腹内斜肌和腹横肌的腱膜）、腹横筋膜和腹膜。
  - ➤ 在弓状线以下，没有腹直肌后鞘，因此腹直肌直接位于腹横筋膜之上。
- 腹膜后入路穿过腹壁到达腹横筋膜层，然后向外侧分离，直到筋膜止点，显露腹膜后脂肪。
  - ➤ 切开皮肤、皮下脂肪至腹直肌前鞘水平。
  - ➤ 用电刀纵向切开腹直肌前鞘筋膜的外侧缘。
  - ➤ 将筋膜向外侧牵开，显露腹直肌。
  - ➤ 将腹直肌向内侧牵开。显露弓状线以下的腹横筋膜和弓状线以上的腹直肌后鞘（图 24-6）。
  - ➤ 切开腹横筋膜，继续向外、向深部分离至腰大肌。
  - ➤ 此时腹膜部分游离，从左向右轻推以显露左侧术野。注意，在此过程中应辨别输尿管（图 24-7）。
  - ➤ 将腹膜及同侧输尿管从腰大肌上钝性游离后，辨识左侧髂动静脉（先动脉后静脉）。
    - ■ 触摸髂总动脉搏动。静脉位于动脉的后 / 内侧（图 24-8）。
- 在 $L_5 \sim S_1$ 层面，大血管通常在此发出分支：用肾静脉牵开器轻轻将右侧血管向右侧牵开，左侧血管向左侧牵开。将左侧输尿管与腹膜内容物一起牵向右侧。
  - ➤ 在 $L_5 \sim S_1$ 层面，通常可以在无须明显牵拉髂血管的情况下触及中间 2/3 的椎间盘。而有

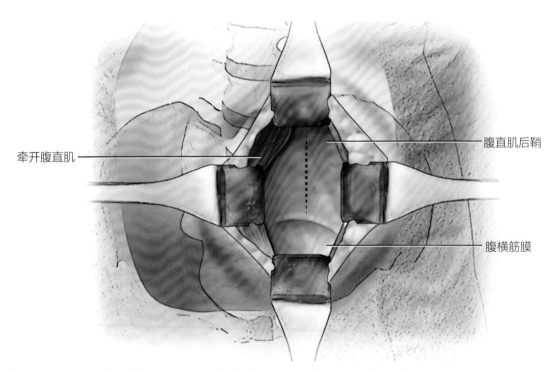

牵开腹直肌 —————

————— 腹直肌后鞘

————— 腹横筋膜

▲ 图 24-6　腰骶椎的前路左旁正中腹膜后入路。将腹直肌向内侧牵开，在弓状线以上显露腹直肌后鞘，在弓状线以下显露腹横筋膜

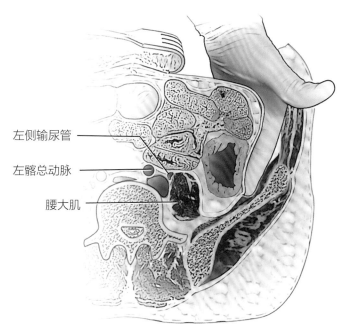

▲ 图 24-7　手从左到右钝性分离，轻柔推开腹膜内容物

左侧输尿管

左髂总动脉

腰大肌

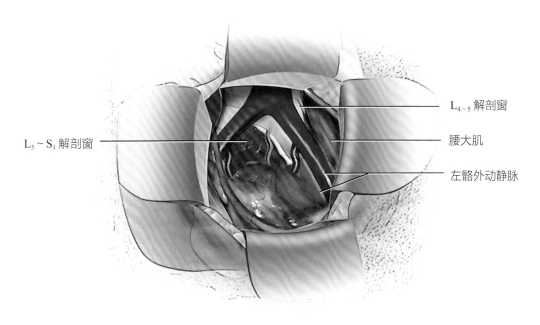

$L_4 \sim 5$ 解剖窗

腰大肌

左髂外动静脉

$L_5 \sim S_1$ 解剖窗

▲ 图 24-8　$L_{4\sim5}$ 和 $L_5 \sim S_1$ 的 "入口"
这些入口的位置和大小将根据血管解剖学关系的区别而变化

时，左侧髂血管会从椎间盘正前方斜穿至其左侧，这时则需将其钝性分离。在此情况下，用 Kittners 纱球（别称 "花生米"）把血管从骶岬上游离后牵开。

➤ 辨识、分离并结扎骶正中血管（图 24-9）。

● 在 $L_{4\sim5}$ 层面，大血管通常会覆盖椎间盘前部，因为也有血管在该间盘水平发出分支。因此，可能需要游离更多血管以到达目标椎间盘（图 24-10）。

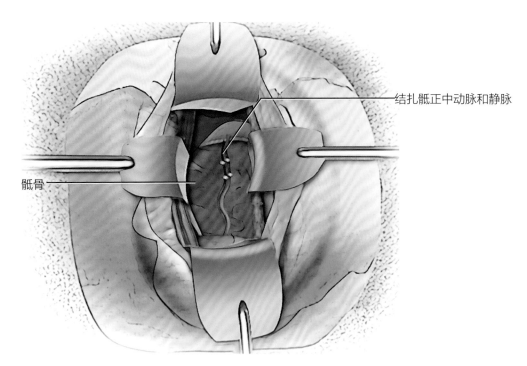

▲ 图 24-9 **L₅～S₁ 前路腰椎椎间融合术入路**
台式牵开器被小心地放置在两侧血管下方。骶正中血管用血管夹结扎

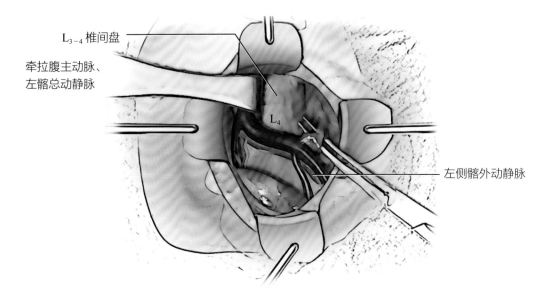

▲ 图 24-10 **L₄～₅ 水平左侧血管从左向右牵开**
注意，在牵拉移动左髂静脉之前，辨识并结扎髂腰静脉

➢ 髂腰静脉是髂总静脉的一个分支，它从椎间盘外侧斜向外延伸，深入并向下进入椎旁肌肉。若此静脉未能妥当处理，会发生大量的静脉出血。如果离断了髂静脉的后侧，血管另一端缩回椎旁肌肉中，问题将尤为棘手。

➢ 为了从左到右牵拉髂静脉，必须结扎这条静脉（髂腰静脉），尤其是在处理 L₄～₅ 层面时。

➢ 必须在其髂总静脉端进行双重结扎，同时远端结扎。

➢ 通常情况下，可能不止一条髂腰静脉分支。忽略这一点可能导致大出血。

● 髂腰静脉一旦被离断，髂总静脉可随髂动脉由左至右推移（图24-11）。

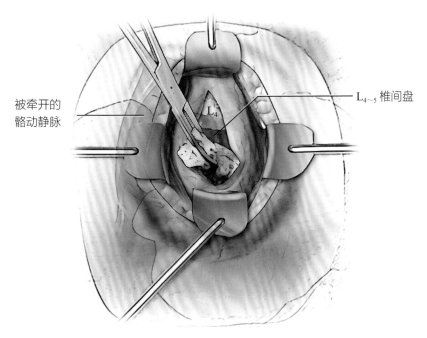

被牵开的
髂动静脉

L₄₋₅椎间盘

▲ 图24-11 髂腰静脉离断后，血管可向右侧钝性分离，显露椎间盘前部

七、牵开器放置

● 使用台式牵开器。双侧牵开器的尖端应小心地置于椎间盘外侧。

➢ $L_5 \sim S_1$节段区域（图24-12A）。

➢ $L_{4\sim5}$节段区域（图24-12B）。

■ 一旦牵开器挡片接近目标位置，将大块棉片置于左右挡片尖端下方，挡片紧贴于骨，以防下方静脉渗血。

➢ 特别是在$L_{4\sim5}$节段区域，应注意避免因左髂动脉长时间牵拉而引起的缺血。

■ 可以在左侧足趾上放置脉搏血氧计，以监测和控制缺血时间（图24-13）。

八、减压技巧

● 用装有10号刀片的长柄手术刀，从上终板外侧开始，向中线移动，进行广泛的纤维环切开术。

➢ 双手操作刀柄，刀刃始终朝向远离血管的方向，以确保操作和安全性。

● 插入一个大号尖头Cobb剥离器，尽可能多地从上、下终板松解，分离软骨终板。

➢ 使Cobb朝向骨头，手内 - 外旋操作。

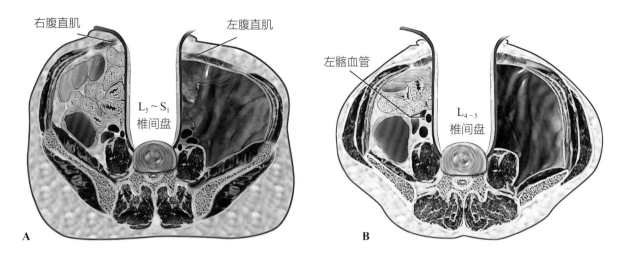

右腹直肌　　　　　左腹直肌

L₅～S₁
椎间盘

A

左髂血管

L₄～₅
椎间盘

B

▲ 图 24-12　A. L₅～S₁ 经前路腰椎椎间融合术（ALIF）中双侧牵开器的正确放置。通常，一个头侧牵开器保护靠近椎间盘区域的血管分支（图中未标识）。如果需要，可以将靠近尾侧的牵开器（图中未标识）放置在骶岬的远端。B. L₄～₅ 经前路腰椎椎间融合术的牵开器放置。注意左髂血管被向右牵开。通常，靠近头侧的牵开器（图中未标识）保护腹膜内容物，尾侧牵开器（图中未标识）保护左髂血管，使其经右方牵开器远端后回到正常位置

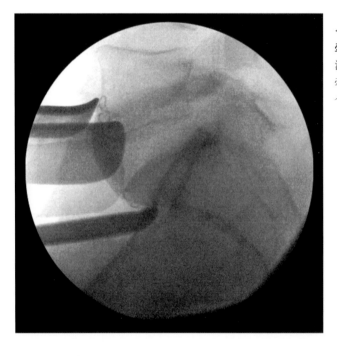

◀ 图 24-13　术中所见，L₅～S₁ 牵开器置入后透视
注意，在椎间盘区域周围有 4 个牵开器，2 个为横向的，还有 1 个在头侧，1 个在尾侧

> 全面去除软骨终板有助于彻底、有效地切除椎间盘。

● 用 1 个大号髓核钳和长柄的大号 Cobb 刮匙去除残余椎间盘。

> 如果刮匙被用作切割工具而不是刮刀，它会更有效。在软骨终板和终板骨之间用锋利的、无角度的刮匙进行内 – 外旋操作。

● 一定要彻底清理椎间盘区域后外侧的角落，因为终板外围的骨质最为密实，当放置植入物时，残留的间盘组织被推入硬膜外间隙，则可能造成医源性椎间盘突出。

- 神经孔的前路减压作为手术目的时，在椎间盘区域的后外侧角落被清理后，可以使用带角度的 Kerrison 咬骨钳，以进入神经孔实施操作。通过在腹侧辨识硬脊膜，以确保操作的安全性。
  - ▷ 可在椎体前外侧间区放置撑开器，以增强后椎间盘区域的可视性。
  - ▷ 在行椎间盘切除、椎间孔减压时，可以使用吸收性明胶海绵粉末和棉片控制硬膜外出血，必要时移除椎间盘区域的牵引器（图 24-14）。

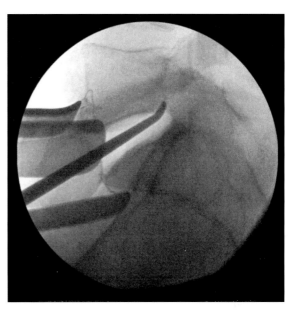

▲ 图 24-14　将刮匙置入孔内探查

九、器械 / 融合技巧

- 椎间盘切除术完成后，插入椎间试模测量以确定最终植入物规格。
- 必要时，可用高速磨钻进一步处理终板（轻度），注意避免终板塌陷。另外，弯骨凿可以用来打孔终板。终板完整性是防止植入物下沉的关键。
- 可用温热的生理盐水充分冲洗伤口。
- 将最后选择的植入物和内植骨夯实入椎间盘空间内，然后用手测试其契合程度。
- 根据不同植入物，可选用经植入物椎体螺钉进行固定或使用前路钛板加固（图 24-15 和图 24-16）。

十、缝合技术

- 一旦融合器放置完毕，逐步撤除牵开器并确保止血充分。
- 使腹膜及其内容物恢复到正常位置。
- 腹直肌前鞘筋膜用 0 号 Prolene 缝线缝合。
- 腹直肌后鞘如果足够坚固，可以将其缝合。
- 用 2-0 Vicryl 线间断缝合皮下组织。
- 用 3-0 Monocryl 可吸收线缝合皮肤。

十一、术后注意事项

- 术后即刻检查足部血管搏动，进行系统的神经系统查体。
- 监测下肢肿胀情况，如有则提示静脉血栓形成。
- ALIF 术后肠梗阻并不少见。术后听到肠鸣音后再进行正常饮食。

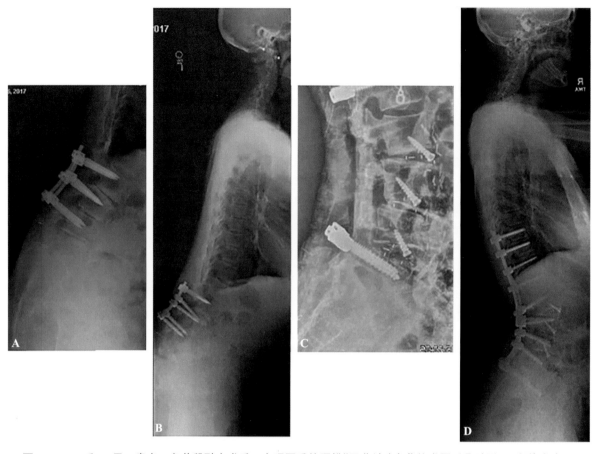

▲ 图24-15 **A和B.**另一患者，多节段融合术后，出现严重的腰椎"平背综合征"伴术区后凸畸形。**C.**翻修术中所见，广泛的环形松解后，行三节段经前路腰椎椎间融合术（ALIF）。在行 ALIF 术之前，将原螺钉取出，在后凸畸形上下端延长固定，并行后柱截骨术以松解矢状面的脊柱。计划中 ALIF 的最后阶段，在每一节段的融合器都置入单颗螺钉，以防止其脱落，同时不影响最后手术的角度校正。**D.**经过最后的后路矫正、融合，矢状面序列明显改善

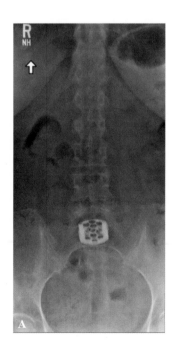
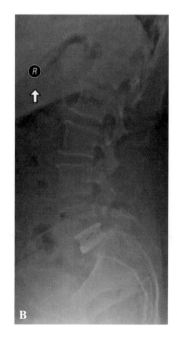

◀ 图 24-16 **图 24-1 的病例，在 $L_5 \sim S_1$ 经前路腰椎椎间融合术后的末次 X 线检查**
在这个结构中，为了在恢复椎间高度时牢固固定植入物，特意保留了纤维环侧环。这个椎间融合器非常稳定，由于滑脱程度相对较低，因此不需要额外的固定。若术前脊柱不稳定较为严重，可施行前路或后路辅助固定

第 25 章　直接侧方椎间融合术（DLIF）的标准步骤与前柱重新排列

Direct Lateral Interbody Fusion: Standard and Anterior Column Realignment

Mathew Cyriac　Keith W. Michael　著

马　雷　柳　达　译

程细高　校

病例说明（图 25-1 和图 25-2）

患者女性，70 岁，双侧臀部及下肢疼痛，站立或行走时加重，休息后明显缓解。

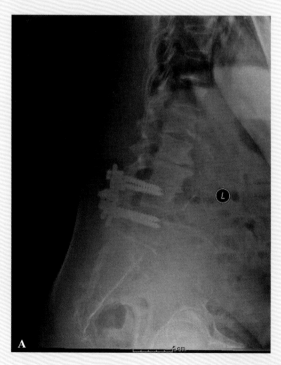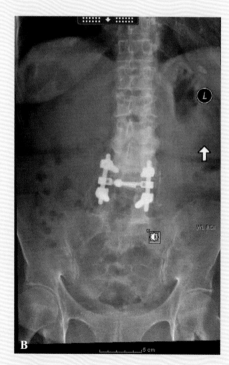

▲ 图 25-1　正侧位 X 线片

A 和 B. 显示平背畸形和矢状位失衡

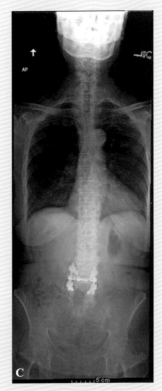
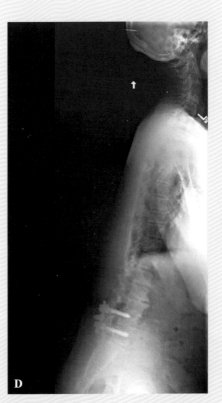

▲ 图 25-1 （续）

C 和 D. 显示平背畸形和矢状位失衡

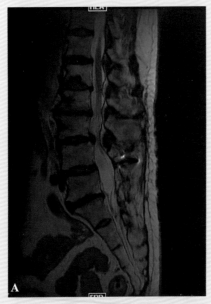
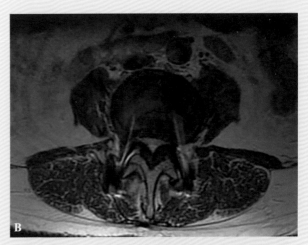

▲ 图 25-2　MRI 矢状位（A）和轴位（B）显示 L$_{3\sim4}$ 椎管中央和双侧侧隐窝重度狭窄

轴位上，腰大肌位于椎间盘侧方，并不涉及椎间盘腹侧区域。需注意的是，主动脉和下腔静脉多位于椎间盘前方，但当位于椎间盘侧方时，松解外侧纤维环必须十分小心

一、影像学评估

- 观察正侧位 X 线片，根据髂嵴和肋骨相对于椎间盘的位置确定每个节段入路的可达性（图 25-3）。
  - 手术的入路侧由 $L_{4\sim5}$ 椎间盘相对于髂嵴的方向决定，尤其是脊柱侧弯的病例（图 25-3B）。

- 观察 MRI 轴位以确定下腔静脉（IVC）和主动脉与椎体的距离（图 25-2）。当存在脊柱侧弯时，血管可能位于椎体侧方，这时若使用 Cobb 剥离器松解对侧纤维环应极其小心。

- 观察椎间隙平面轴位上腰大肌的形状时，当腰大肌向腹侧聚拢或呈"米老鼠"耳朵形状时（尤其是 $L_{4\sim5}$ 节段），表明腰丛神经位于椎体前方，那么在显露过程中触及神经的可能性非常高（图 25-4）。

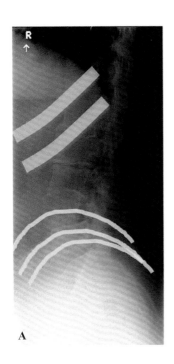
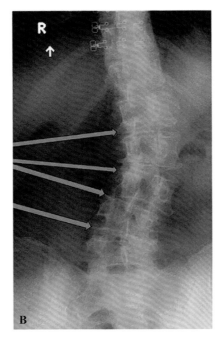

◀ 图 25-3 A. 通过腰椎侧位 X 线片，评估两侧肋骨和髂嵴与椎体重叠情况，可以确定哪些节段可由侧方入路到达。尾侧三条黄线表示髂嵴相对于 $L_{4\sim5}$ 椎间盘的不同高度。当髂嵴高度在尾侧的黄线时，可垂直显露椎间隙，而当髂嵴高度在头侧的黄线时，可能需要成角器辅助显露椎间隙。B. 腰椎正位片可用于评估 $L_{4\sim5}$ 节段的手术轨迹，并确定入路侧。本病例中，由于 $L_{4\sim5}$ 椎间隙与髂嵴存在成角关系，左侧入路相对困难（经许可转载，引自 Rhee JM, et al. *Operative Techniques in Spine Surgery*, 2nd ed., Philadelphia, PA: Wolters Kluwer; 2016.）

正常腰大肌　　　　　　　　　　变异型

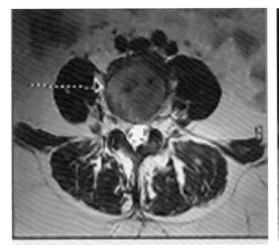
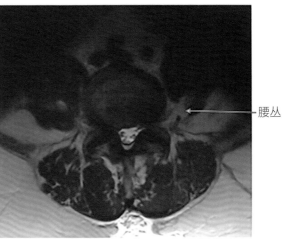

腰丛

▲ 图 25-4　MRI 轴位图像上，正常腰大肌与变异型腰大肌（"米老鼠"耳朵形状）对比

二、专用设备

- 常规 OR 床的头端床板转装至尾端。
- 自由和刺激诱发肌电图的神经电生理监测。
  - ➤ 根据不同的神经电生理监测方案，将间距约为拇指宽度的导线连接电极片贴于监测肌肉体表。
- 牵开器的臂杆应置于患者前方，手术床接缝的远端。
  - ➤ 牵开器的臂杆应置于手术床上远离 C 形臂工作区域的部位。确保胶带没有固定于手术床接缝处，以防手术床折叠调整时导致胶带松动。

三、手术间布置

- 术前准备时，将 C 形臂显示屏摆放在术者容易看到的位置。
- 器械技术员应站在患者背侧，器械托盘应垂直放置于手术床尾端。
- C 形臂应靠近手术床且与椎间隙成一线，以便透正位时，C 形臂与终板同轴（图 25-5）。

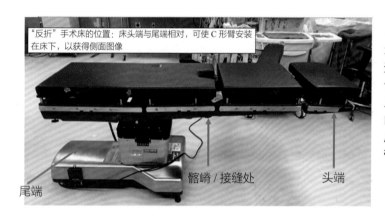

◀ 图 25-5　将常规 OR 手术床头端床板转装至尾端，避免手术床底座影响 C 形臂放置。床板由头端转装至尾端（与底座相反的方向）。患者髂嵴放置于手术床接缝处附近，不要将胶带直接固定髂嵴 / 接缝处

图中标注：
"反折"手术床的位置：床头端与尾端相对，可使 C 形臂安装在床下，以获得侧面图像
尾端　　髂嵴 / 接缝处　　头端

四、体位

- 确保 OR 手术床垂直于房间的地板标记。
- 麻醉插管后尽快摆放 C 形臂。
- 患者仰卧位时插入神经电生理监测探针，用于监测刺激诱发和自由肌电图。
- 患者取侧卧位，折叠床板隆起处位于对侧大转子下方。
  - ➤ 通常取右侧卧位。
- 髂嵴位于手术床接缝处近端 3in 的位置。
- 将患者置于手术床稍靠后的位置，以便于术者操作。但不能将患者置于手术台边缘处，以避免纵向滑轨在 C 形臂侧位透视范围内。
- 在大转子水平用两条胶带（3in 宽）将患者固定于手术床上。
- 两条胶带固定于胸部水平的腋下位置（图 25-6）。

- 两条胶带一端固定于大转子，另一端固定于手术床尾端两侧，使骨盆向下倾斜。此固定方式可使骨盆向远端倾斜，同时减少手术床折叠程度（图 25-7）。
- 降低手术尾板使骨盆倾斜，一般不需要降低手术床头板。
- 控制手术床活动时需注意，手术床尾端实际上是"头端"，因为手术床头板已转至尾端。
- 确保夹钳置于纵向滑轨上，用于术中固定牵开器自由臂。

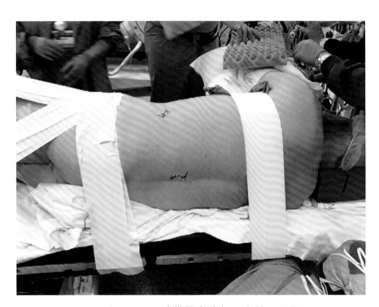

▲ 图 25-6 胶带固定胸部和大转子周围

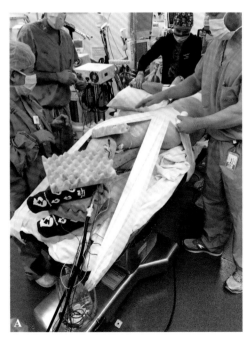
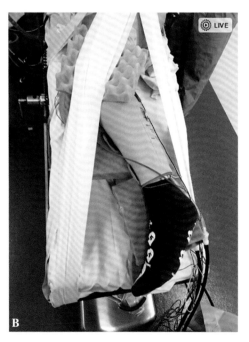

▲ 图 25-7 两条胶带一端固定于大转子附近，另一端固定至手术床尾端两侧，最终使髂嵴向下倾斜

- 确保对侧手臂的固定装置与手术床的角度≥ 90°，避免拍摄正位片时 C 形臂穿过手术台受到阻挡。所有导线都应固定于手术床上，以免对 C 形臂拍摄手术部位的图像造成干扰（图 25-8 ）。

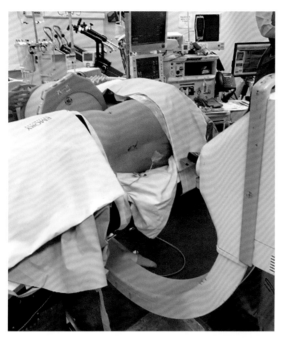

◀ 图 25-8　最终患者的固定体位，确保 C 形臂能拍摄到足够大视野的图像

五、定位

- 在手术开始前应调整手术床的位置(有时包括患者的体位)，以确保 C 形臂处于 90° 和 180° 位置时，能够获得标准的正侧位图像（图 25-9 ）。

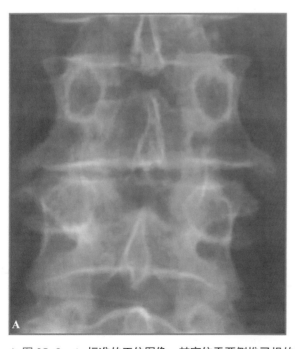
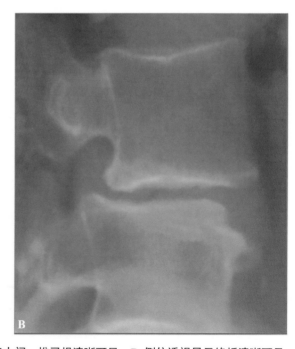

▲ 图 25-9　A. 标准的正位图像，棘突位于两侧椎弓根的正中间，椎弓根清晰可见；B. 侧位透视显示终板清晰可见

➢ 调整手术床位置（不是 C 形臂）以获得标准的正位图像。

● 标准正位图像：手术节段椎体的棘突应位于两个椎弓根的正中间。

➢ 根据腰椎前凸程度，需要调整 C 形臂角度以适应由于脊柱前凸引起的椎间盘角度变化。C 形臂仅在此时进行调整。

➢ 之后获取垂直的侧视图，为获得标准侧位图像，调整患者至 Trendelenburg 体位。

● 标准侧位图像：手术节段的终板完全对齐或重叠。

● 术区常规消毒铺巾，应用十字定位器或克氏针于侧位透视下，画一条与椎间隙平行的直线作为标记（图 25-10A）。

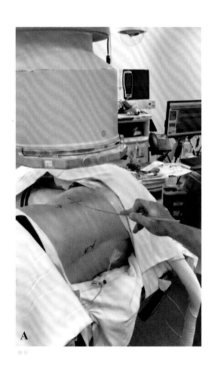
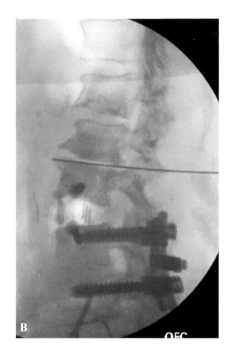

◀ 图 25-10 A. 克氏针定位椎间隙；B. 侧位透视显示椎间隙的位置

➢ 标记椎间盘：保持适当的头或尾偏角度，根据腰椎的前凸角确定。

➢ 标记椎体的前后缘。

➢ 如果手术涉及多个节段，可以做多个平行于椎间隙的横向小切口，或一个跨越多节段的纵向或斜向切口。

六、手术入路

● 用 10 号刀片做 3～4cm 的横向切口。

● 继续锐性切开皮下组织。

● 放置 Weitlaner 牵开器。

● 电刀切开皮下脂肪和腹外斜肌筋膜。

➢ 不要用电刀切断腹外斜肌。

● 穿过筋膜层后，用手指直接钝性分离肌肉层。

> ➢ 依次穿过腹外斜肌→腹内斜肌→腹横筋膜。

> ➢ 腹横筋膜作为最深层，很难直接钝性分离，但手指稍用力即可穿透。

- 穿过腹横筋膜时，会感觉到"砰"的一声并进入腹膜后间隙，随即可触及光滑的内脏脂肪，接着触及如下（图 25-11）：

  > ➢ 腰大肌。

  > ➢ 横突位于后侧。

  > ➢ 髂嵴位于外侧（L₄~₅ 节段，有时 L₃~₄ 节段也可触及）。

  > ➢ 肾脏位于头侧（L₃~₄ 或以上节段）。

  > ➢ 在一些患者中，用手指可穿过腰大肌并触及椎间盘（凸起状）。

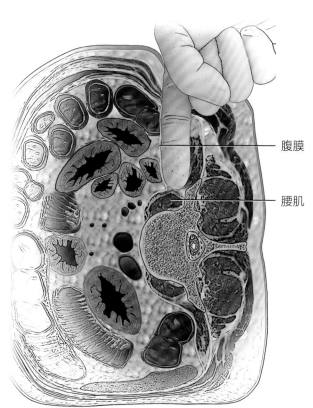

腹膜

腰肌

◀ 图 25-11　切开腹外斜肌筋膜后，用手指轻揉的钝性分离腹外斜肌、腹内斜肌，经腹横筋膜进入腹膜后间隙。用手指可触及表面"光滑"的腰大肌

- 另外，在双切口技术中，首先做后侧切口，再从背部进入腹膜后间隙，以确保侧方进入腹膜后间隙时的安全性。

七、牵开器置入

- 用示指将腹膜后内容物前推。为降低肠穿孔风险，用两个手指将腹膜后脂肪从椎间盘周边向前推开（图 25-12）。

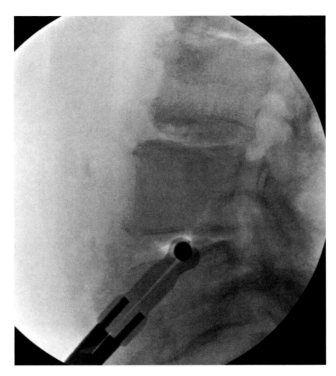

◀ 图 25-12　侧位透视显示扩张管位于椎间盘中心
注意，在标准侧位时，扩张管如图所示重叠成正圆

➤ 既往有腹部手术史的患者应尤为注意。用示指将黑色扩张管引导至腰大肌表面，然后在侧位透视下定位到椎间隙。

➤ 在透视图上，扩张管较粗或较大一端为深侧（靠近椎间隙）。

➤ 对于 L₄~₅ 节段，将扩张管插入椎间隙前 2/3，使之保持在腰丛前方。

- 顺时针和逆时针旋转将扩张管插入，直到抵达椎间盘。

➤ 测量深度（在皮肤水平），以便助手将牵开器置于合适深度。

- 尽量使用长度最短的牵开器，这样后续牵开器的工作长度也相对较短。

- 轻轻旋转探头，从肌电图监测中可判断通道接近神经的程度。

➤ 此举目的是保持腰丛位于牵开器后方，并避免在腰丛分支间操作。

■ 在扩张管后面放置监测警报也是可以的。在后续放置锋利的牵开器嵌片前，只需再次使用手动神经监测探头进行检查，并将任何内容物剥离至牵开器叶片后方。

➤ 如果肌电图监测结果良好，则将扩张管向后移动几毫米，置于椎间隙中央，再行神经监测。

■ 将腰大肌沿着椎间隙平面从腹侧向背侧拨动，同时轻拨腰大肌内容物，以减少腰丛损伤风险。

➤ 如果操作前面步骤时肌电图监测异常，则探头很可能位于腰神经丛中。取下扩张器，再稍微向前插入，保持其位于腰丛前方，再次检查监测是否异常。

- 标准侧位透视（重叠成正圆，图 25-12）确认扩张管的位置。

- 按照以上方法进入椎间盘后，暂时无须考虑邻近的神经结构，将克氏针穿过扩张管插入椎间盘。

- 将止血钳或 Kocher 钳夹于扩张管尾端上方 15~20mm 处的克氏针上，用骨锤锤深。

- 应用神经探头确定周围无神经结构。

- 逐级置入扩张管，每次置入时轻轻旋转360°，判断附近有无神经结构。
  - ➤ 尽量保持神经结构在扩张管后方。最差的位置是从腰神经丛分支间进入，神经可位于扩张管的前、后方或近端。
  - ➤ 如果在逐级置入扩张管之前肌电图监测出现异常警报，则扩张管很可能位于腰丛中，则需要退出扩张管，重新向更前方插入，然后再次检查神经监测。
- 沿扩张管置入牵开器。
- 助手握住未锁定的自由臂，将自由臂与牵开器对接。
  - ➤ 透视下确认牵开器重叠成正圆并且与椎间隙同轴（图25-13）。
- 确认牵开器位置后，锁紧自由臂。

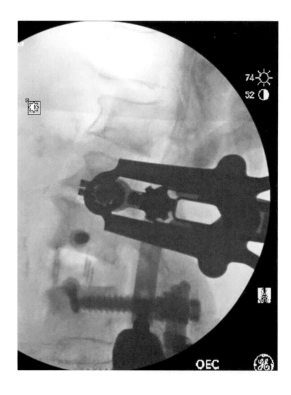

◀ 图 25-13　牵开器锁定前的侧位透视图
牵开器呈重叠正圆，并与椎间隙同轴

  - ➤ 将牵开器打深，使牵开器紧贴于椎间盘，确保在锁定自由臂后不会反弹。
  - ➤ 确认自由臂没有压迫患者皮肤。
- 打开牵开器，向前两扣、向上/下各两扣，透视下再次确认位置无误（图25-14）。
- 取下中间的扩张管，但保留克氏针。
  - ➤ 克氏针可为确定牵开器的中心提供参考标志，并提示牵开器是否移位。
- 用神经监测探针刺激整个术野及牵开器叶片后方。
- 使用长的剥离子，将残留的腰大肌剥出视野下椎间盘区域。
- 立即确认没有神经结构直接穿过椎间盘的后方。
  - ➤ 可刺激叶片后方，此区域为腰丛神经走行位置。

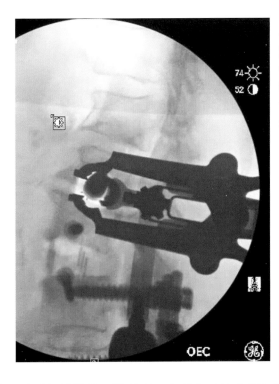

◀ 图 25-14　侧位透视显示牵开器略微张开撑开，并在扩张管和克氏针的作用下维持原位
完全打开撑开牵开器前，此图像有助于确认牵开器的位置，不会过于偏向头侧、尾侧或前侧、后侧

● 确认没有腰丛神经结构处于视野后，在后方叶片中插入锋利嵌片，将牵开器固定于椎间盘。

● 透视下确定位置，如需获得更宽的通道可进一步打开叶片。

● 固定前方的牵开叶片，通常被称为前纵韧带牵开器。

　➤ 注意将椎间盘前方弧度的顶点作为牵开器置入的最前方标志，锁定牵开器把手（图 25-15）。

　　■ 打开叶片，直至观察到椎间盘的前方弧度（图 25-15）。

● 记录撑开时间（理想情况下撑开时间＜ 20min 可减少腰丛损伤的风险）。

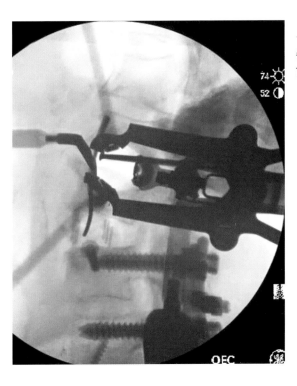

◀ 图 25-15　侧位透视显示牵开器完全打开后，其中包括前方的前纵韧带牵开器

八、减压技术

- 调整 C 形臂到正位。
  - ➢ 可调整 C 形臂的角度使之与椎间隙同轴，并确认牵开器位置良好（图 25-16）。
- 取出克氏针。
- 15 号长刀片环形切开椎间盘 1～2cm。避免切到最前方，以防止前纵韧带的误切。

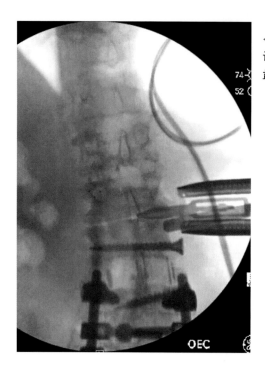

◀ 图 25-16　正位透视确认后方嵌片和牵开器于椎间盘上位置良好

- ➢ 先垂直切入并确认椎间盘高度，然后沿着终板与间隙一致纵向切开椎间盘。
- ➢ 后方应留有足够纤维环，以保持尖锐嵌片能够固定牵开器。
  - ■ *在标准术式中勿过前切开，避免伤及前纵韧带（无须前纵韧带松解的病例），因为主动脉或下腔静脉位于前纵韧带前方。而且，切除前纵韧带可能会导致上下椎体严重不稳（在需要矢状面矫形的情况下，可能要切除前纵韧带，见下文），但此不作为侧方椎间融合的标准术式。*
- 使用锋利的 Cobb 剥离器将椎间盘从终板上剥离。此时不要穿透对侧纤维环。仅需剥离头侧和尾侧的椎间盘。在减压刚开始阶段，完整的对侧纤维环可防止髓核钳意外穿出，从而损伤对侧腰大肌或腰丛神经（图 25-17）。
- 根据椎间隙大小不同，用中号或大号的刮匙刮除椎间盘，沿终板方向刮除软骨终板，用髓核钳去除残余椎间盘碎片，之后用弯刮匙继续操作。
- 当大部分椎间盘被切除后，用 Cobb 剥离器在正位透视下穿透对侧纤维环。
- 根据需要使用弯头刮匙、环形刮匙进一步去除终板软骨，需始终保持骨性终板的完整。

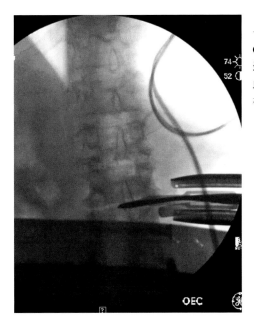

◀ 图 25-17 正位透视可见应用 **Cobb** 剥离器将椎间盘从终板上剥离

此步骤应在透视下进行，以避免终板损伤

九、内固定 / 融合技术

- 依次使用不同型号的试模。应用试模可恢复椎间隙高度。
  - ➤ 通常先使用 6mm 和 8mm 的平行试模，然后使用前凸型试模。如果椎间隙较大，可从一个较大型号的试模开始（图 25-18）。操作中需注意试模的深度和长度。
- 正位透视下确认融合器尺寸。两端可达终板外侧缘的融合器有助于冠状面矫形，同时可减少由于终板损伤而导致融合器塌陷的风险。
- 选择合适的融合器并填入植骨材料。

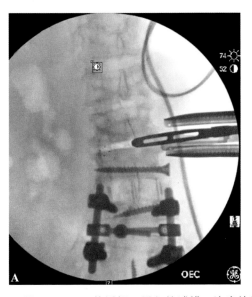
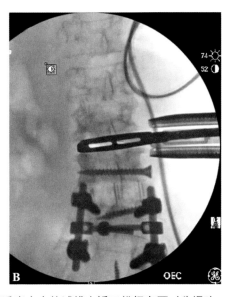

▲ 图 25-18 正位透视下置入的试模，注意使用适当大小的试模来矫正椎间盘不对称塌陷。正位透视下确定融合器长度

- 准备好融合器和 Cage 把持器，将光滑的垫片 / 滑片置入椎间隙的 1/2。在置入融合器时，垫片可以将移植骨固定于原位并且降低终板损伤的风险。有些器械中不配备垫片。
- 当术者锤入融合器时，助手应按住垫片（图 25-19）。
- 正位透视检查融合器置入深度（图 25-20）。
  - ➤ 融合器中间标识应该位于棘突的位置，两侧标识应位于椎体边缘。
- 当融合器接近理想位置时，游锤移除垫片（图 25-21）。
- 缓慢移除牵开器。注意观察腰大肌"回弹"和出血情况。
- 最后拍摄正、侧位透视，以评估融合器位置。

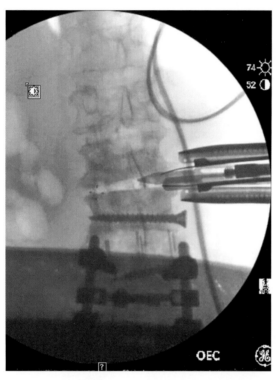

▲ 图 25-19　正位透视显示 PEEK 融合器已部分置入，垫片隔挡植骨材料，在置入融合器过程中将植骨材料固定在融合器内

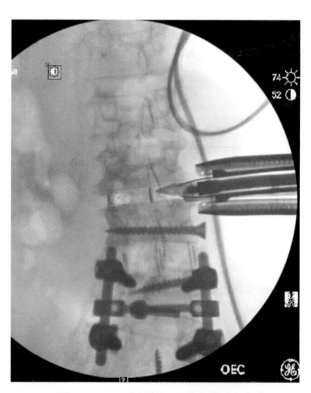

▲ 图 25-20　正位透视下见融合器置入完成
中线标识位于棘突，两侧标识位于椎体边缘

十、前柱重新排列

- 在矫正矢状面失衡时，进行前纵韧带松解并置入超前凸融合器，可增加腰椎前凸，也称前柱重新排列（anterior column realignment，ACR）。
- 前纵韧带松解的术前准备中，应用的器械和方法与标准侧方融合术相似。人们设计了一种含有特殊前方叶片的牵开器系统，用来置于前纵韧带前侧和血管的背侧之间。理想情况下，正位透视下该叶片横跨椎体的 50%～75%，设计的叶片曲度与椎体相匹配。在安放牵开器及完成上述标准侧方

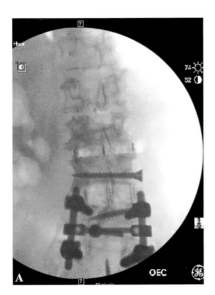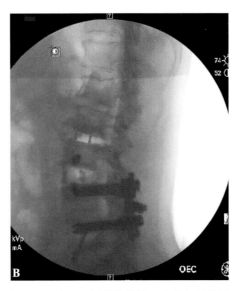

▲ 图 25-21　A. 正位透视显示融合器长度合适，延伸至两侧椎体边缘，中心标识位于棘突；B. 侧位透视显示融合器位置未过于靠前。注意下方的椎间隙，在前纵韧带松解后，已植入一个带螺钉的超前凸融合器

椎间融合步骤后，置入该叶片。在切除前纵韧带前，通过试模将椎间隙后方撑开至理想高度，因为在前纵韧带被切除后，再恢复椎间隙后方高度相对较难（图 25-22）。

● 通过试模撑开椎间隙获得理想张力后，用 15 号刀片切除表面或可见的前纵韧带。将刀片置于前纵韧带上，紧贴前纵韧带牵开器，朝向术者，反向远离血管进行切割。术野中大血管并不可见，因为前纵韧带牵开器是视野前方边界。通常没有必要切除全层前纵韧带，剩下的 25%（深层）前纵韧带会在试模撑开过程中松解。切除范围不要超过前纵韧带牵开器叶片。

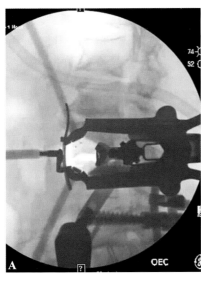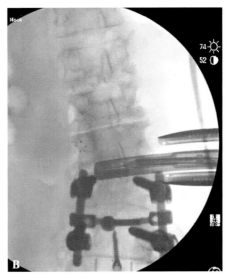

▲ 图 25-22　A. 侧位透视显示前纵韧带牵开器置于椎间盘前方。B. 正位透视显示前纵韧带牵开器置入深度超过椎间隙 50%。前纵韧带牵开器是前方操作边界，在前纵韧带切除过程中，能够防止主动脉／下腔静脉损伤

- 置入更大的融合器或超前凸融合器可松解余下的前纵韧带，避免终板损伤（图 25-23）。当前纵韧带被完全松解后，在试模置入时会感到阻力消失。
- 在侧位透视上，椎间隙前方张开，呈"鱼嘴"样（图 25-24）。
- 在超前凸融合器置入后，需要辅助螺钉固定以防止移位。可置入 1～2 枚螺钉。
- 正侧位透视下确定融合器位置合适，侧位透视检查，保证融合器位置没有过于偏前（图 25-25）。

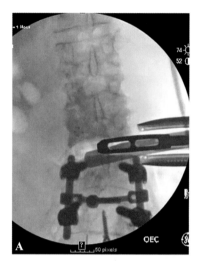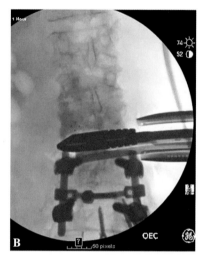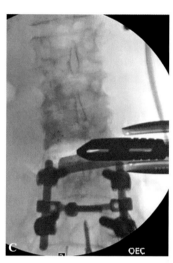

▲ 图 25-23　正位透视显示在连续的椎间隙扩张下，前纵韧带逐渐分离，直至完全松解

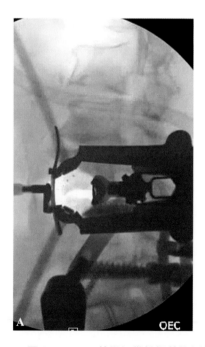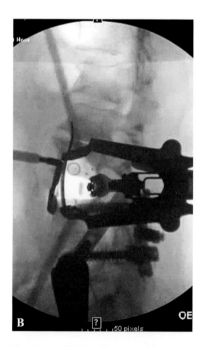

▲ 图 25-24　**A.** 前纵韧带松解前的侧位透视图；**B.** 前纵韧带完全松解后，椎间隙前方张开，呈"鱼嘴"样

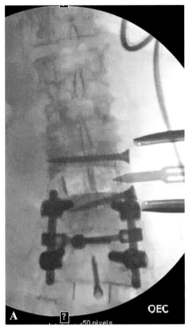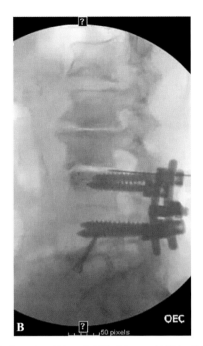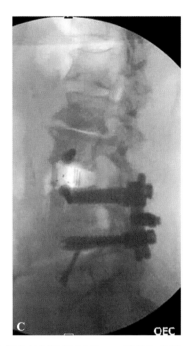

▲ 图 25-25　**A**. 超前凸融合器和椎体螺钉置入后的正位透视图；**B**. 前纵韧带松解前的侧位透视图；**C**. 前纵韧带松解后，前凸显著增加，侧位透视下确认融合器未过于偏前或过于靠近大血管

十一、闭合切口

- 0 号薇乔线缝合腹外斜肌筋膜。
  - ➢ 筋膜层应闭合良好，防止疝气发生。
- 2-0 号薇乔线缝合皮下。
- 皮肤黏合剂处理切口。
- 4cm×4cm 纱布和 Tegaderm 敷料覆盖。

十二、术后注意事项

- 患者可能会出现术侧暂时性大腿前麻木和髋关节屈曲时疼痛或无力，这些症状会在 2～12 周内缓解。
  - ➢ 这可能由分离腰大肌或刺激腰丛神经导致。
  - ➢ 牵拉时间过长或切断腰丛可能导致永久性损伤。
- 肠道意外损伤可表现为术后肠梗阻，明显的腹胀、腹痛或腹膜炎。

病例说明（续，图25-26）

- 通过前路腰椎融合、直接侧方椎间融合、前柱重建及后路融合 T_{10} 至骨盆对腰椎矢状位失衡进行矫形，而无须任何 PSO 截骨。

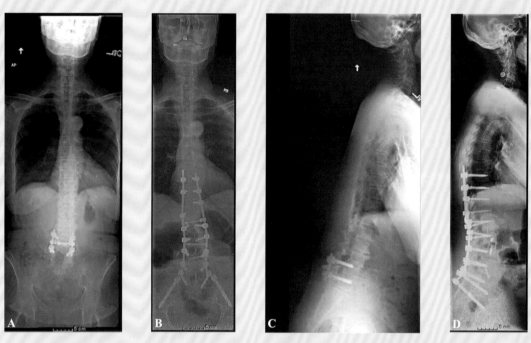

▲ 图 25-26　术前正侧位 X 片（A 和 C）与术后正侧位 X 线片（B 和 D）对比显示
通过前路椎间融合、直接侧方椎间融合和前柱重建及后路融合 T_{10} 至骨盆即可矫正矢状面失衡，而无须任何 PSO 截骨

第 26 章　腰椎椎体次全切除术
Lumbar Corpectomy

John A. Rodriguez-Feo　Andrew H. Milby　Sangwook T. Yoon　**著**

卢世新　刘翔戈　蔡兆鹏　**译**

王　鹏　**校**

病例说明（图 26-1 和图 26-2）

患者男性，50 岁，从屋顶坠落，导致非连续性脊柱骨折，伴明显椎管占位的 L_3 椎体爆裂性骨折和 T_{12} 压缩性骨折。患者出现尿潴留、双下肢麻木和刺痛，并伴有屈髋和伸膝无力。

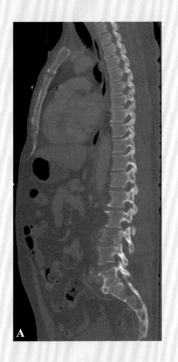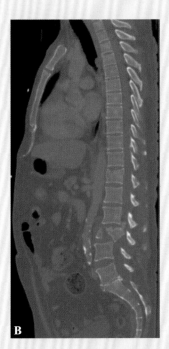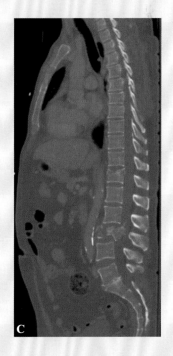

▲ 图 26-1　脊柱矢状位 CT

A. CT 可见 L_3 椎体爆裂性骨折，骨折块明显凸入椎管；B. L_3 椎体冠状面的骨折分离；C. T_{12} 压缩性骨折

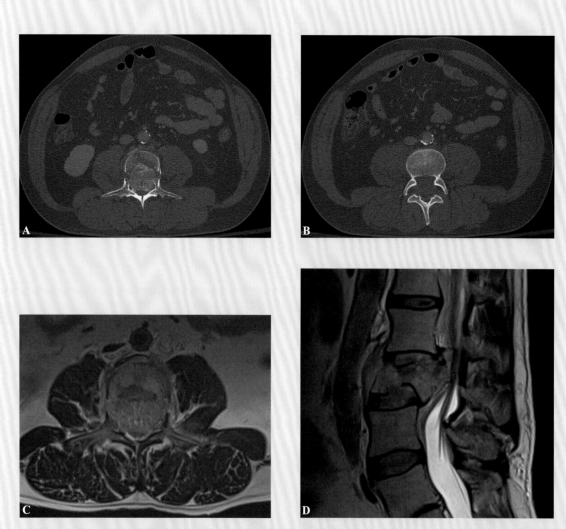

▲ 图 26-2 L₃ 椎弓根平面的轴位 CT（A）显示骨折块明显侵入椎管，椎体发生冠状面骨折。L₃～₄ 双侧上下关节突分离（B）。轴位 MRI（C）可见椎体骨折。矢状面 MRI 图像（D）可见椎体后缘骨折块凸入椎管导致椎管明显狭窄

一、特殊器械

- 拉钩系统
  - ➢ 既可以使用台式通用拉钩系统，如 Omni-Tract 拉钩系统，也可以使用自持式侧方手术拉钩系统。
- C 形臂 X 线机。
- 植入物：钛笼和侧方钢板。
- 自体血液回收机。

二、体位

- 侧卧位：背部与手术床面平行，患者的股骨大转子应位于手术床的折叠处。髋关节屈曲，腋窝、腓神经和骨性凸起处用垫料填充或垫起保护。
- 用胶带在患者股骨粗隆和髂嵴之间的位置及胸部（通常是乳头水平）环绕患者与床两圈以固定患者，确保患者身体在手术过程中处于正确的位置并无法移动。确切固定患者的同时保持脊柱与地面垂直。
- 逐渐缓慢地将手术床对折少许，以打开和扩张髂嵴和肋骨之间的手术空间。
- 用 C 臂透视确认脊柱垂直于地面，可并根据需要旋转或倾斜床面进行精细调节（图 26-3）。

三、麻醉与神经监测要点

- 在开放腹膜后入路手术中，使用大口径的静脉置管。
- 神经监测过程中不应使用肌松药。

四、切口的定位

- 应用不透射线的物体确定切口的位置。切口以椎体次全切除的部位为中心，应为斜行。

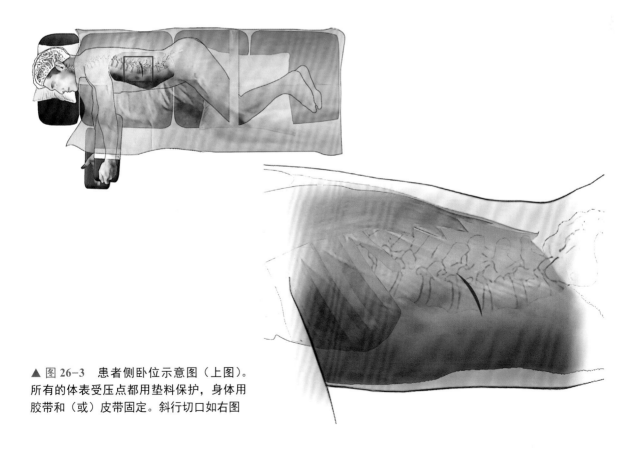

▲ 图 26-3 患者侧卧位示意图（上图）。所有的体表受压点都用垫料保护，身体用胶带和（或）皮带固定。斜行切口如右图

- 通过折叠手术床可以将胸腔从手术部位移开，但在进行上腰椎手术时，通常仍需要切除一根或部分肋骨。

五、入路

- 切口根据手术节段确定，可延伸至腹外斜肌筋膜或肋骨。
- 如果需要切除肋骨，则行骨膜下剥离肋骨，保护肋骨下神经血管束。
  - ➤ 邻近 L_1 或 L_2 手术中，在尝试分离显露椎体前，术者必须熟知膈肌解剖。膈肌附着在第 11、12 肋骨的后外侧和 T_{10} 的外侧。在后方，膈肌的弓状韧带附着在 L_1，下脚向下延伸到 L_2 或 L_3。
  - ➤ Baaj[1]、Sun[2] 和 Dakwar[3] 等的研究详细描述了膈肌的解剖（图 26-4）。
- 若采用肋下入路，辨认腹外斜肌筋膜，后只切开此筋膜，钝性分离腹壁进入腹膜后间隙，这样可以避免损伤在肌肉之间穿行的髂腹股沟神经和髂腹下神经。
- 若需要扩大切口，则切开腹外斜肌筋膜，按肌纤维走行分离肌肉，避免损伤髂腹股沟神经和髂腹

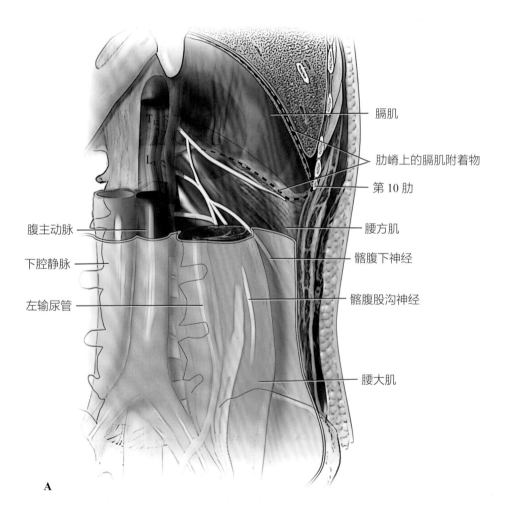

▲ 图 26-4　腹部和膈肌的解剖示意图（A）

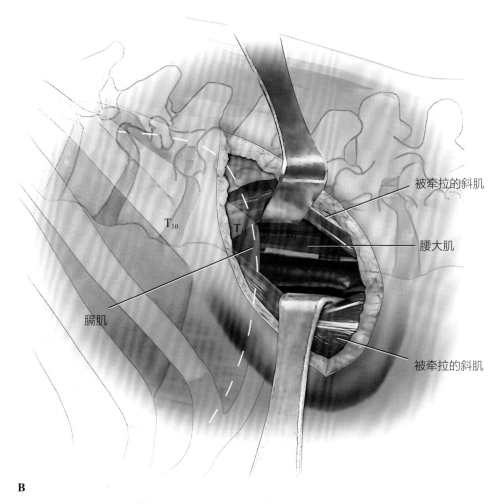

被牵拉的斜肌

腰大肌

被牵拉的斜肌

T₁₀

T₁₁

膈肌

B

▲ 图 26-4　（续）腹部外侧入路显示斜行切口和膈肌的位置（虚线）（**B**）

下神经（图 26-5A 和 B ）。

- 一旦穿过腹壁肌肉层，可见腹膜外脂肪，钝性分离腹膜后潜在的空间，确保腹膜处游离状态，并且位于手术空间前方。

- 辨认腰大肌和椎体，确定正确的手术节段，向后分离拨开腰大肌，注意椎弓根和椎间孔，避免损伤神经。

- 辨认并结扎需次全切除椎体的节段血管（图 26-5C ）。

六、椎体次全切除术

- 在手术椎体的头侧和尾侧进行椎间盘切除术。

- 在椎间盘切除平面之间行椎体次全切术。椎间盘切除后的椎间隙可作为确定椎体切除范围的标志。某些情况下，骨刀或磨骨钻可以用来划定椎体切除的前后边界。X 线透视可以确定切口的深度，通常切口的深度在 X 线正位片上刚好超过椎弓根。在确定手术深度后，可以用大号的咬骨钳咬除骨质。

- 根据椎体次全切除手术的指征，前皮质、后皮质和对侧皮质无须全切除，它们可以用来容纳植骨。

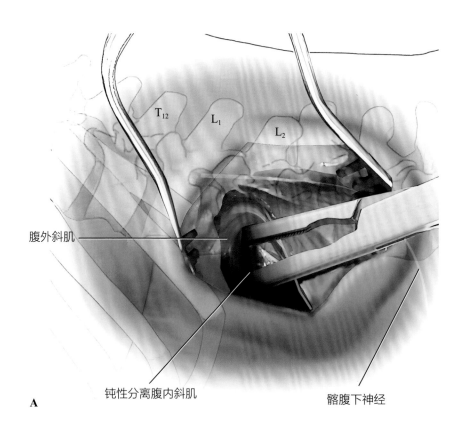

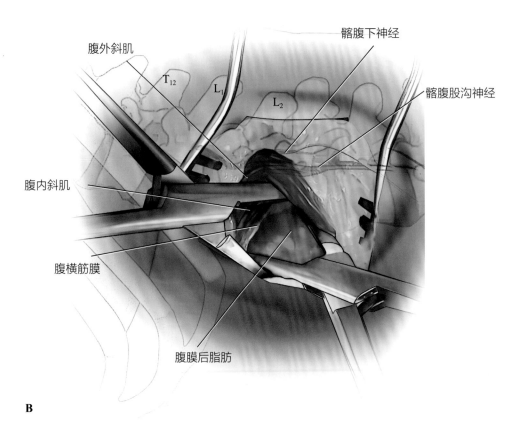

▲ 图 26-5　脊柱手术的腹外侧入路
做皮肤斜行切口，分离腹外斜肌（A）、腹内斜肌（B）和腹横筋膜

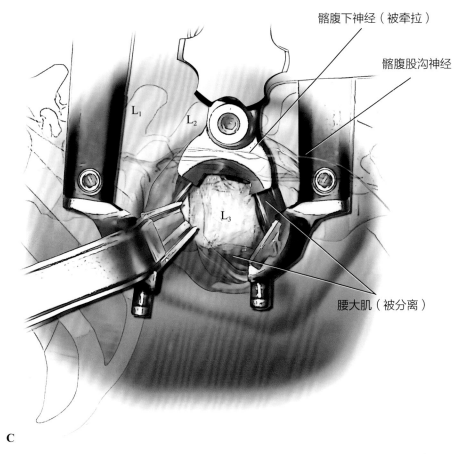

髂腹下神经（被牵拉）

髂腹股沟神经

L₁　L₂

L₃

腰大肌（被分离）

C

▲ 图 26-5　（续）
分离拨开腰大肌并放置拉钩后，可以显露脊柱的侧面（C）

> 通常在爆裂性骨折中，恢复椎体前柱的高度可以通过椎体后缘骨折块的复位实现椎管的间接减压。

> 某些情况下，我们需要直接切除向后突入椎管的骨折块。这可以在切除椎体的中心部分后使用刮匙来完成。

七、内固定和椎间植骨重建技术

● 完成椎体次全切除后，测量椎间植入物所需的长度。我们通常使用可撑开的钛笼作为椎间植入物。亦可选择同种异体骨、固定钛笼等。

● 钛笼置入后，如果钛笼周围有多余的空间，可以植入自体松质骨。

● 如果使用外侧椎体钢板，确定钢板所需的长度。使钢板与脊柱侧面贴合齐平。避免损伤邻近的节段动脉。

● 钻孔至可双侧皮质固定的合适深度，并置入螺钉。

● C 臂透视，以确认植骨和内固定的位置满意。

八、缝合技术

- 确切止血后，尽可能通过缝合游离的邻近筋膜来关闭腹壁。切勿缝合过多的肌肉，以避免缝到髂腹股沟神经、髂腹下神经或腹膜。
- 皮下和真皮以常规方式缝合。

九、后路固定

- 前路椎体次全切除术后通常需要后路固定。现代手术技术，如经皮椎弓根螺钉内固定术，可降低手术并发症。

十、术后注意事项

- 仔细评估患者是否出现新的神经功能障碍。
- 评估患者下肢血流灌注情况。
- 注意患者是否有术后肠梗阻的迹象。

病例说明（续，图26-6和图26-7）

　　该患者一期进行了 L_3 椎体次全切除术，术中使用了可撑开钛笼和侧方内固定。二期返院进行了 $L_{2\sim4}$ 后路经皮椎弓根螺钉内固定术（图26-6）。 T_{12} 压缩性骨折经支具后无须手术。如图26-7所示，早期术后CT可见所有突入椎管的骨折块被完全切除，术后6个月CT证实了椎体切除部位骨性融合。

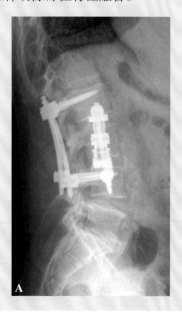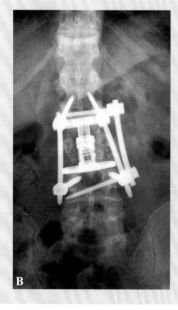

◀ 图26-6　术后脊柱正位（A）和侧位（B）的X线片
可见 L_3 水平的钛笼、 L_2 和 L_4 水平的椎体螺钉和椎弓根螺钉

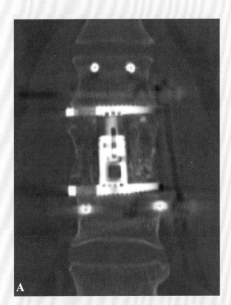 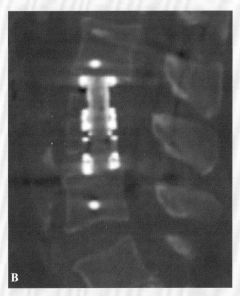

▲ 图 26-7　术后 CT 冠状位（A）可见钛笼与终板接触非常好；正中矢状位（B）可见 L₃ 水平钛笼位置良好，未见突入椎管的骨折块

推 荐 阅 读

[1] Baaj AA, Papadimitriou K, Amin AG, Kretzer RM, Wolinsky JP, Gokaslan ZL. Surgical anatomy of the diaphragm in the anterolateral approach to the spine: a cadaveric study. *J Spinal Disord Tech.* 2014;26(4):220-223. doi:10.1097/ BSD.0b013e3182a18125.

[2] Sun JC, Wang JR, Luo T, et al. Surgical incision and approach in thoracolumbar extreme lateral interbody fusion surgery: an anatomic study of the diaphragmatic attachments. *Spine.* 2016; 41(4): E186-E190. doi:10.1097/BRS.0000000000001183.

[3] Dakwar E, Ahmadian A, Uribe JS. The anatomical relationship of the diaphragm to the thoracolumbar junction during the minimally invasive lateral extracoelomic (retropleural/retroperitoneal) approach. *J Neurosurg Spine.* 2012;16(4):359-364. doi:10.3171/2011.12.SPINE11626.

第 27 章　髂骨螺钉与经 S_2 骶髂（S_2AI）螺钉固定

Iliac and S_2 Alar–Iliac Screw Fixation

Christopher T. Martin　Sangwook T. Yoon　**著**

李军伟　王孝宾　**译**

董　健　**校**

一、影像学评估：X 线、MRI、CT 的关键要点

- 评估骨盆倾斜度。腰椎侧弯畸形可改变骨盆倾斜方向，进而造成螺钉钉道的变化。
- 评估骨盆形态。髂骨螺钉大致走行在髂前下棘（AIIS）与髂后上棘（PSIS）之间，正常成人骨盆可为螺钉置入提供宽阔的骨性通道。儿童神经肌肉性或先天性畸形可致骨盆边缘明显狭窄，其螺钉钉道可能较短。
- 既往髂骨取骨术可能影响髂骨螺钉置入。对于这种情况，髂骨 CT 扫描有助于术前规划。

二、专用设备

- C 形臂、磨钻、钝头椎弓根探针、不同尺寸的椎弓根螺钉（最大尺寸可达到 10mm×100mm）。
- 外侧偏距连接头器，可将髂骨螺钉与腰骶固定装置连为整体，尤其适用于髂骨翼比骶骨明显偏外的时候。

三、体位

- 患者俯卧于 Jackson 手术床。具体定位内容参见腰椎后路融合相关章节。
- 对于因脊柱侧弯旋转导致的重度骨盆倾斜患者，可提前在髂前上棘下放置适宜的垫枕有助于去旋转和纠正骨盆倾斜畸形。
  - ➢ 对于严重神经肌肉性畸形合并明显骨盆倾斜的病例，可考虑术中行股骨远端骨牵引术。

四、麻醉 / 神经电生理监测

- 对于髂骨螺钉或 S_2AI 螺钉固定，行常规麻醉及神经电生理监测即可，无特别之处。

五、手术切口

- 沿棘突取后正中切口，切口远端需延至 S_2 椎体水平，切口近端位置取决于胸腰椎计划融合范围。

六、手术入路

- 采用标准腰椎后正中入路，术中使用电刀。
- 远端分离至 S_2 椎体，切口尾侧充分剥离并显露第 1 骶后孔，该孔周围分布有较大静脉丛，需注意电刀不要深入骶孔。
- 向外侧剥离骶骨翼的软组织和肌肉，术中需注意电刀不要进入骶髂关节。
- 如果计划使用髂骨螺钉，需向髂后上棘方向继续剥离软组织 5～10mm，直到可轻松触及髂后上棘的骨性突起。
  - ➤ 进钉点位于髂后上棘最远端（终点）的近侧，因此，软组织剥离需延伸到髂后上棘的最远端（终点）。
- 如果计划使用 S_2AI 螺钉，侧方剥离至骶髂（SI）关节即可，无须显露髂后上棘。
- S_1 椎弓根螺钉钉头位置，要考虑到髂骨螺钉序列，以及有利于连接棒安装。

七、牵开器放置

- 助手使用大号手持式牵开器协助将软组织牵向外侧。
- 为置入髂骨螺钉而剥离髂骨时，一旦电刀剥离显露出髂骨外板，助手可用骨剥置于外板，撬起软组织并维持，以利于术者视野。

八、内固定 / 融合术

- 髂骨螺钉置入一般在 S_1 螺钉置入后进行。先放置 S_1 螺钉有利于术者预估髂骨螺钉与 S_1 螺钉对线情况，这将极大方便后期安装连接棒。
- 髂骨螺钉与 S_2AI 螺钉的区别主要体现在进钉点和钉道的不同，具体细节在后面介绍。

（一）髂骨螺钉固定（表 27-1）

表 27-1 髂骨螺钉固定的优缺点（图 27-1 至图 27-6）

优 点	缺 点
钉道简单 整个路径均是松质骨，因此螺钉置入的"感觉"类似于大号椎弓根螺钉置入	螺钉钉头可能更突出 需要向外剥离更多软组织 如果进钉点过度偏外，则可能需要外侧偏距连接器或增加弯棒难度

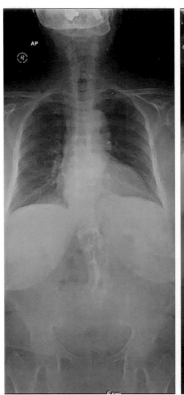
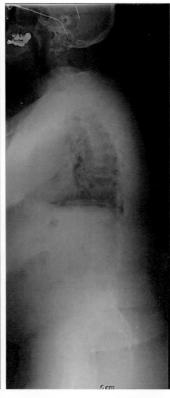

◀ 图 27-1　术前前后位、侧位 **36in** 站立位全脊柱片

患者为 65 岁女性，因退变性脊柱侧弯致矢状面及冠状面中度畸形

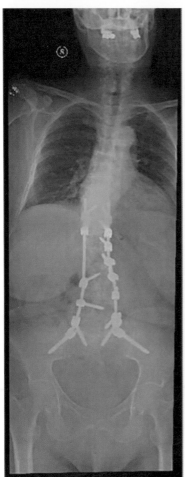
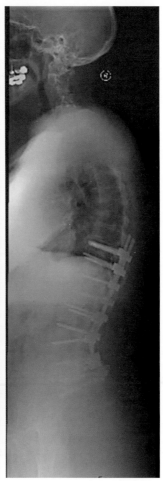

◀ 图 27-2　术后前后位、侧位 **36in** 站立位全脊柱片

T₁₀ 至骨盆后路 SPO 重建术后，骨盆行髂骨螺钉固定

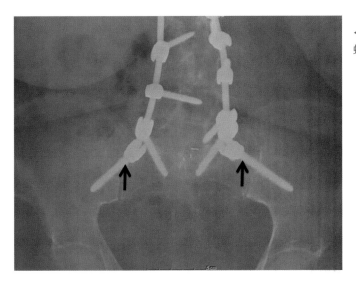

◀ 图 27-3　髂骨螺钉前后位放大像
螺钉的进钉点（箭）位于近端 S_1 螺钉入点外侧

- 髂骨螺钉的传统进钉点位于髂后上棘背侧面（图 27-4，左）。而髂后上棘本身即是突出的骨性结构，这在体型偏瘦患者尤为明显，因而该入点常导致螺钉钉头突出于皮下，易增加伤口并发症风险。
- 因此，较合适的进钉点应位于髂后上棘斜坡内侧面，距离骶髂关节背侧 5～7mm 处（图 27-4，右）。这使螺钉钉道更趋于内外走向，有助于螺钉钉头朝向内侧。这有双重好处：一是连接棒更易安装，二是可使螺钉钉头不那么突出。此外，也可用咬骨钳在髂后上棘咬出一个陷凹，使螺钉头部嵌入其中。
- 首先用 4mm 的磨钻在髂后上棘皮质上开孔。
- 然后用钝头探针钻入并探测髂骨骨板，方向朝向髂前下棘，向外侧倾斜约 25°，向尾侧倾斜 35°～45°（图 27-5）。

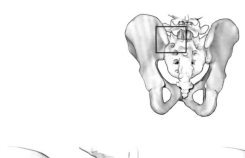

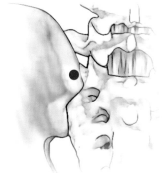
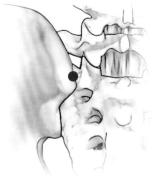

◀ 图 27-4　左侧红点指示髂骨螺钉的传统进钉点，位于髂后上棘的突出部位。右侧红点指示的优化进钉点，位于髂后上棘斜坡的内侧，这使得螺钉钉头与近端内固定更易对线，同时也将植入物突出程度降至最低

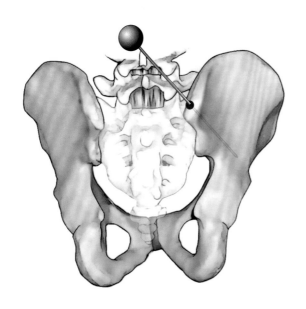

◀ 图 27-5　合适的髂骨螺钉钉道
位于坐骨切迹上方的髂骨内外骨板
之间

➤ 通常可触摸同侧的股骨大转子，使探针朝向股骨大转子方向。

● 钉道应在松质骨内，探针易于通过，手感类似于通过大号腰椎椎弓根，进针总深度可达
70～100mm。

　➤ 若有阻挡感，多是由于探针碰到了髂骨外板。此时应调整方向，使尖端躲开髂骨外板。

　　■ 髂骨内板通常较厚而不易被穿破。

● 用球形探子探测钉道皮质是否完整。若皮质有破口，则用钝头探针改道，有必要时借助 C 形臂辅
助更改钉道。

● 若患者骨质过硬，可以轻轻敲击，但通常情况下无此需求。成人的螺钉直径一般为 8.5mm 或更大，
长度一般可达 70～80mm（图 27-6）。

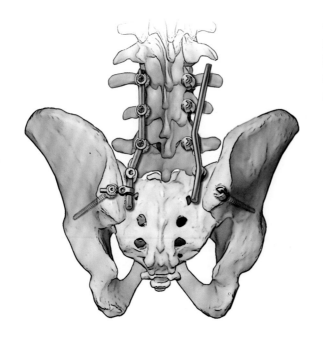

◀ 图 27-6　图示为髂骨螺钉与胸腰椎
内固定近端的良好连接
注意，可能需要外侧偏距连接器，以便于
将髂骨螺钉与胸腰椎内固定装置近端部分
相连接起来

● 在很多患者中，髂骨钉的钉道轨迹恰好允许其钉尾与 S$_1$ 螺钉的钉尾排列在一条线上，这样髂骨钉就可以直接与近端的内固定装置相连接。通常，这需要在置入髂骨钉时尽可能的靠向远端选择进钉点，并且刻意将 S$_1$ 螺钉钉尾的切迹预留高一点。然而，有时候建立这样的几何形态很困难，此时可以通过增加侧方转接头来方便髂骨钉与近端的内固定相连。

（二）S$_2$ AI 螺钉固定技术（S$_2$ Alar-Iliac Screw Fixation, S$_2$AI, 表 27-2）

表 27-2　S$_2$ 髂骨螺钉（图 27-7 至图 27-12）固定的优缺点

优　点	缺　点
螺钉钉尾与近端的内固定排列于一条直线，以方便连接，并且钉尾紧贴骶骨表面，使钉尾的切迹较低 骶骨外侧软组织不需要过多显露	螺钉穿过了骶髂关节 螺钉初始部分穿过骶髂关节时，不是松质骨的感觉，因此仅凭手感置入螺钉可能会存在困难，需要行 X 线检查以确认钉道

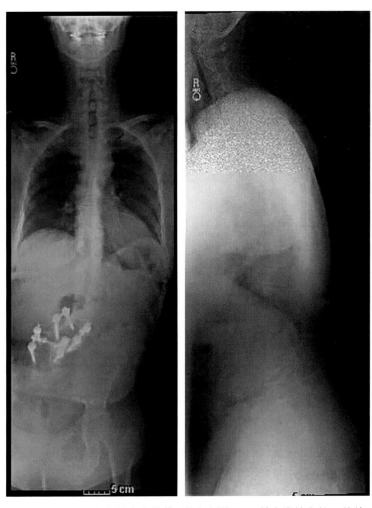

▲ 图 27-7　62 岁女性患者的前后位与侧位 36in 站立脊柱全长 X 线片
患者经历了多次脊柱手术失败，出现严重的冠状面和矢状面畸形

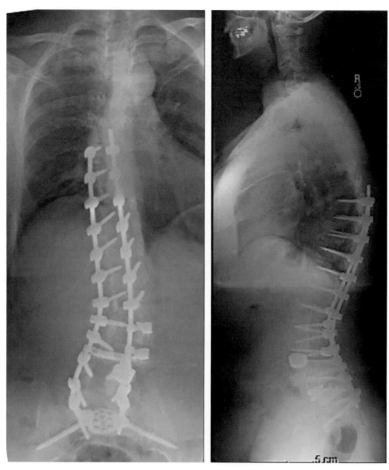

▲ 图 27-8　术后前后位与侧位 36in 站立脊柱全长 X 线片

显示满意的矢状面和冠状面畸形矫正，骨盆固定使用了 S₂ 髂骨螺钉技术

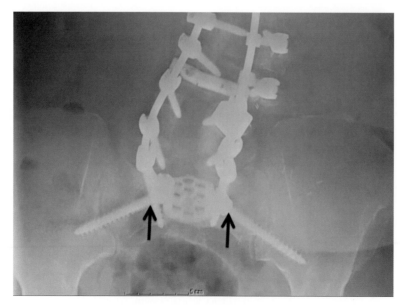

▲ 图 27-9　放大的骨盆前后位 X 线片显示置入的 S₂ 髂骨螺钉

注意进钉点位于骶骨的内侧缘（箭），而非髂后上嵴处

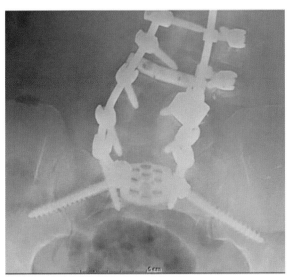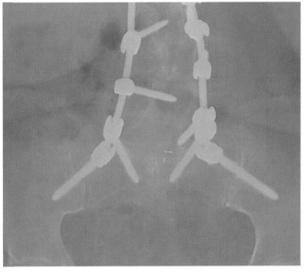

▲ 图 27-10 前后位 X 线片比较 S₂ 髂骨螺钉（左）与传统髂骨螺钉技术（右）

注意，S₂AI 螺钉的进钉点较髂骨螺钉更加靠内。两个患者均是通过预弯棒直接与近端内固定相连，避免使用侧方转接头

- S₂AI 螺钉的进钉点位于 S₁ 背侧骶孔的外下方（图 27-11）。
- 选择进钉点时需要考虑到螺钉置入以后，钉尾与 S₁ 的螺钉排列于一条线上，这样能方便随后的上棒操作。
- 使用磨钻开口，磨除进钉点表面的皮质。
- 用尖头开路锥开道，穿透骶髂关节坚硬的皮质骨，方向指向髂前下棘，开路锥外展角度约 40°，尾倾角度约 40°（图 27-11）。

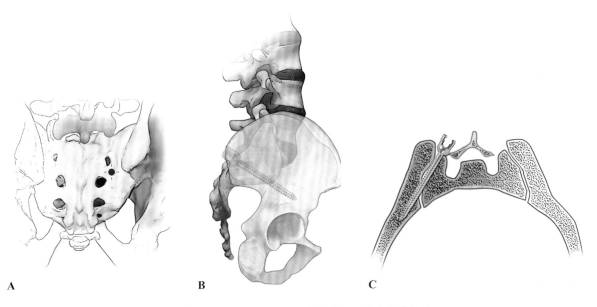

A B C

▲ 图 27-11 A 至 C. S₂AI 螺钉的进钉点与钉道轨迹

- 一旦穿透骶髂关节，就可以用椎弓根探子很轻松地在髂骨的松质骨内走行。此时，也可以使用钝头开路锥来开道，以降低穿破髂骨内外层皮质的风险。开路锥在髂骨中行走的感觉与在腰椎较大的椎弓根中行走感觉相似，进入深度为 70～100mm。
- 退出开路锥，使用球形探子沿钉道探查，通过手感和球头撞击的声音来确认皮质完整性。
- 如果患者的骨质较硬，则可以使用攻丝，但通常情况下并不需要（图 27-12）。通常成人患者使用的螺钉直径＞ 8.5mm，长度为 80～100mm。

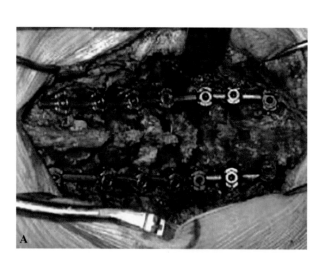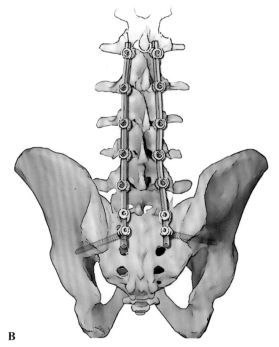

▲ 图 27-12 术中图片（**A**）和示意图（**B**）显示合适的置入 S₂AI 螺钉以后，钉尾与近端内固定处于一条线上
经许可转载，引自 Rhee JM, *Operative Techniques in Spine Surgery*, 2nd ed. Wolters Kluwer

（三）影像学确认

- 无论是传统髂骨螺钉还是 S₂AI 螺钉，都需要两个独立的 X 线片视野来确认螺钉位置。
- 第一个视野是髂骨骨盆的斜位透视 X 线片，包含坐骨大切迹，以确认螺钉位于坐骨切迹的上方（图 27-13）。
- 第二个视野名为泪滴样视野（teardrop view），通过将 C 形臂旋转约 40°，同时向患者的头侧倾斜 30°～40°，目的是使透视时的放射线束与螺钉同轴，并且从髂后上嵴（PSIS）指向髂前下棘（AIIS）。理想情况下，髂骨的内外层皮质和髂嵴的投影重叠在一起，形成了"泪滴"样图像，而螺钉的尖端应该在"泪滴"范围内（图 27-14）。

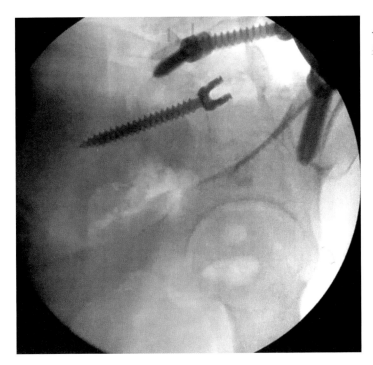

◀ 图 27-13　术中髂骨斜位透视 X 线片
显示螺钉在骨盆的部分位于坐骨切迹上方

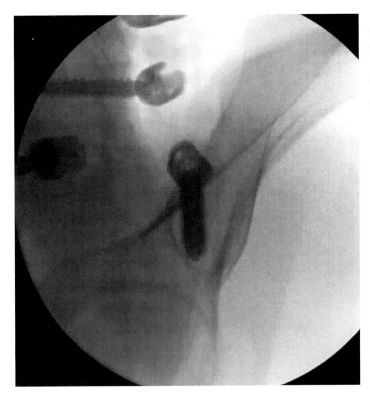

◀ 图 27-14　"泪滴"样透视像（teardrop
fluoroscopic view）显示螺钉位于髂骨的
内外两层皮质之间
髂后上嵴和髂前下棘在 X 线片上的投影重
叠形成了"泪滴"样图像

九、缝合技巧

● 筋膜层下留置引流，然后按标准方式逐层关闭伤口。

十、术后注意事项

- 置入传统髂骨螺钉时如果直接从髂后上嵴（PSIS）进钉，会导致钉尾高切迹，这在瘦小的患者中尤其明显。前文中介绍的方法——将进钉点移向髂骨的腹侧可以减少这个风险。很罕见的病例，一些患者的皮肤软组织无法将凸起的钉尾覆盖住，最终不得不将内固定装置高切迹的部分拆除。

- 通常要选择较长的螺钉，因为它们可以更好地抵抗腰骶段的扭转应力。但是，太长且向远端倾斜角度过大的螺钉增加了侵入髋关节的风险。在置钉过程中应该格外小心，如果对钉道有怀疑，就应该使用影像学透视来进行确认。

- S_2AI 螺钉的钉道侵犯了骶髂关节。尽管一些作者担心这可能会增加骶髂关节疼痛的发生率，但在我们的患者中尚未观察到这种不利后果。

第 28 章 腰椎后柱截骨矫形术

Lumbar Posterior Column Osteotomy and Correction

Mathew Cyriac John M. Rhee **著**

赵 岩 莫 健 **译**

陆 声 **校**

患者男性，47 岁，之前在其他医院有过数次腰椎手术史，导致了 $L_3 \sim S_1$ 的椎体骨性融合和腰椎前凸曲度变小。本次入院患者主诉下腰部和双腿疼痛，考虑与 $L_{2 \sim 3}$ 节段的椎管狭窄有关（图 28-1 和图 28-2）。

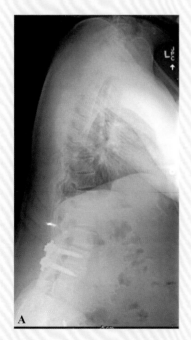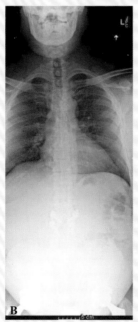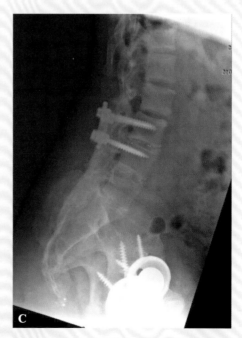

▲ 图 28-1 术前全脊柱正侧位 X 线片

显示腰椎前凸消失，矢状面垂直轴长 13cm。腰椎侧位 X 线片显示腰椎前凸 24°，$L_3 \sim S_1$ 椎体骨性融合，骨盆入射角（PI）为 60°

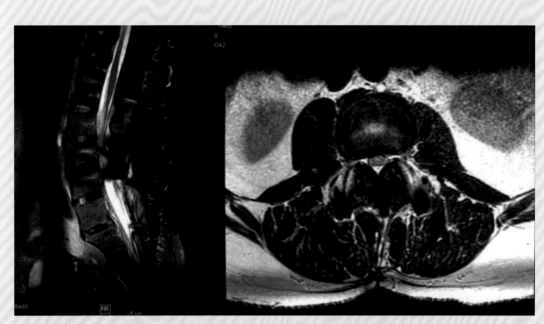

▲ 图 28-2　MRI 矢状位和横轴位的 T$_2$ 图像显示 L$_{2\sim3}$ 椎间盘水平中央和外侧隐窝狭窄
手术的目的是狭窄节段减压和扩大融合范围，以改善目前腰背部和双腿的疼痛症状。虽然要给患者做一个从
L$_2$～S$_1$ 的相对较长节段的融合，但这样更能改善整体矢状面平衡，显然这样做是值得的

一、适应证 / 注意事项

● 后柱截骨术（PCO）是椎板、黄韧带、小关节和峡部的 V 形切除术。切除小关节和峡部，使出口
神经根从上方椎弓根尾侧表面到下方椎弓根头侧表面的范围内完全游离。通过挤压椎体后方结构、
缩短后柱，可以增加腰椎前凸。

● PCO 的主要适应证是增加脊柱前凸。它可以通过节段前方融合或者不融合来完成。

● 可以单纯行后路手术（图 28-3），也可以联合采用前路松解或融合的椎间盘脆性断裂张开（如强直
性脊柱炎）。

● 当联合前路松解或脆性断裂时，可以明显获得更多的矫正。

　➢ 然而，这样做将延长前柱，并可能拉伸椎体前方大血管。

　➢ 当联合采用前柱松解时，脊柱可能变得相当不稳定。因此需要坚强内固定来避免内固定失败。

● 当椎间盘保持完整时，后柱会缩短而前柱不会延长，脊柱前凸较为适中。

● 根据需要矫正的度数，可以单个或多个节段手术。

二、影像学评估

● 站立位全脊柱 X 线片评估矢状面平衡（C$_7$ 铅垂线）、冠状面平衡（骶骨中垂线）、骨盆入射角和腰

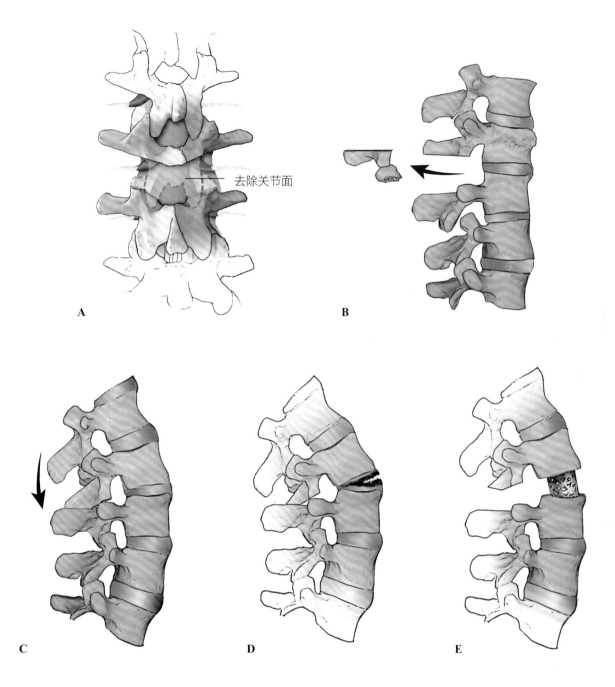

▲ 图 28-3　**A** 和 **B.** 进行后柱截骨术时的骨切除范围；**C.** 椎间盘保持完整；**D.** 前柱脆性断裂，如强直性脊柱炎；**E.** 前方松解和椎间融合

椎前凸。
- MRI 评估狭窄程度和需要减压的节段。
- CT 扫描显示多节段固定融合的椎弓根解剖结构。
- CT 和 MRI 矢状面图像通过仰卧位检查来评估矢状位序列情况。一般来说，术中麻醉下俯卧位和体位摆放合适的时候，自发矫正的程度甚至更大。

三、专用设备

- 加压装置，用于节段矫正的临时棒。

四、手术体位

- 参阅后路腰椎椎板切除和椎间融合术章节。
- 使用 Jackson 架。
- 一般来说，手术目的是使脊柱前凸最大化。将胸垫尽可能放在头端，腰胯垫放在髂前上棘的远端，让腰椎"下垂"成脊柱前凸。
    - ➢ 可以考虑把垫单放在大腿下方来后伸髋关节，以进一步增加脊柱前凸。

五、麻醉 / 神经电生理监测

- 对于畸形矫正病例，我们通常使用体感诱发电位和经颅运动诱发电位（MEP）进行神经监测。
- 我们要求在使用 MEP 时采用静脉全身麻醉，以最小化麻醉时间长导致的信号减退。
- 在不涉及脊髓区域的腰椎病例中，在不影响监测信号的情况下，将血压降低到最低限度以减少出血。
- 对于严重的"畸形"病例，我们通常使用氨甲环酸来减少失血量。

六、减压、器械和融合技术

- 将椎弓根螺钉置入术前规划的所有节段椎体。
- 根据需要，使用 Leksell 咬骨钳去除棘突间韧带、棘突和椎板，以进入椎板间隙。
    - ➢ 通常，骨切除的范围将从上面椎弓根的下侧到下面椎弓根的上侧。
- 联合使用 Leksell 咬骨钳、骨刀和 Kerrison 咬骨钳，V 形去除所有的后方结构，从中央开始，向外侧逐步切除峡部和关节突关节。
    - ➢ 尽可能在中央切开椎板，以去除所有黄韧带，防止神经在截骨闭合期间受到挤压。
    - ➢ 相比腰椎，在胸椎 PCO 手术中，或没有施行前柱融合时，重要的是在 PCO 压闭时尝试尽量达到椎板骨对骨的接触，以促进融合。因此，将骨切成 V 形是很有帮助的（图 28-4）。
- 截骨后，通过压缩跨越截骨节段的临时连接短棒进行矫形（图 28-5）。
    - ➢ 然后左右两侧来回进行依次压缩。
    - ➢ 我们用侧位透视来验证矫正效果。
- 一旦达到预期的矫正，1 根临时棒被移除，最后测量好的长棒放置在钉槽内，再次小心地压缩截骨部位。另一临时棒也被更换并同样压缩截骨部位（图 28-6）。
    - ➢ 植入 2 根棒后，在 Smith-Petersen 截骨的节段再次压缩棒的头侧和尾侧螺钉，以实现进一步

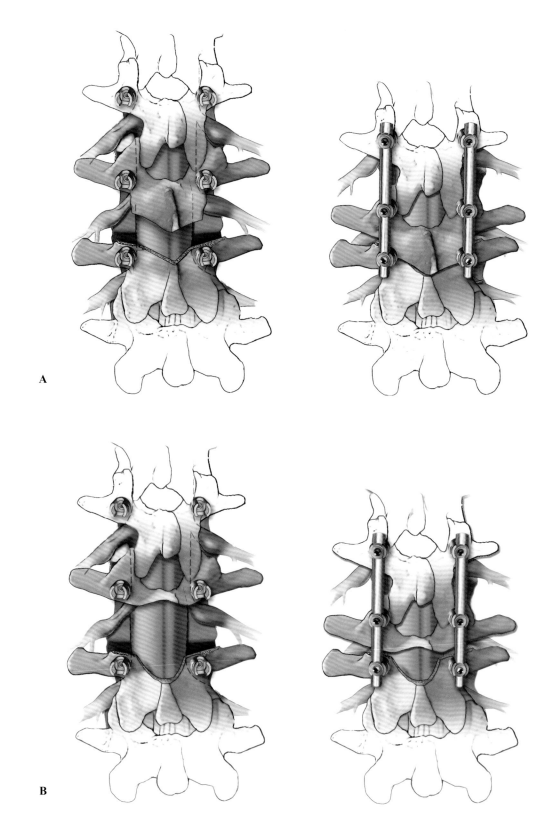

A

B

▲ 图 28-4　A. 图示后方结构以 V 形移除并压缩截骨以增加脊柱前凸。理想情况下，骨对骨接触可以促进后路融合，但可能会限制矫正度数。B. 为了确保不压迫硬膜囊和神经根部，可能需要进行更大范围的中央骨切除术，因此，在实际操作中，骨与骨之间的接触并不总是发生。在这些情况下，术后的后方椎板结构看起来更接近于 B 图所示

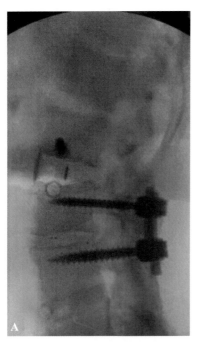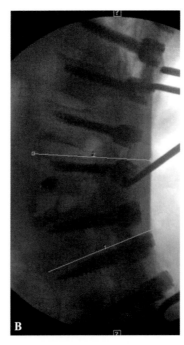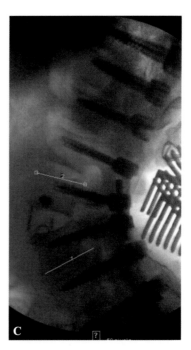

▲ 图 28-5　A. 第一步包括外侧椎间融合和前柱松解序列重建（ACR），以增加脊柱前凸。放置单个椎间融合器。ACR 后进行术中侧位透视，患者 $L_{2\sim3}$ 的 Cobb 角为前凸 15°。B. $L_{2\sim3}$ 后柱截骨和固定后侧位显示脊柱前凸增加至 25°。C. 用临时棒压缩截骨部位，$L_{2\sim3}$ 的前凸达到 40°

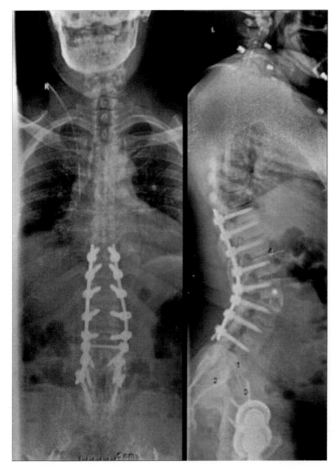

◀ 图 28-6　患者术后 1 年 36in 站立位脊柱全长正侧位片

手术采用后路椎间融合、前路松解序列重建、后路固定和融合。为了保正畸形矫正，向上一直固定到 T_{10}。腿部疼痛完全消失，背部疼痛明显改善。与术前相比，矢状面排列有显著改善，腰椎前凸为 60°，SVA 为 3cm。通过 $L_{2\sim3}$ 后柱截骨水平可以观察到局限性的前凸由于相关的脊柱前柱序列重建，前柱得以延长，同时后柱缩短的矫正。

➢ 在截骨闭合和压缩操作过程中进行 MEP 监测。

➢ 探查截骨闭合后中央区硬膜囊未受压（图 28-4B）。

● 如果可能的话，在椎板和横突之间谨慎地完成后路融合（图 28-6）。

七、缝合技巧

● 参阅腰椎减压融合章节。

八、术后注意事项

● 参阅腰椎减压融合章节。

第29章 腰椎经椎弓根椎体截骨术
Lumbar Pedicle Subtraction Osteotomy

John M. Rhee   Mathew Cyriac   Tyler Jenkins   **著**

胡学昱 程子颖 **译**

钱 宇 **校**

病例说明（图 29-1）

　　患者女性，52 岁，20 年前因 L₂ 骨折行棒 - 椎板下钢丝内固定术。随后由于下方节段狭窄，在外院行 L₄～S₁ 减压固定手术。该患者因直立困难，伴有难以忍受的腰痛到笔者医院寻求诊治。X 线检查显示严重的矢状位失平衡（矢状垂直轴长 22cm），代偿性胸椎前凸，骨盆后倾。脊髓造影示后凸畸形，T₁₂～L₅ 骨性融合（L₁～₄ 后凸约 45°），L₅～S₁ 不融合。

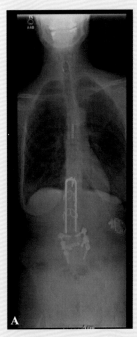
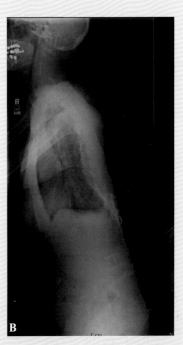
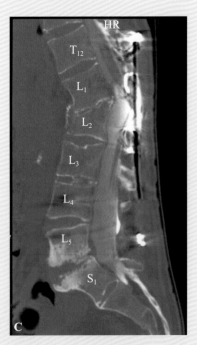

▲ 图 29-1　前后位（A）和侧位（B）X 线片。冠状位躯干轻度偏斜。侧位 X 线片显示矢状垂直轴（SVA）22cm，腰椎后凸，胸椎远段前凸，骨盆后倾。（C）矢状位 CT 脊髓造影显示 L₁～₂ 局部后凸畸形。其他 CT 影像（未列出）显示 T₁₂～L₅ 骨性融合，L₅～S₁ 不融合

一、适应证

- 矢状位僵硬性畸形[1, 2]。
- 通常，如果存在有活动度的椎间盘，应首先通过这些节段获得矫形。

二、影像学评估

- 在术前前后位 X 线上，如存在冠状位失衡则可能需要进行不对称性经椎弓根椎体截骨（PSO）。
- 在侧位 X 线上测量 C_7 铅垂线、腰椎前凸、骨盆入射角、骨盆倾斜角和骶骨倾斜角。这些测量值可以对估算需矫正程度进行初步指导[3]。
- 前凸角度应在仰卧位 MRI 和 CT 的矢状位图像上测量。这种情况下，获得的脊柱矢状序列能消除重力影响，接近于手术时患者俯卧于手术床上呈现的脊柱矢状序列。因此，这样计算测量的截骨矫形数值，可能更切合实际需求。
- 经椎弓根截骨术常选取的手术节段包括 L_2、L_3、L_4 或 L_5。节段的选择取决于多种因素，包括先前的手术节段、骨骼质量和椎体的大小 / 高度。

三、体位

- 有关概述，可参见后路腰椎椎板切除融合术相关章节。
- 选用带垫的 Jackson 脊柱手术床。将髋垫置于髂前上棘远端并伸髋，以使腰椎前凸达到最大。将胸垫放置于相对更靠近端的位置，以使腰椎尽可能"向下凹陷"以增大前凸。
- 轻度反 Trendelenburg 体位（头高足低 5°）可减轻眼睛 / 头部的静脉充血。

四、麻醉 / 神经电生理监测

- 选用体感诱发电位（SSEP）和运动诱发电位（MEP）神经监测。
- 全凭静脉麻醉。
- 静脉给予氨甲环酸，负荷剂量 50 mg/kg，然后维持 5 mg/（kg·h）[4]。
- 在畸形矫正和进行经椎弓根椎体截骨（PSO）期间，保持平均动脉压＞ 80mmHg，以减少低血压导致的 MEP 改变。

五、显露 / 置入内固定

- 进行常规脊柱后路显露至横突。
- 将椎弓根螺钉置入所有需要放置内固定的节段，跳过将要进行 PSO 的节段。

➢ 选择最大号直径和长度的螺钉进行固定，尤其是在紧邻经椎弓根椎体截骨（PSO）的节段。这些螺钉用于截骨断端的闭合，将承受更大的应力。

六、经椎弓根椎体截骨（PSO）技巧

- 第一步是在要进行 PSO 的节段进行广泛全椎板切除。
  ➢ 切除所有黄韧带。
  ➢ 切除上下小关节。
  ➢ 显露截骨位置上下节段的椎间盘（图 29-2）。

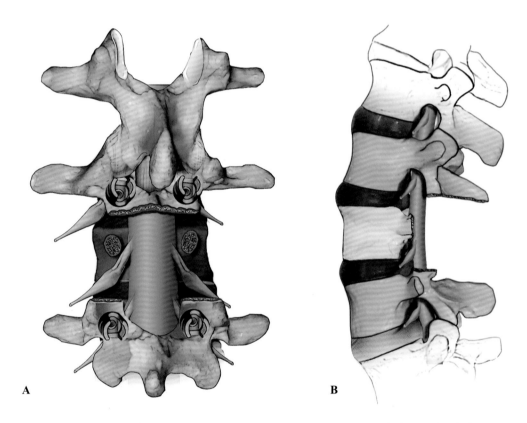

▲ 图 29-2　全椎板切除后，切除截骨节段上、下小关节以显露从上方椎间盘到下方椎间盘的 PSO 范围
A. 背面示意图；B. 矢状位示意图

  ➢ 清晰显露双侧出口根和走行根。
- 刮除椎体松质骨（图 29-3）。
  ➢ 用刮匙经椎弓根楔形去除松质骨。
  ➢ 先行一侧经椎弓根刮除，随后换到对侧，如此反复交替进行，直至两侧在椎体内"连通"。
    - 在这一步骤中经常会出现椎体的剧烈出血。填充吸收性明胶海绵并从一侧填塞到另一侧可以减少失血。

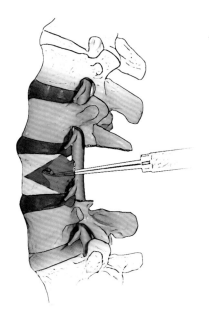

◀ 图 29-3　刮除椎体松质骨

- ■ 一旦松质骨截骨完成后，出血通常会明显减少。
- ➤ 为了便于下一步后侧骨皮质的清除，沿着后侧椎弓根骨皮质的长度对椎体后侧的松质骨完全截骨是至关重要的。
- ● 沿着椎体的整体的宽度和长度，确定并显露出一个硬脊膜腹侧的间隙。
  - ➤ 使用反向刮匙直接显露这个间隙。
  - ➤ 为了避免腹侧硬脊膜撕裂，在打破椎体后壁骨皮质前确保硬脊膜没有粘连是极其重要的。
  - ➤ 接下来，向内将椎体后壁向椎体缺损区方向打破。
    - ■ 再次，必须仔细探测后壁的整体长度和宽度，以确保硬脊膜腹侧无骨性残留影响截骨后闭合（图 29-4）。
- ● 在骨膜下沿着两侧椎体侧壁显露。

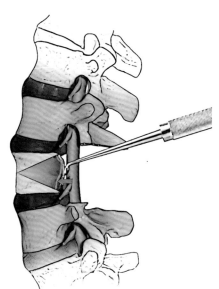

◀ 图 29-4　一种反向角度刮匙用于显露硬脊膜和椎体后壁之间侧层面
一旦确定了一个安全的层面，这个刮匙就被用来将后壁从上方的椎间盘到下方的椎间盘的方向推入已缺损椎体中，并穿过椎管的整个宽度

> 刮匙用于在软组织（包括节段血管）和椎体侧壁之间重建一个间隙。

■ 严格保留骨膜以减少出血和损伤节段血管。

● 从两侧椎体上取下 V 形楔块。

> 进行此操作之前，在截骨的对侧放置一根临时钛棒。

■ 这将防止在骨切除过程中过早出现骨闭合。

■ 由于截骨在两侧依次进行，因此钛棒需从一侧切换到另一侧。

> 在侧位透视下使用截骨刀切一个 V 形楔块，其顶端靠近前侧皮质（图 29-5 和图 29-6）。

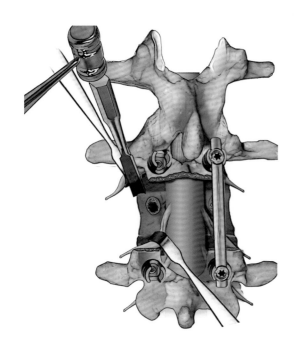

◀ 图 29-5 截骨刀用于 V 形楔块的切割
上下的神经根均需要保护，尤其是下神经根，需要使用拉钩以显露从上个椎间盘到下个椎间盘的整个侧壁。理想情况下，切口是从紧邻椎间盘的位置开始的，这样可以移除最大的楔块骨，从而进行最大的矫正

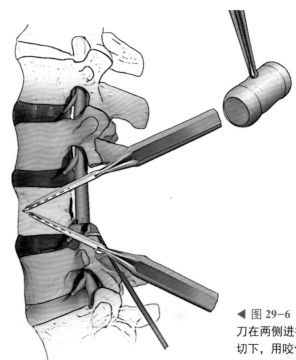

◀ 图 29-6 在侧位透视下，用截骨刀在两侧进行 V 形骨块的切割。一旦切下，用咬骨钳去除外侧的楔块

- 关闭截骨层面。
  - 通过依次沿着钛棒压缩，从一侧到另一侧往返来回压缩后关闭截骨面（图 29-7 和图 29-8）。
    - 依次获得运动诱发电位（MEP）。
    - 按顺序探测硬膜囊和神经根，已确保无压迫。

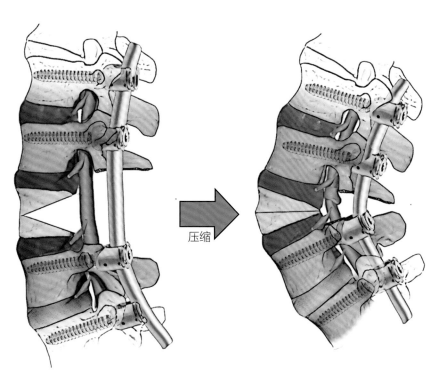

压缩

▲ 图 29-7　沿截骨面按顺序压缩使其关闭

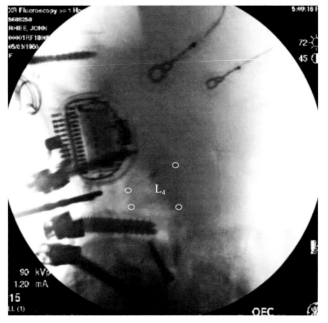

◀ 图 29-8　术中截骨面关闭后的侧位透视图
图中点标出被截骨的 L_4 椎体

- 完成内固定和融合（图 29-9）。
  - ➤ 仔细弯棒并沿着脊柱曲度放置。
  - ➤ 第三根 [和（或）第四根] 钛棒可以当作一个支撑物通过横联放置在截骨面上，以提供更强的稳定性。
  - ➤ 为了确保成功融合并跨越截骨面，在横突上进行细致的剥离和融合是至关重要的。

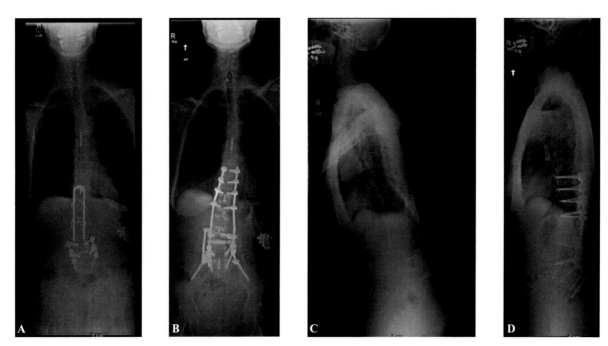

▲ 图 29-9　术前（A）和术后（B）L₅～S₁ ALIF 和 L₄ PSO 术后的正位片。轻微的冠状位位移得到了改善。注意在 **PSO** 上使用第三根钛棒作为支撑物。前侧位（**C**）和后侧位（**D**）**X** 线片显示矢状垂直轴显著改善，骨盆向后倾斜也减少

七、缝合伤口

- 深层留置引流管后，逐层严密闭合伤口。

八、术后注意事项

- 术后进行仔细的神经系统查体是必需的。
- 如有任何明显的神经功能缺损或新发的腿部疼痛，都应进行 CT 和（或）MRI，以查明原因。

推 荐 阅 读

[1] Berven SH, Deviren V, Smith JA, Emami A, Hu SS, Bradford DS. Management of fixed sagittal plane deformity: results of the transpedicular wedge resection osteotomy. *Spine (Phila Pa 1976).* 2001;26(18):2036-2043.

[2] Bridwell KH, Lewis SJ, Rinella A, Lenke LG, Baldus C, Blanke K. Pedicle subtraction osteotomy for the treatment of fixed sagittal imbalance. *J Bone Joint Surg Am.* 2003;85-A(3):454-463.

[3] Rose PS, Bridwell KH, Lenke LG, et al. Role of pelvic incidence, thoracic kyphosis, and patient factors on sagittal plane correction following pedicle subtraction osteotomy. *Spine (Phila Pa 1976).* 2009;34(8):785-791.

[4] Lin JD, Lenke LG, Shillingford JN, et al. Safety of a high-dose tranexamic acid protocol in complex adult spinal deformity: analysis of 100 consecutive cases. *Spine Deform.* 2018;6(2):189-194.

第四篇 创 伤
Trauma

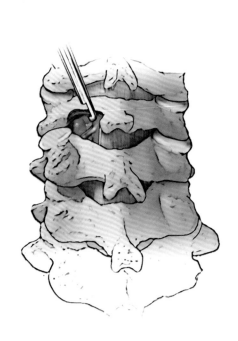
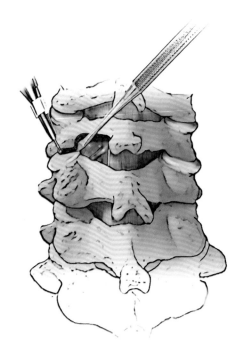

第 30 章 Gardner-Wells 颅骨牵引器、Mayfield 头架及 Halo 头环的应用

Application of Gardner- Wells Tongs, Mayfield Head Holder, and Halo

Ehsan Saadat John M. Rhee **著**

刘卓劼 蔡兆鹏 **译**

秦 毅 **校**

一、Gardner-Wells 颅骨牵引器

● Gardner-Wells 颅骨牵引器的一般适应证（图 30-1）。

➢ 颈椎骨折 / 脱位的复位。

➢ 颈椎前路椎间盘切除及融合术或椎体次全切术的术中牵引。

➢ 颈椎畸形的术前牵引。

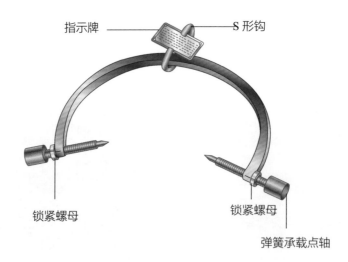

指示牌 ——— S 形钩

锁紧螺母 锁紧螺母

弹簧承载点轴

▲ 图 30-1 **Gardner-Wells 颅骨牵引器**

● 最优进钉点位于颅骨周径以下，耳郭上 1cm，与外耳道在同一直线上（图 30-2）。

➢ 固定钉过度前置会伤及颞肌和颞浅动静脉。

➢ 颅骨周径以上置钉则会在牵引后容易拔出。

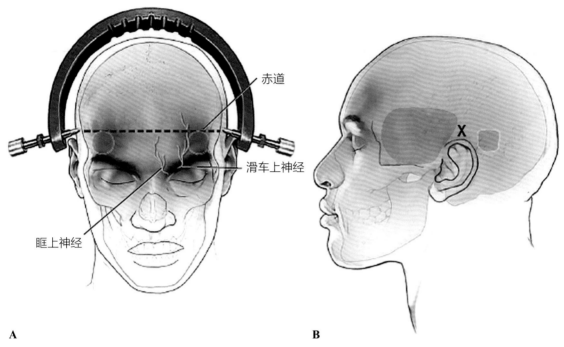

赤道

滑车上神经

眶上神经

X

A　　　　　　　　　　　　　　　　　　**B**

▲ 图 30-2　**Gardner-Wells 颅骨牵引器的合适进钉点**

- 进钉点区域用碘伏或酒精消毒。若在患者清醒状态下安装牵引器，则用适量 0.5% 丁哌卡因及肾上腺素作局部浸润麻醉至骨面。
- 双侧固定钉交替拧紧以使两侧受力均匀，至弹簧指示器突出皮肤表面 1mm，相当于施加 30 lb 的力。
- 前置的固定钉会对颈椎施加一个屈曲力矩。
- 而后置的固定钉则会对颈椎施加一个伸直力矩。
- 牵引用的绳索一端绑定于 S 形钩上，越过床缘的支轴后另一端连接牵引所需砝码。
  ➢ 人的头颅平均重量为 10～13 lb，是合理的牵引起始重量。
  ➢ 根据患者病情需要逐渐增加牵引重量，过程中需仔细评估患者的神经功能状况，并摄 X 线片确保固定位置无误。

二、Mayfield 头架

- Mayfield 头架常用于大多数的颈椎后路手术。
- 使用前需仔细检查手术台连接处的数个安全要点（图 30-3）。
- 确保连接器稳固安装至手术台。
  ➢ 确保底座稳固安装至连接器。
  ➢ Mayfield 头架的连接臂有一处可松解关节。摆放体位前需确保此关节处于"锁紧"状态（图 30-4）。

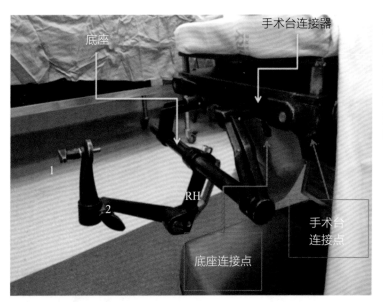

◀ 图 30-3　手术台连接器通过两处由翼形螺钉固定的棒连接至手术台。底座则经另两处翼形螺钉固定的端臂连接于手术台连接器。与助手一同安装 Mayfield 头架时，一般称有螺纹的扭矩螺钉为"1 号"，连接处的旋转关节为"2 号"，固定手架则为"冰箱把手"（RH）

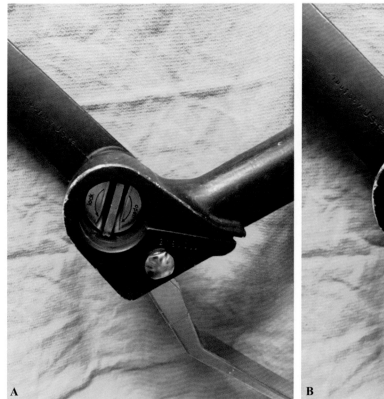
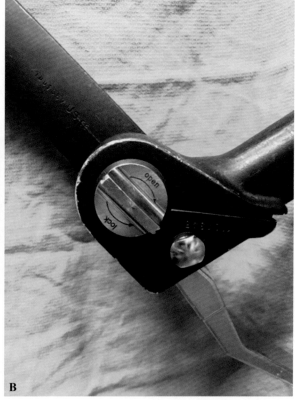

▲ 图 30-4　Mayfield 头架的连接臂经由一处可松解关节可分离（左）。若该关节未锁紧，Mayfield 头架可因此松开，导致潜在的灾难性后果。确保该关节处于"闭锁"状态并充分拧紧（右），以避免术中整套装置的松动

Mayfield 颅骨钉的放置

● 单一侧颅骨钉尽量于患者头颅中线置钉，位置通常在耳郭最高点上 1cm 左右。

- 摇臂侧 2 枚颅骨钉则按距离单一颅骨钉的相等距离于对侧置入。
  - 确保前摇臂颅骨钉位于硬颞骨而不是柔软的太阳穴（蝶骨）中。相较于硬颞骨及顶骨，太阳穴是位于眼睛后方可轻易感知到的相对柔软的部位。
- 置钉时螺钉与患者颅骨成角尽量为 90°（单一侧与摇臂侧均如此）。
- 确保 Mayfield 头架未触及患者眼、耳、鼻。
- 拧紧 Mayfield 头架至施加 60 lb 拉力（至弹簧指示器显露 3 条指示线）。
- 当患者处于俯卧体位且 Mayfield 头架固定于手术台后，通过松开一个或多个连接处的关节可实现患者头部过伸过屈、轴向旋转及冠状位平移等调整（图 30-5）。

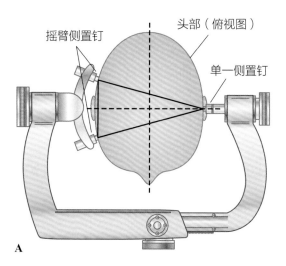
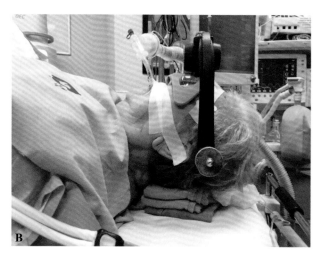

▲ 图 30-5　正确安装后的 **Mayfield** 头架。患者此时可进行俯卧体位的摆放，以适应后路颈椎手术的需求

三、Halo 头环

（一）成人患者

- 一般而言，4 枚固定钉足以提供稳定拉力：2 枚置于颅骨前方，另 2 枚置于颅骨后方相对位置。
- 前方固定钉的安全置钉区在颅骨周径以下、眉弓外 1/3 以上、直径约 1 cm 的区域。
- 每枚螺钉均拧紧至施加 8 lb 扭矩力。

（二）儿童患者

- 应用更多的螺钉，施加较低的扭矩力。
- 通常应用 6～8 枚固定钉，每枚拧紧至施加 2～4lb 扭矩力（手指拧紧）。
- 置入前方固定钉时需足够偏外，以避免损伤额窦、滑车上及眶上神经；还应足够靠前，以避免损伤颞肌。

- 后方固定钉则于前方螺钉的对侧置入。

（三）Halo 颅骨固定钉的置入

- 安装 Halo 头环时先让患者平卧于床上。创伤患者常有颈托保护，安装过程中保留颈托，手动保护颈椎，稳定头部。
- 患者卧床时将头部悬空至床头外侧。
- 背板置于患者胸部下方，肩胛骨之间，与颈部同一直线，并与枕托相连。
- Halo 头环由助手或使用吸盘头螺钉固定在所需位置。吸盘头螺钉经头环上偏正中的钉孔放置并附着于患者前额，在置入颅骨固定钉期间为头环提供临时的固定及悬置作用。
- 选择头环上与进钉点相符的钉孔。
- 确保置钉时患者双眼闭合。
- 每枚前方螺钉及其相对的后方螺钉均应摆放至触及皮肤。
- 全部螺钉均摆放到位后，用手指同时拧紧 1 枚前方螺钉及其对角位的后方螺钉。其余螺钉亦依次成对拧紧。
- 全部螺钉拧紧后，使用扭力螺丝刀成对加紧至最终紧度。
- Halo 头环安装后，外科医生则可按需调控患者头部。
  - 若背心后片未预先放置到位，患者可翻身以放置背心后份，在此过程中通过头环小心调节患者头部及颈部的位置。
  - 安装背心前片及前后方的连接支架。
- 患者头部及颈部调整至所需位置，拧紧连接支架。
  - 应用透视完成骨折复位或调整颈椎序列至所需位置。
- 颅骨固定钉经 48h 后需重新拧紧。

第31章 关节突关节骨折 / 脱位的手术治疗
Operative Treatment of Facet Fractures/Dislocations

Elliott J. Kim   Andrew H. Milby   Keith W. Michael   著

左建林　赵松川　闫　亮　译

黄　霖　校

病例说明（图 31-1 和图 31-2）

　　一位 27 岁的患者因机动车辆交通事故被送往急诊室，存在 $C_{4\sim5}$ 单侧（左侧）的关节突关节脱位，美国脊柱损伤学会（ASIA）D 级的脊髓损伤（SCI）。

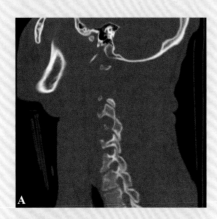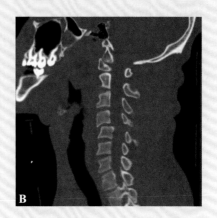

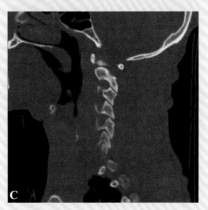

▲ 图 31-1　CT 矢状面扫描
A. 左侧矢状面，左侧 $C_{4\sim5}$ 关节突关节脱位；B. 中央矢状面，C_4 椎体在 C_5 椎体上向前滑移提示脱位损伤；C. 右侧矢状面，$C_{4\sim5}$ 关节突关节无脱位，可见半脱位

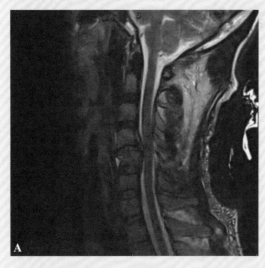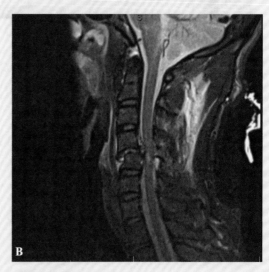

▲ 图 31-2　**MRI 矢状面扫描**

A.T$_2$ 加权像中央矢状面，提示黄韧带和椎间盘的损伤，以及蔓延至后方后纵韧带与 C$_4$ 椎体之间的血肿；
B.STIR 成像，进一步证实了 T$_2$ 加权像上显示的软组织损伤，显示脊髓信号

一、闭合复位的适应证

● 患者在清醒、意识清楚、能够配合的情况下，合并神经损伤的颈椎关节突关节骨折脱位。

　➢ 完全脊髓损伤的清醒患者。

　➢ 不完全脊髓损伤的清醒患者。

　➢ 颈椎神经根损伤的清醒患者。

● 根据患者复位操作前的神志状态 / 配合情况、骨折类型及神经功能状态，决定是否需要行 MRI 检查。

二、闭合复位的禁忌证

● 反应迟钝或气管插管的患者。

● 没有神经功能损害的患者。

● 颅骨骨折或者颅内血肿的患者在试行复位前需要神经外科医生会诊。

● 无法从影像学上评价复位情况（如体形硕大）。

三、闭合复位的技术

● Gardner-Wells 钳。

➤ 可在仰卧位病床旁完成，或者在准备切开复位前在手术床上进行。

■ 我们推荐在头下放置枕头或敷单，在肩膀下方放置圆卷。

■ 推荐采用一个从床头下垂的滑轮系统，其可以改变屈/伸力矩帮助复位（如双向牵引）。

○ 将患者肩下垫圆卷及头下方用枕头支撑后可以提供复位所需的屈/伸力矩改变。

◆ 在头下方加更多的枕头或敷单能够产生伸展力矩。

◆ 去除头下方枕头或敷单可以提供一个屈曲力矩。

○ 将病床调至轻度的头高脚低位（反 Trendelenburg 体位）有助于避免在施加牵引重量的时候患者滑向床头侧。

◆ 也可以采用将肩膀胶布带粘贴固定在床上的方法提供对抗牵引。

■ 在试行复位前需要在透视设备上清晰地看到脱位节段。

■ 在施加任何牵引力之前需要获得详尽的神经学查体结果。

■ 根据牵引钳章节中提到的技术应用 Gardner-Wells 钳（Halo 架牵引可作为备选）

○ 紧邻耳朵的上方外耳道的延长线上放置固定针。

○ 检查固定针的位置确保前后位置以及相对于外耳的高度适合。

○ 确保当患者仰卧的时候固定牵引绳的牵引钳的钩子朝向上方。

○ 其中一个牵引针应该有压力计，拧紧使得指示针突出外环刚好 1mm（这等于 30 lb 的力量）。

■ 首先使用 20 lb 的牵引重量，每隔几分钟增加 10 lb 的牵引重量。

○ 每增加 10 lb 的牵引重量需要通过 X 线评估复位情况。

○ 定时进行神经学查体确保神经功能损害没有加重。

○ 增加牵引重量直至复位。最大的牵引重量决定于影像学上显示已过度复位或者是牵引重量已达到颅骨固定针或滑轮系统的最大承受极限（图 31-3）。

➤ 可以被用于前路手术术中的辅助复位手段，在应用下述的前路复位方法时提供牵引力量。

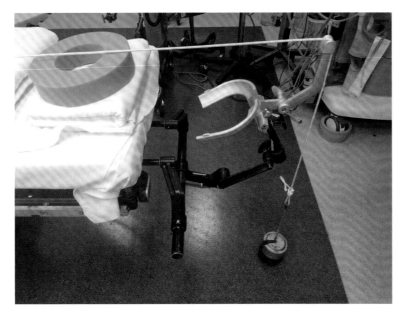

◀ 图 31-3 最大的牵引重量取决于影像学上显示已过度复位或牵引重量已达到颅骨固定针或滑轮系统的最大承受极限

四、手术指征

- 单侧或双侧的小关节脱位。
  - 单侧小关节脱位应用非手术方式治疗后病情出现恶化者 [1]。
- 不可复性脱位：失败的闭合复位。
- 不能复位，或是存在进行闭合复位的禁忌证（如反应迟钝）。
- 虽然闭合复位成功，但损伤的内在不稳定性需要手术处理。

五、影像学评估

- X 线片
  - 在不能马上进行 CT 检查的机构作为初步的评估手段。
  - 半脱位。
    - 单侧小关节脱位伴随的 25% 脱位。
    - 双侧小关节脱位伴随的 50% 脱位 [2]。
  - 帮助评价闭合复位的效果。
  - 可能对于看清脱位细节比较困难。
- CT 扫描
  - 评估骨质损伤情况。
    - 可以帮助确定是否合并骨折。
    - 确定脱位时单侧还是双侧。
  - 可以用于术前的模板测量选择合适的植入物。
    - 侧块螺钉、椎间移植物的尺寸、前路钛板的尺寸及螺钉。
  - 评估可能存在的跳跃性损伤。
- MRI
  - 评估神经受压情况和信号改变。
  - 评估间盘韧带复合体的损伤。
  - 评估潜在造成压迫的间盘突出 [3]。
  - 评估可能存在的跳跃性损伤。

六、特殊的工具

- Gardner-Wells 牵引弓和 Halo 架以帮助提供可能需要的牵引。
  - 总重量至少为 100～160 lb 的重物。
  - 绳子。
  - 滑轮和床架。

- 前路复位工具。
  - ➢ Caspar 针系统。
  - ➢ 椎板撑开钳。
  - ➢ 椎间融合器的试模。
- 后路复位工具。
  - ➢ 巾钳。
  - ➢ 椎板撑开钳。
  - ➢ 角度刮匙 /Penfield 剥离子。
  - ➢ 磨钻。
- 对于复杂的外伤性硬膜撕裂患者，应准备行腰穿引流。

七、体位

- 保留 C 形颈领直至插管和体位摆放完成。
  - ➢ 在不完全脊髓损伤或无脊髓损伤的情况下，在插管前或者体位摆放完成之前，可能需要基线的神经功能监测。
- 我们倾向于组合应用体感诱发电位和运动诱发电位（MEP）。
  - ➢ 如果术中因为复位困难需要采用肌松，可以采用短时间的肌松。
- 前路的仰卧位可以在一个 Jackson 脊柱手术床或是其他的透射线的手术床上进行，方法与前路的颈间盘切除融合（ACDF）或椎体切除术相同。
  - ➢ 推荐为 Gardner–Wells 牵引弓或 Halo 牵引架设置一个滑轮牵引系统用以帮助复位。
- 后入路的俯卧位可以用一个三针 Mayfield 头部固定器或 Halo 架在通用的手术床上完成，类似于其他选择性的后路手术。

八、麻醉 / 神经监测

- 对于前路手术来说，经鼻的气管插管有助于 C₄ 及以上椎体的显露（允许牙齿闭合）。
  - ➢ 需要注意的是应用运动诱发电位进行监测的时候需要用牙垫，这可能会导致前路对上颈椎的显露更加困难。
- 在脊髓损伤的情况下，平均动脉压（MAP）要保持在 80mmHg 以上。
- 在应用 MEP 进行监测的情况下要使用静脉全身麻醉。

九、手术入路

- 手术方式的选择仍存在争议，由术者根据临床判断自行决定。
  - ➢ 根据骨折脱位的类型和合并伤，每种情况都应该具体分析。然而，我们一般的准则和诊治流程如下图所示。

- 在伴有椎间盘突出的患者中，通常优先选择前路手术单独或作为第一阶段的治疗。因为从理论上讲，如果不进行适当的椎间盘切除术就进行复位有增加神经系统恶化的风险。
  - ➢ 更易摆放体位而不必俯卧翻转。
    - ■ 体位摆放过程中的医源性伤害风险较小，尤其是在高度不稳定的损伤类型中。
  - ➢ 通常可以减少固定节段，特别是在脱位部位伴有侧块骨折且无法进行内固定的情况下。
- 对于闭合复位无法复位或前路手术复位困难的患者，后路手术可能是首选的方法。
  - ➢ 由于需要俯卧翻转，体位摆放时可能给患者带来更大的神经损伤风险。
  - ➢ 优点是可以直视下观察错位并直接对其进行操作。
    - ■ 当影像学检查困难或通过前路难以复位时，可以优先考虑后路。
  - ➢ 如果伴有椎间盘突出，则不能先从后路入手。
- 对于高度不稳定的损伤，需要前后路联合手术。对于采用前入路不能实现充分的复位的患者，则可能需要采用联合入路。
- 请注意，还必须根据具体情况考虑骨折形态，因为这可能决定先从前路或后路开始，具体取决于对实现复位的能力，骨折块移位程度，体位摆放中的不稳定性因素等方面。
- 流程：我们建议的治疗流程如下（图31-4）。

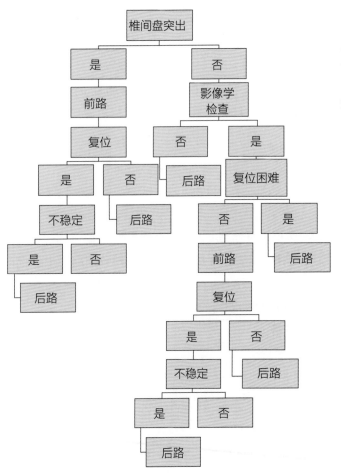

◀ 图31-4 建议的治疗流程
注意，此建议流程仅提供总体概述；然而，需要单独评估每个患者，因为不同的脱位和骨折类型可能会采用不同的治疗方法

十、前路复位方法

- 我们提出了多种复位方法。我们建议使用最适合术者使用的方法或容易获得器械工具的方法。如果一种方法失败，则可以尝试其他方法作为替代方法。

要点

- 当尝试这些减压方法时，必须注意不要过度撑开椎间隙，以尽量减少对脊髓的医源性损伤。
- 进行椎间盘切除术时，确保没有残留的椎间盘位于椎体后部，否则在进行复位后可能会导致压迫持续或恶化。
- 如果使用神经监测，建议在尝试进行减压之前记录基线信号。
- 在尝试进行减压之前，请优化目标 MAP（平均动脉压）。
- 我们还建议在减压过程中提供实时透视，以便获得即时反馈。
- 如果不打算使用 Caspar 针牵开复位技术，请将撑开螺钉垂直放置于理想位置，以便在颈椎复位后，可以在进一步手术时根据需要使用它们撑开椎间隙。
- 椎间盘切除术和 Caspar 牵开器[4]（图 31–5）。
  - 如果计划将 ACDF 作为治疗的一部分并且可以使用 Caspar 牵开器系统，则此方法可能会很

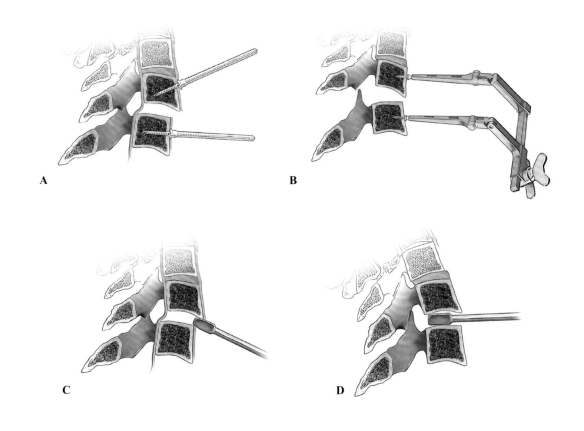

A

B

C

D

▲ 图 31-5　椎间盘切除术和 Caspar 牵开器

有用。

➤ 先通过前路入路在相应的脱位节段行椎间盘切除术。

➤ 接下来，如图 31-5 所示，将 Caspar 牵开器以会聚的方式放置。

➤ 然后将 Caspar 牵开器轻轻地撑开，以使两个椎体水平弯曲（图 31-5）。

➤ 再通过手动施压或借助其他器械帮助施加背向力从而复位头端椎体。

➤ 该技术的一个变化是将撑开钉放置在轴向平面的轴外，并在应用与前面相同的操作时将其旋转成一条直线。

　　■ 当尝试进行单侧小关节脱位的复位手术时，这可能更有效。

➤ 注意 Caspar 牵开器的角度；如果在尝试复位之后自初始位置发生了变化，则可能表明已成功复位。

➤ 一旦复位成功，就按计划继续进行 ACDF。

● 椎间盘切除术和椎板扩张器或其他自动撑开器 [5]（图 31-6）。

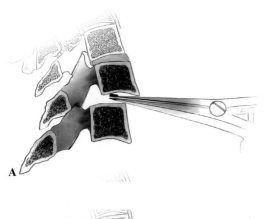

◀ 图 31-6　椎间盘切除术和椎板扩张器或其他自动撑开器
经许可转载，引自 de Oliveira JC. Anterior reduction of interlocking facets in the lower cervical spine. *Spine*.1979;4:195-202

A

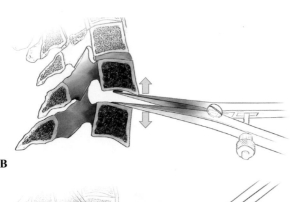

B

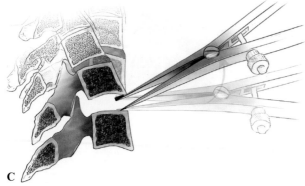

C

➢ 首先通过前路在相应的脱位节段进行椎间盘切除术。

➢ 将椎板扩张器或类似的自动撑开装置放置在椎间，然后施加张力。

➢ 一旦产生足够的张力，就向头端椎体施加背向力。

➢ 确认复位后，按计划继续进行 ACDF。

● 椎间盘切除术和椎体间移植物撑开[6]。

➢ 一旦进行了椎间盘切除术，可以使用大号的椎间移植物来撑开椎间隙，以利于减压。

➢ 通常，使用 10mm 大小的间隔器可以使错位复位，但有时需要 12mm 的间隔器。

■ 这样做的关键是将移植物轻轻地击打到椎体的后部。这提供了椎间盘的平行张力，而不是简单地产生脊柱前凸。

➢ 我们更喜欢使用 Gardner–Wells 夹钳来提供柔和的牵引；但是，如果没有此夹钳，Caspar 牵开器也可以使用。

● 外伤性硬脊膜破裂。

➢ 第一个建议是尝试使用脂肪组织，肌肉或硬脊膜密封剂将其密封。

■ 重要的一点是，如果确定存在外伤性硬膜破裂，请确保不要用融合器或移植物等过度撑开椎间隙。

➢ 如果发现持续性渗漏，还可以在椎间植入物或器械上预先施加硬脑膜密封剂。

➢ 如果仍然持续存在渗漏，我们建议放置腰大池引流管。

➢ 术后治疗方案各不相同，一些医生更喜欢将患者的床头保持平直 24h，而不是将床头抬高 30° 24h。

十一、后路复位方法

● 我们提出了多种复位方法。我们建议先使用布巾钳方法，如果失败，请继续使用其他两种方法。

　　要点

● 受伤的程度往往可以通过明显的分级和（或）血肿的存在来识别。

● 必须注意不要使用布巾钳过度牵拉，以防止医源性损伤。

● 如果使用神经监测，建议在尝试进行复位之前记录基线信号。

● 在尝试进行复位之前，请优化 MAP（平均动脉压）。

● 布巾钳夹住棘突并直接牵拉复位（图 31–7）。

➢ 进行初步显露并确定脱位的节段。

➢ 清除节段上下所有残留的软组织或韧带附着物。

➢ 在棘突上固定夹子（如果棘突骨折，或者如果不能安全地抓住椎板表面骨质，这种方法是无效的）。

➢ 布巾钳用于牵开相邻节段并复位关节面（图 31–7）。

■ 在单侧错位的情况下，可以施加旋转力以帮助复位。

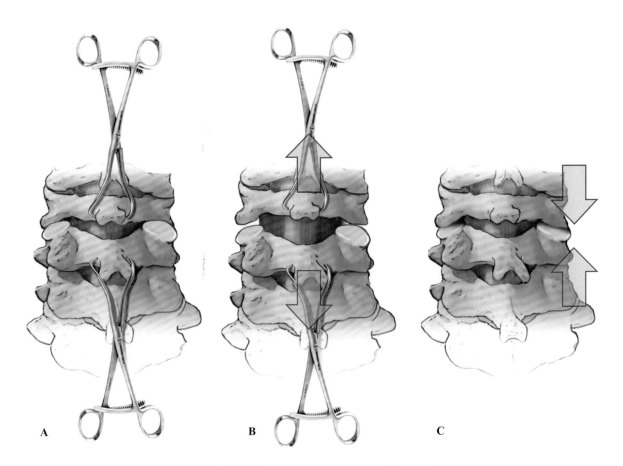

▲ 图 31-7　布巾钳将棘突夹住并直接牵拉复位

- 有角度的刮匙可撬拨复位小关节。
  - ➢ 将刮匙移至脱位的上关节突（SAP）上方，然后在下关节突下将其钩住。
  - ➢ 当撬开 SAP 时，它将分离复位。
    - ■ 椎板撑开器可用于棘突间，以帮助复位。
  - ➢ 在双侧脱位的情况下，建议同时放置两把带角度的刮匙撬拨。
- SAP 关节面切除术（图 31-8）。
  - ➢ 为了保留尽可能多的保留骨质以保证复位后的稳定性，不推荐一开始就试图通过切除骨质以促进复位的方法。
  - ➢ 但是，如果上述复位方法失败，则可以使用最安全的复位方法。
  - ➢ 这种切除骨质复位的方法不需要撑开就可以复位。
  - ➢ 在脱位的水平上进行椎板切除或椎间孔切开术。
  - ➢ 然后将 Woodson 神经剥离子放在上关节突下方，以保护腹侧。
  - ➢ 可用磨钻或者 Kerrison 椎板咬骨钳来切除上关节突。
  - ➢ 一旦进行了双侧小关节切除手术，颈椎就应该能够轻松复位。

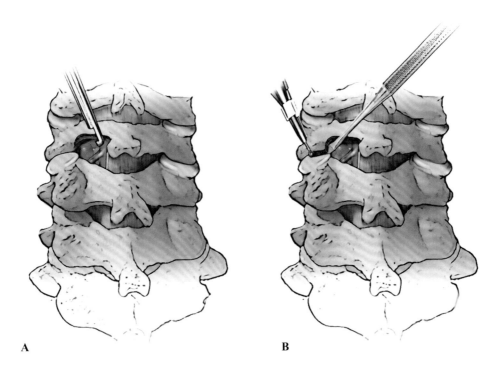

▲ 图 31-8 A 和 B. 使用 Gardner-Wells 钳牵引复位前后对比图像。图 B 显示了令人满意的复位

十二、联合复位方法

- 尽管外科医生倾向于经前路进行复位，但在某些临床情况下，前路复位方法可能会失败，并且可能需要采用联合方法在前路复位后进行后路复位。
- 如果尝试执行前路复位方法，但关节仍未复位，行椎间盘切除术并放置椎间植入物。
- 我们喜欢在前路放置 1 块钢板，并仅用 2 枚螺钉将其固定到头端椎体上。
  - ➢ 这钢板有助于防止椎间植入物移位，同时又不妨碍后路复位。
  - ➢ 如果在复位过程中担心移植物移位，则可以考虑在后路手术完成之前不在前路放置移植物。然后，可以重新打开前路伤口，植入结构性移植物，可行或不行内固定。
- 闭合前路伤口，并将患者置于俯卧位置行后路手术。
  - ➢ 后路复位方法可直接显露脱位部位，并可提供更直接的复位方法。

十三、内固定技术

- 参见颈椎前路椎间盘切除术和融合术或颈椎后路融合术的相关章节。

十四、缝合切口技术

- 参见颈椎前路椎间盘切除术和融合术或颈椎后路融合术的相关章节。

十五、术后问题

- 参见颈椎前路椎间盘切除术和融合术或颈椎后路融合术的相关章节。

- 对于使用牵开器超过 3h 的患者，在拔管前和（或）让患者插管直至气道肿胀减轻之前，应考虑进行袖带泄漏测试。

- 手术后立即将床头摇至 45° 或更大角度。

- 床头配备 Yankauer 吸引管。

- 硬质颈托固定至少 6 周。

  ➢ 在前后路联合固定融合的情况下，硬质颈托固定并非必需。

- 急性 SCI（脊髓损伤）后，5 天 MAP（平均动脉压）目标应大于 80mmHg。

病例说明（续，图 31-9）

患者使用 Gardner-Wells 钳在床旁进行了成功的闭合复位。然后，考虑到受伤的性质和对不稳定的担忧，将患者带回手术室进行两阶段手术，首先是 $C_{4\sim5}$ ACDF 和随后的 $C_{4\sim5}$ PSF。

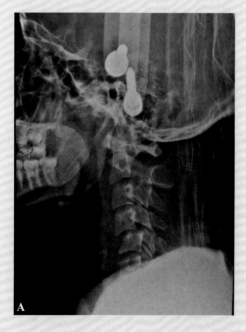 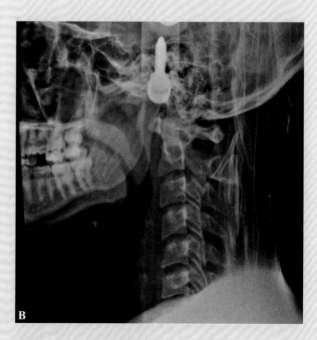

▲ 图 31-19　满意的术前复位和术后固定

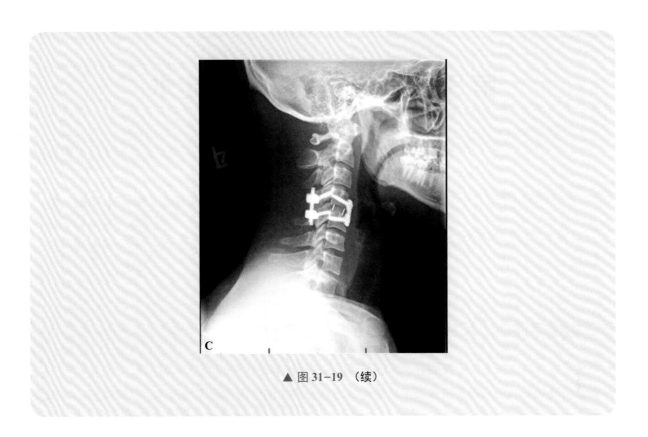

▲ 图 31-19 （续）

推 荐 阅 读

[1] Dvorak MF, Fisher CG, Aarabi B, et al. Clinical outcomes of 90 isolated unilateral facet fractures, subluxations, and dislocations treated surgically and nonoperatively. *Spine.* 2007;32:3007-3013.

[2] Allen BL Jr, Ferguson RL, Lehmann TR, et al. A mechanistic classification of closed, indirect fractures and dislocations of the lower cervical spine. *Spine.* 1982;7:1-27.

[3] Eismont FJ, Arena MJ, Green BA. Extrusion of an intervertebral disc associated with traumatic subluxation or dislocation of cervical facets. Case report. *J Bone Joint Surg Am.* 1991;73:1555-1560.

[4] Ordonez BJ, Benzel EC, Naderi S, et al. Cervical facet dislocation: techniques for ventral reduction and stabilization. *Neurosurg.* 2000;92:18-23.

[5] de Oliveira JC. Anterior reduction of interlocking facets in the lower cervical spine. *Spine.* 1979;4:195-202.

[6] Du W, Wang C, Tan J, et al. Management of subaxial cervical facet dislocation through anterior approach monitored by spinal cord evoked potential. *Spine.* 2014;39:48-52.

第 32 章　齿状突螺钉固定术
Odontoid Screw Fixation

Christopher T. Martin　Keith W. Michael　John M. Rhee　**著**

赵伟华　徐　韬　**译**

马向阳　**校**

一、影像学评估：X 线片、CT、MRI 的关注点

- 颈椎正位、侧位和张口位 X 线片及寰枢椎薄层 CT 扫描都是标准的术前影像检查。

- 短颈、桶状胸、后凸畸形或颈部无法后伸的患者会因为胸壁阻挡而无法置入齿状突螺钉。术前要对患者进行临床评估和 CT 扫描评估，预先画出置钉的方向和手术器械需要摆放的位置，并确认胸壁不会阻挡（图 32-1）。

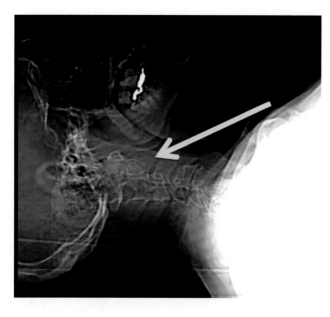

◀ **图 32-1　CT 定位图像**
如果患者处于这种体位，那齿状突螺钉的轨迹及手术操作所需的器械将会紧贴胸骨（黄箭）。在骨折位置可以保持理想复位的情况下，手术时患者颈椎应尽量后伸，这样就可以更好地避开胸骨增加手术操作的空间

- 对于骨量严重减少或骨质疏松的患者，我们更推荐采用后路 $C_{1\sim2}$ 融合术，而不是齿状突螺钉固定术。

- 从后上向前下延伸的骨折类型（图 32-2A）是齿状突螺钉固定的相对禁忌证，因为置钉方向几乎与骨折线的方向平行，或者斜着穿过骨折线，均不利于螺钉的加压固定。而从后下向前上延伸的

骨折类型（图 32-2B）更适合接受齿状螺钉固定，因为螺钉会相对垂直地穿过骨折线并能进行加压。

● 齿状突尖端向后移位的骨折复位时需要颈部相对屈曲位，这可能会阻碍螺钉的置入。

● 慢性骨不连通过齿状突螺钉固定也很难达到愈合，更好的方法是采取 $C_{1\sim2}$ 关节融合术。

● 无法复位且合并椎管内压迫的骨折是相对禁忌证。大多数急性骨折可以通过牵引和术中手法复位。然而，如果骨折不可复位，建议进行 $C_{1\sim2}$ 后路关节融合术。

● 任何计划行齿状突螺钉固定术的病例都需准备好改行后路 $C_{1\sim2}$ 融合术，以防出现骨折无法复位，无法获得清晰的术中透视图像，或者在骨折复位后的体位下无法实施置钉。

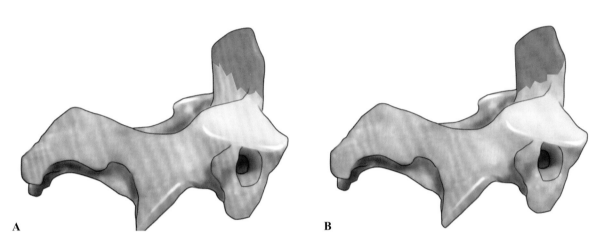

A   B

▲ 图 32-2　从前下向后上延伸的骨折类型（**A**）是齿状突螺钉固定的相对禁忌证，因为置钉方向几乎与骨折线的方向平行，或者斜着穿过骨折线，均不利于螺钉的加压固定。而从后下向前上延伸的骨折类型（**B**）更适合接受齿状螺钉固定，因为螺钉会相对垂直地穿过骨折线并能进行加压

二、特殊手术器械

● 颈椎自动牵开器。

● 克氏针和空心钻头 / 空心螺钉系统。

三、手术体位

● 患者仰卧在可透视的手术台上，双侧肩部垫高以最大限度后伸头部，有助于骨折复位及置钉。

● 双臂收拢并绑好，枕头放在膝盖下方，身体受压点放好衬垫。

● 10 lb 牵引力的 Gardner-Wells 颅骨牵引器可以用来维持头部稳定和辅助骨折复位。

● 双平面透视对于精准定位和螺钉置钉至关重要，张口状态下行前后位和侧位透视（图 32-3）。

● 非常重要的是，在确保体位满意、骨折复位良好和获得清晰的正侧位透视图像后，再切开皮肤进行手术。

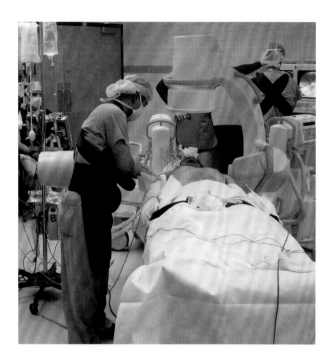

◀ 图 32-3　双平面透视对于准确的定位和螺钉的放置是至关重要的，张口状态下行前后位和侧位透视

- 术前先拍颈椎前后位片确保能充分显示齿状突（图 32-4A，红箭）。
- 术前预先将克氏针放在皮肤表面，行侧位片透视评估螺钉是否有空间置入（图 32-4B）。

四、麻醉和神经监测要点

- 如果骨折不稳定，特别是在颈椎后伸状态下不稳定时，可能需要清醒气管插管。

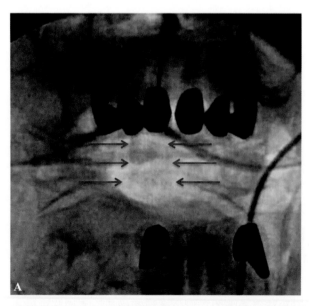
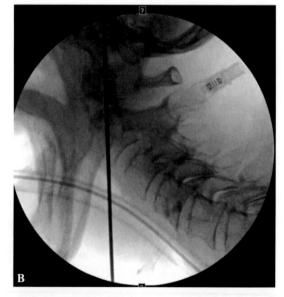

▲ 图 32-4　A. 术前先拍颈椎前后位片确保能充分显示齿状突（红箭）；B. 术前预先将克氏针放在皮肤表面，行侧位片透视评估螺钉是否有空间置入

- 一般来说，可视喉镜辅助插管可以让颈部保持中立。
- 应该插入咬合块以保持口唇张开，以便透视时可以看到齿状突。
  - ➢ 同样，在切开皮肤之前，要确保在张口位透视下可以清晰地看到齿状突，张口状态见图 32-3。

五、切口定位

- 如图 32-4B 所示，切口定位于外置的克氏针与皮肤表面交汇处。
  - ➢ 通常，该切口位置与标准的 Smith-Robinson $C_{4\sim5}/C_{5\sim6}$ 颈前入路的切口位置相似。
- 采取任何一侧入路均可，但对于惯用右手的外科医师来说，采取右侧入路显露可能更加容易。

六、入路和牵开器放置

- 采用标准的颈椎前入路，参见第 1 章的详细介绍。
- 自动牵开器放置于颈长肌下方对手术节段进行显露。
- 最好使用手持牵开器（克氏拉钩或阑尾拉钩）根据术中情况间歇性牵开食管。
  - ➢ 常用的工具还包括一个类似于叉子的可透射线的牵开器，它能够在齿状突上施加压力有助于齿突复位。
- 使用 Kitners 海绵钝性分离椎前筋膜至 C_2 椎体，并采用 X 线透视确认。

七、内固定 / 融合技术

- 前后位和侧位透视定位下将电刀的尖端置于 C_2 椎体前下缘的中点。
  - ➢ 使用电刀清理骨膜上的软组织，以确定钻孔的位置。
- 使用小号磨头开孔制备一个入针点（图 32-5）。

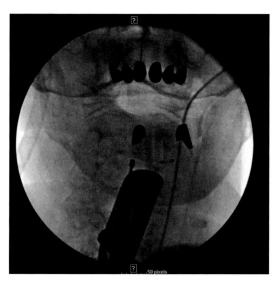

◀ 图 32-5 使用小号磨头开孔制备一个入针点

- 将 2mm 的导针安装在电钻上，放置在 C_2 椎体的中线上，沿着 C_2 椎体前下缘进入，同时通过 X 线透视确定克氏针的位置。
- X 线透视监视下将导针钻入齿状突尖端的皮质内（图 32-6A 和 B ）。
  - ➤ 重点是避免导针穿透齿状突尖端的皮质，所以当导针已经接近齿突尖端时应当停止钻入。
  - ➤ 用测深工具测量导针留在骨内的长度，或者重叠一根相同长度的导针根据测量两根导针的差值来确定空心钉的长度。在测量长度的基础上增加几毫米以获得双皮质螺钉固定，同时，应考虑到因骨折部位加压而引起的钉道长度短缩。

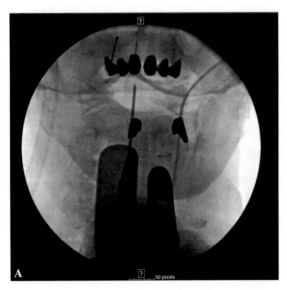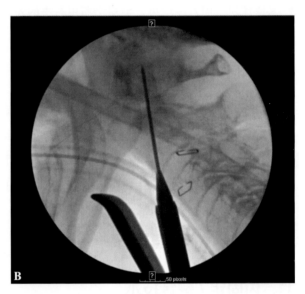

▲ 图 32-6　正侧位 X 线透视监视下将导针钻入齿状突尖端的皮质内

- 在导针穿过骨折线之前，如果骨折没有完全复位，使用可透射线的牵开器下压 C_2 椎体或通过调节头颅的位置使齿突骨折复位。
  - ➤ 然而，在通常情况下，应在导针钻入这一操作步骤之前就应当完成骨折复位。
- 侧位透视下将空心钻套在导针上。
  - ➤ 除了骨密度较好的年轻患者外，我们通常采用双层皮质固定。
    - ■ 一般情况下，齿突尖部与脑干之间有着足够的空间，允许空心螺钉穿透双层皮质后突出齿突尖部几毫米。
    - ■ 然而，在钻入螺钉的过程中，应当避免将导针推入硬脑膜和脑干。
  - ➤ 获得双皮质螺钉需要首先钻透齿突尖部近端的皮质。
  - ➤ 在钻透双层皮质之前，应将导针适当拉回，以避免导针向前突破皮质（图 32-7）。需要注意的是，当钻头即将穿破齿突尖部皮质的时，导针应在空心钻内稍微后退，从而避免导针的无意识前进。
- X 线透视下监测导针的位置，先移除空心电钻，再将空心丝攻套入导针攻丝。

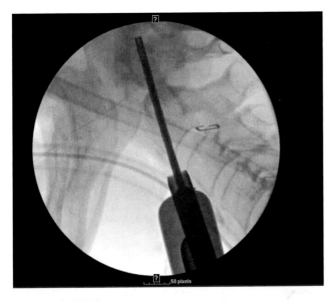

◀ 图 32-7 在穿透双层皮质之前，应将导针拉回，以避免导针向前突破皮质

- 选取合适长度的半螺纹空心螺钉套入导针拧入螺钉，在 X 线透视下监测导针的位置，且当螺钉穿过骨折端之后立即将导针取出。
- 在锁紧空心螺钉的时候，应当移除所有的牵引装置以便骨折端获得足够的加压力。
  ➤ 如果需要，可在头部施加轴向压力使骨折端进一步加压。
- 锁紧螺钉，直到钉尾顶到 C_2 椎体下缘靠近 $C_{2\sim3}$ 椎间盘的位置。注意，此时螺钉已穿破双层皮质（图 32-8）。
- 通过多方向的 X 线透视监测是螺钉获得最佳深度和位置的保证。
  ➤ 颈部动态 X 线透视可证实内固定的稳定性。

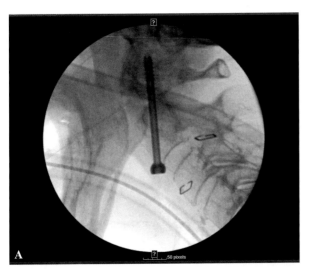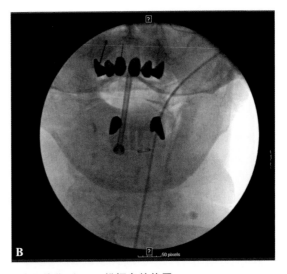

▲ 图 32-8 锁紧螺钉，直到钉尾顶到 C_2 椎体下缘靠近 $C_{2\sim3}$ 椎间盘的位置

注意，此时螺钉已穿破双层皮质

> ➤ 术后 6 个月随访的颈椎过伸过屈位 X 线片提示保留了 C$_{1\sim2}$ 矢状面的活动度，骨折无移位（图 32-9）。

> ➤ 矢状面 CT 扫描显示骨折已经完全愈合（图 32-9C）。

- 通常情况下，对于正常患者来说采用一枚螺钉固定已经足够。但对于严重骨质疏松的患者，我们建议采取后路 C$_{1\sim2}$ 固定融合。

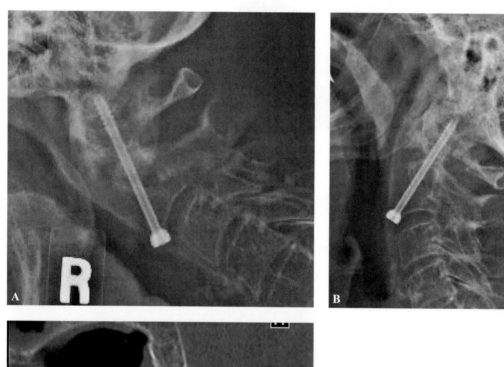

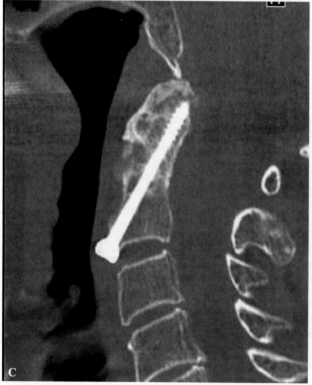

◀ 图 32-9　A 和 B. 术后 6 个月随访的颈椎过伸过屈位 X 线片提示保留了 C$_{1\sim2}$ 矢状面的活动度，骨折无移位；C. 矢状面 CT 扫描显示骨折已经完全愈合

八、切口闭合

- 彻底清洗切口，关闭切口前在咽后壁放置一根引流管，用可吸收线依次缝合颈阔肌、真皮层和皮肤。

九、术后注意事项

- 术后佩戴颈围 6～12 周，根据骨质情况、螺钉的稳定性和骨折的程度确定佩戴颈围的具体时间。
- 鼓励早期进行功能锻炼。

第 33 章 Hangman 骨折的手术治疗
Operative Treatment of Hangman's Fractures

Christopher T. Martin　Keith W. Michael　John M. Rhee　**著**

姚关锋　祝　勇　**译**

马晓生　**校**

一、影像学评估：X 线、MRI、CT 评估的关键因素

● 手术的指征取决于骨折的移位程度和骨折是否存在不稳。

● 仅有轻微成角或移位的骨折可予以颈托外固定 6～12 周。

● 移位超过 2～5mm 或成角的骨折常常需要 Halo 外固定架或手术干预。

● MRI 可用于评估颈椎间盘、韧带复合体损伤情况。对于骨折累及椎间盘、后纵韧带或者椎间盘断裂的患者往往提示颈椎存在严重不稳。

● CT 扫描用于仔细评估 $C_{1\sim3}$ 椎体后方骨性结构是否适合后路固定。如果后方骨性结构不适合后路固定，可以考虑前路 $C_{2\sim3}$ 椎间盘切除和融合术（ACDF）。

● $C_{2\sim3}$ ACDF 也适用于有外伤性椎间盘突出侵入椎管的情况。

● $C_{2\sim3}$ ACDF 对于通过被动牵引仍不能复位的情况是相对禁忌证。对于不能被动牵引复位患者后路切开直接复位固定是更好的选择。

● 所有不同的治疗方法都有其优缺点，应根据患者的具体实际情况选择，每种技术的优缺点见表 33-1。

表 33-1　Hangman 骨折治疗方法的优缺点

治疗方法	优　点	缺　点
颈托外固定	适用于非移位性骨折（＜ 2mm）且只有轻微成角者	不适用于存在不稳的损伤。患者必须严格佩戴颈托 6～12 周，密切定期复查 X 线片
Halo 架外固定	适用于非移位性骨折（＜ 2mm）或者骨折可以闭合复位者	患者必须严格佩戴 Halo 外固定架 6 周，密切定期复查 X 线片
$C_{2\sim3}$ ACDF	短节段固定，保留运动功能。入路相关并发症更少	比后路内固定更少的生物力学刚性。高位入路有吞咽困难的可能。关节突受累的移位性骨折更难复位
$C_{1\sim3}$ PSF	刚性较强，张力带远离旋转轴。适用于多节段的骨折，或者骨折和不稳及关节突关节需要直接复位者	$C_{1\sim2}$ 旋转运动的丢失。$C_{1\sim2}$ 关节应尽可能保留
$C_{2\sim3}$ PSF 或 C_2 椎弓根拉力螺钉	适用于 C_2 骨折可以用螺钉固定或 C_2 骨折类型和解剖允许椎弓根螺钉固定	技术要求高，不是所有骨折类型适合螺钉的置入

ACDF. 颈椎前路椎间盘切除融合术；PSF. 椎弓根螺钉固定术

二、病例1：$C_{1\sim2}$椎弓根螺钉固定

- 患者男性，54岁，因骑摩托车碰撞导致颈痛就诊。CT结果显示，Ⅱ型齿状突骨折合并双侧C_2峡部骨折（图33-1）。无神经功能障碍。
- 矢状位MRI示双侧$C_{1\sim2}$关节突关节囊破裂信号（图33-2）。
- 入院后初次X线片显示骨折轻微移位（图33-3）。患者拒绝手术，予以佩戴硬质颈托外固定治疗。
- 出院1周后门诊复查示齿状突骨折明显向前移位，需要手术治疗（图33-4）。
- 由于患者的损伤累及齿状突和C_2峡部，内固定系统选择需考虑同时固定整个损伤区域，于是我们采用$C_{1\sim3}$椎弓根螺钉内固定术（PSF）。

（一）手术体位

- 俯卧位，头颅用Mayfield头架牵引固定，参见后路颈椎融合术相关章节。
- 在翻转患者时应格外小心，翻转同时应保持温和的轴向牵引。头颅应置于同骨折复位时相同位置（如该患者应置于轻微后伸位）。
- 体位摆好后，X线透视确认骨折复位情况和颈椎整体序列情况（图33-5）。如复位不理想，在X线透视监测下可进一步手法复位。

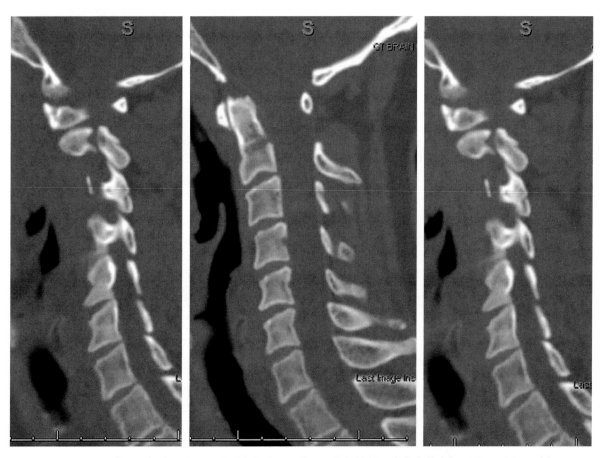

▲ 图33-1　患者颈椎旁正中和正中的矢状位CT片示，骨折线位于齿状突基底部且累及双侧C_2峡部

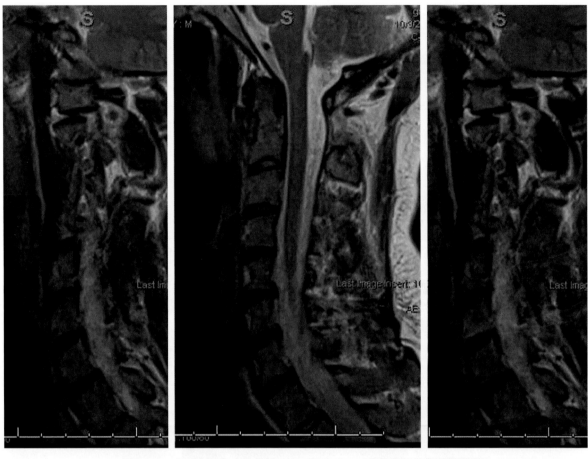

▲ 图 33-2　旁正中和正中矢状位 **MRI** 片示，$C_{1\sim2}$ 关节突关节囊破裂信号

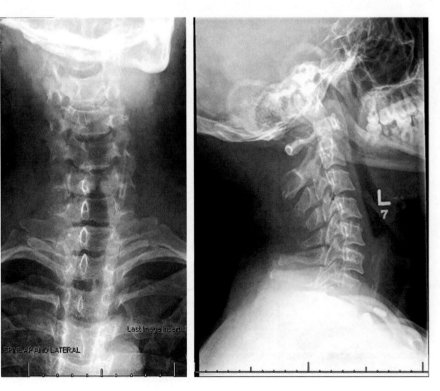

◀ 图 33-3　患者佩戴颈托外固定后首次站立位 **X** 线片显示，骨折轻微移位

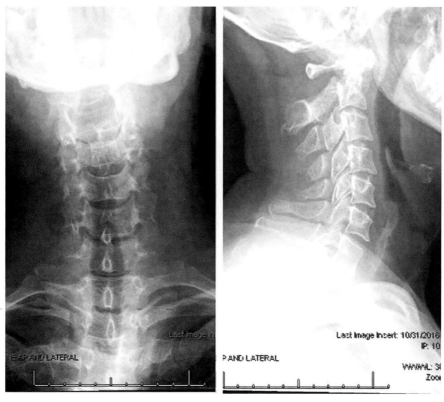

▲ 图 33-4 摩托车事故伤 1 周后，患者门诊复查显示齿状突骨折明显向前移位

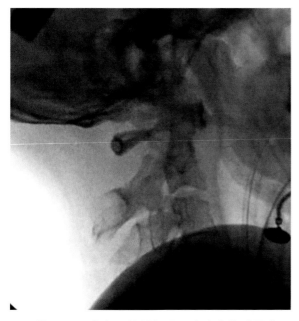

▲ 图 33-5 术中 X 线透视显示当患者俯卧固定于 Mayfield 头架颈椎侧位像

➤ 椎管通常因峡部骨折而扩大，因此在这种情况下，脊髓损伤的可能性较其他类型的骨折更低。

➤ 只有当 $C_{2\sim3}$ 椎间盘损伤导致不稳或者存在明显椎间盘突出时，才可能出现脊髓损伤加重的风险。

（二）麻醉 / 神经监测注意事项

● 在骨折不稳的病例中，我们会在体位摆放前获得一组基线的运动诱发电位（MEP）和体感诱发电位（SSEP），并与摆放后的电位进行比较，以确定摆放体位过程中没有造成神经系统损伤。

（三）复位技术

● 此时，如果仍残留移位，可以尝试应用切开复位操作（图 33-6）。

- 当切开显露后，可以在直视骨折对位的情况下再次调整 Mayfield 头架来获得复位。
- 如果仍存在移位情况，也可以通过直接操控棘突的方式获得复位。通常将 C_2 棘突向前推压，闭合 C_2 峡部骨折间隙。
- 或者利用钻头或攻丝置入背侧骨块，操控骨折块使其更好复位。

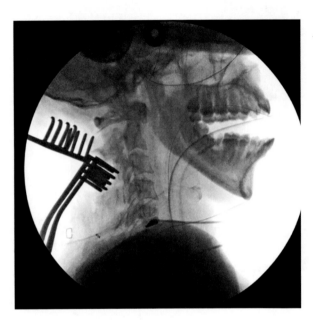

◀ 图 33-6　显露完成后，放置牵开器

（四）内固定 / 融合技术

- 分别置入 C_1 侧块螺钉（图 33-7），C_2 峡部螺钉（图 33-8），加上 C_3 侧块螺钉（图 33-9），按照前几章描述的标准方式放置。有时，C_2 峡部螺钉可能因骨折处骨缺损明显而无法置入，这时我们将选择置入短的 C_2 螺钉，使螺钉的长度不超过骨折线。
- 当置入 C_3 侧块螺钉时，由于软组织的阻挡，常常导致置钉时术者操作偏头倾，导致钉道往往呈水平位。为了减小这种风险，可以使用 Penfield 神经剥离子置入 $C_{2\sim3}$ 关节突内来指引钉道的角度。最好是轻微尾倾多一些，因为多数情况下导致尾倾太多的结果是非常少见的，更常见的情形是操作头倾太多，导致螺钉穿透 $C_{3\sim4}$ 关节的风险。

（五）植骨

- 如果保留 C_1 和 C_2 椎板，取自体三皮质髂嵴植骨，将植骨块修剪成 H 形，成桥状植于 C_1 和 C_2 之间（参见后路 C_1 和 C_2 融合的相关章节）。
- 峡部骨折需刮匙锉刮并植骨。

（六）术后处理的注意事项

- 应告知患者 C_1 和 C_2 融合将会导致颈椎活动的丧失。

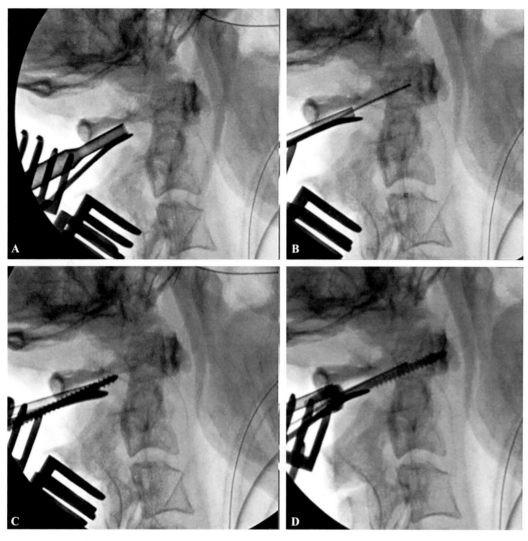

▲ 图 33-7 C_1 侧块螺钉置入的步骤，包括钻孔预置钉道（**A**）、圆头探针探查钉道（**B**）、钉道攻丝（**C**）、置入螺钉（**D**）

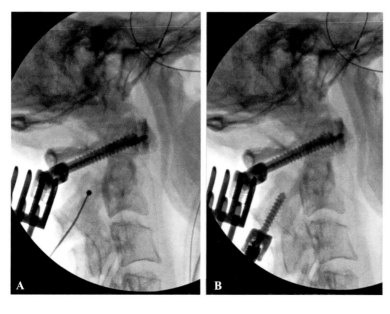

◀ 图 33-8 术中透视显示 C_2 峡部置钉，包括探查钉道（**A**）、置入螺钉（**B**）

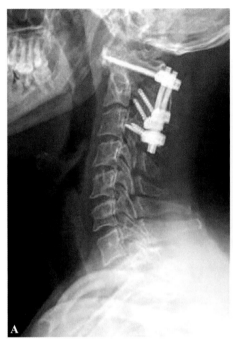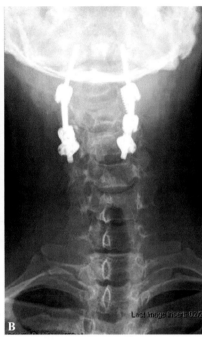

◀ 图 33-9　术后站立位 X
线片显示 C$_{1\sim3}$ 内固定情况
A. 侧位；B. 正位

三、病例 2：C$_{2\sim3}$ 前路颈椎间盘切除融合术

- 患者男性，48 岁，车祸后出现颈部疼痛。其 CT 扫描矢状位显示在 C$_2$ 双侧峡部骨折（图 33-10）。随后的 MRI 显示 C$_{2\sim3}$ 椎间盘 T$_2$ 高信号，与椎间盘损伤有关（图 33-10B）。
- 站立位侧位 X 线片示 C$_{2\sim3}$ 半脱位，建议手术治疗（图 33-11）。
- 本例患者选择 C$_{2\sim3}$ ACDF，因为损伤累及单个椎体水平，无须复位后方结构。在这种情况下，另一种合理的选择可能是闭合复位后再加用 Halo 支具。然而，该患者不能接受佩戴 Halo 支具因而选择手术治疗。这种骨折不适合 C$_2$ 齿状突螺钉置入，因为腹侧碎片很小，难以获得足够的支撑。

（一）体位

- 仰卧位，参见前述对 ACDF 的介绍。
- 在不稳定骨折的情况下，将患者放置在配重 10 lb 的 Gardner-Wells 牵引架中以稳定头部并有助于骨折复位。
- 在准备手术前应进行透视，以验证复位和对齐是否充分。
- 如果仍残留移位，则应再次尝试被动复位。通常，骨折在脊柱后凸时向前移位。放置一个更大的胸部支撑将允许更大范围的颈椎过伸。也可以调整 Gardner-Wells 钳以便于拉伸，而不是单纯地纵向牵引。当牵引满意时，手术医生应仔细观察透视，以确认骨折块没有过度分离，因这可能会导致神经损伤。

（二）麻醉／神经监测注意事项

- 在上颈段入路中，应考虑经鼻气管插管，使下颌能更充分闭合，从而使下颌骨下方获得更大的间

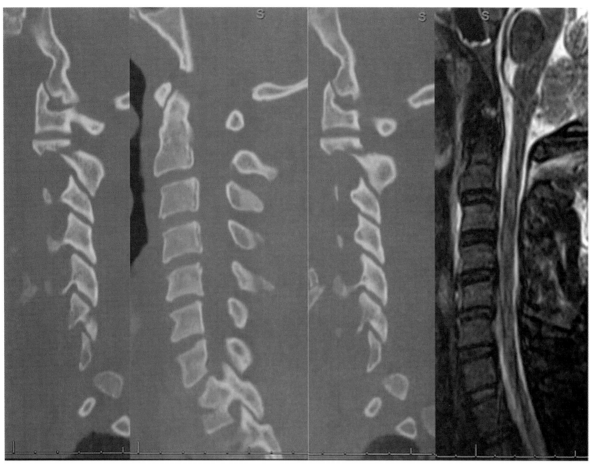

▲ 图 33-10 患者男性，48 岁，在机动车事故后出现颈部疼痛。其旁矢状位和正中矢状位 CT 切面和矢状位 T_2 MRI 切面图像显示，C_2 双侧峡部骨折；MRI 显示 $C_{2\sim3}$ 椎间盘 T_2 信号增强

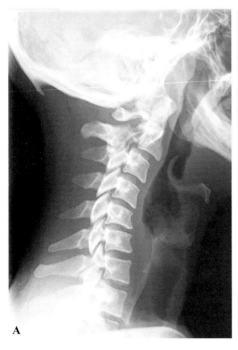

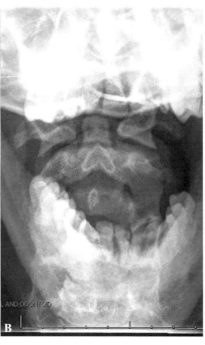

◀ 图 33-11 站立位颈椎侧位（A）和张口位（B）显示 $C_{2\sim3}$ 椎间明显移位

隙，更易到达 $C_{2\sim3}$ 椎间盘区域。

- 在治疗不稳定型颈椎骨折时，我们一般采用 MEP 和 SSEP 监测。

（三）切口位置

- 触诊标准体表标志。切口需要在下颌角以下 1cm 处，以便有足够的近端显露空间，切口长度通常为 3～4cm。使用不透射线标记和透视有助于定位切口（图 33-12A）。

（四）入路

- 如前几章所述，它与 ACDF 的标准入路有许多相似之处。因此，本文将重点介绍上颈椎入路的一些特征，读者可以参考前几章的内容来详细了解标准病例的解剖和技术。
- 由于多种原因，$C_{2\sim3}$ 入路比下颈椎显露更加困难。
- 下颌下腺和二腹肌位于视野的近端，应尽可能保留。
- 喉上神经大致在 C_3 或 C_4 水平穿过该区域，常与甲状腺上动脉伴行。必要时可以结扎动脉，但应保护神经。我们通常牵开而非结扎动脉和神经，以免无意中结扎神经。神经易受牵张损伤，可通过广泛松解筋膜，用最小的力进行显露，减少牵张损伤。如果神经在尾侧穿过该区域，则可能需要向下方牵拉。
- 舌下神经深入到下颌下腺和二腹肌，通常比 $C_{2\sim3}$ 椎间盘更向头部延伸。然而，可能会遇到它的下缘。通常不需要从头分离这条神经，也不需要牵动它，它可以向上回缩。
- 舌动脉通常与舌下神经相伴行，并可与舌下神经一起向上回缩。

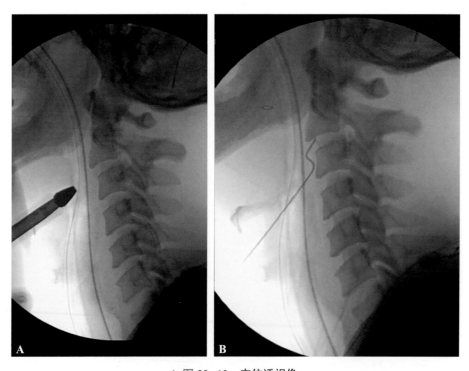

▲ 图 33-12　定位透视像
术前在皮肤上放置一个不透射线的标记物来辅助定位切口（A）。显露后，确认正确的节段（B）

（五）复位操作

- 为了闭合 C_2 峡部残余的间隙，可以向后方对 C_2 椎体手动施压。
- 如果脊柱后凸仍然存在，则 Caspar 针可以以内聚的方式放置。当使用撑开器时，针上的力会减小后凸程度。
- Caspar 针也可以用来轻轻控制 C_2 椎体，以获得额外的复位。
- 最后，可以在 $C_{2\sim3}$ 椎间盘区域放置一个 Cobb，必要时可利用杠杆原理使 C_2 椎体更加伸展。

（六）内固定 / 融合技术

- 确定椎间盘空间的大小，将大小合适的移植物轻轻敲入。值得注意的是，试模不会有太大的压力，因为后方结构通过骨折而分离，因此骨性碎片很可能移动。避免过度撑开是很重要的（图 33–13A）。
- 测量 4 孔颈椎前路锁定板尺寸，并按标准方式应用（图 33–13B 和图 33–14）。

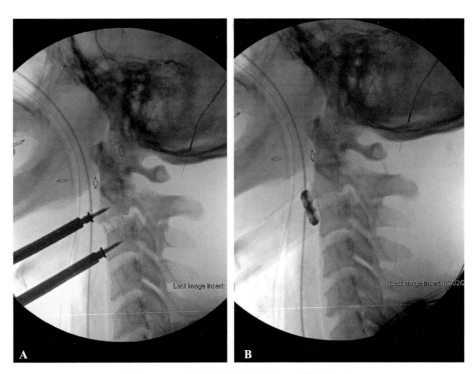

▲ 图33–13　术中透视显示植骨(A)和钛板大小(B)

> 因为 C_2 椎体前面是倾斜的，而不是平的（与通常的下颈椎椎体不同），所以如果不注意将其轮廓与椎体齐平，钢板的近端部分有突出的倾向。
>> ■ 另一种减小钛板近端突出的方法是，将 C_2 置钉钉道尽可能靠近椎间盘区域（不进入椎间盘）。

（七）术后注意事项

- 上颈椎前路手术吞咽困难的风险可能更高，术前应提醒患者注意这一风险（图 33–15）。

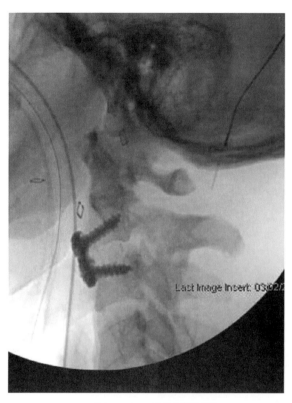

▲ 图 33-14　最终透视图像

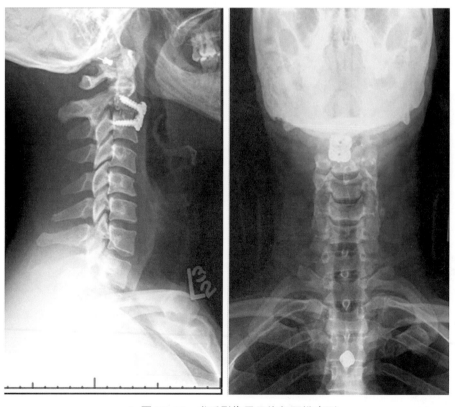

▲ 图 33-15　术后影像显示恢复颈椎序列

四、病例3：穿过骨折的 C_2 椎弓根拉力螺钉

- 患者女性，27岁，1年前因Hangman骨折在其他机构进行前后路融合手术，脊柱在 $C_{1\sim2}$ 和 $C_{2\sim3}$ 处出现骨不连，患者有严重的颈部疼痛（图 33-16）。

- C_2 未固定。C_1 的1枚螺钉断裂（图 33-17），C_3 的2枚螺钉松动，周围透光较大。矢状位CT切面显示，该骨折类型适合于 C_2 椎弓根拉力螺钉置入。

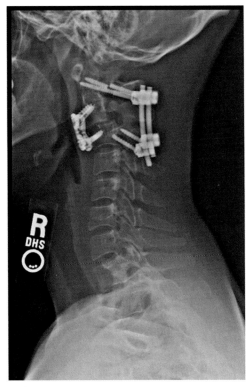

◀ 图 33-16　颈椎侧位 X 线片显示，颈椎前路 $C_{2\sim3}$ 前路椎间盘切除椎间融合、$C_{1\sim3}$ 椎弓根螺钉内固定术后，C_1 螺钉断裂，植入物位置不佳，脊柱序列不齐

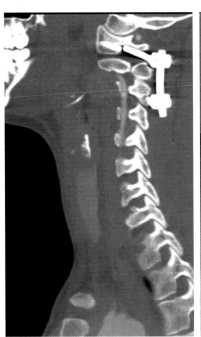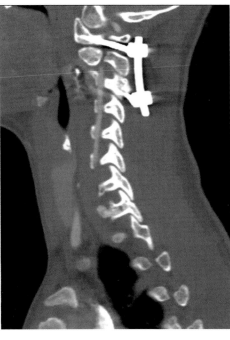

◀ 图 33-17　CTA 显示峡部双侧骨折

- 在透视下复位后，患者接受了后路翻修手术，并移除先前的植入物（图 33–18）。因为没有任何 C_1 和 C_2 的融合指征，所以 C_1 没有重新置钉。C_1 的断钉原位保留，因为取出它需要损伤 C_1 侧块。
- C_2 拉力螺钉本质上是一个 C_2 椎弓根螺钉。
  - ➢ 进钉点位于 C_2 椎板上缘与椎弓根内侧壁交点的外侧（图 33–19）。
    - ■ 椎弓根内侧壁通过 4 号 Penfield 剥离子或微型刮匙探测确定。

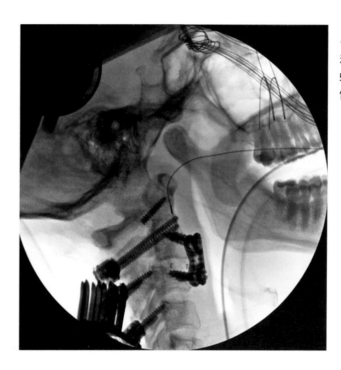

◀ 图 33–18　在取出之前的植入物和翻修内固定后，将双皮质 C_2 拉力螺钉穿过两侧的骨折碎片。由于 C_3 侧块已松动，固定延长至 C_4

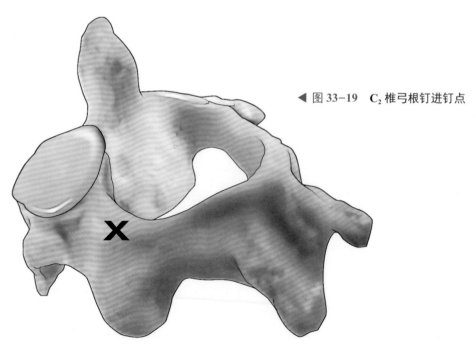

◀ 图 33–19　C_2 椎弓根钉进钉点

➢ 在进针点用开口器做一个小的导向孔。

➢ 在侧位透视下，使用 2.4mm 的钻在 C_2 椎弓根建立钉道，穿过骨折部位，将骨折线一分为二，两侧均穿出 C_2 椎体前方。

➢ 用更大的钻头（与螺钉直径相同）在背侧碎片上钻孔，以产生拉力效应。

➢ 用 2.4mm 的丝锥测量并攻丝，然后置入螺钉。

● 由于 C_3 侧块有较大的透光区，故将固定范围扩大至 C_4（图 33-20 和图 33-21）。

● 急性可复性骨折适合螺钉内固定，C_2 椎弓根拉力螺钉技术可单纯应用或作为后路融合的一部分。

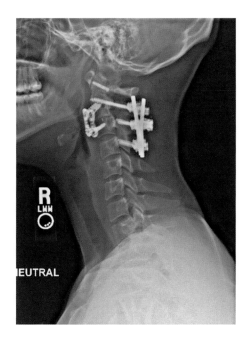

◀ 图 33-20　$C_{2\sim4}$ 椎弓根螺钉内固定术后侧位 X 线检查
患者术前的颈部疼痛在手术后基本消失

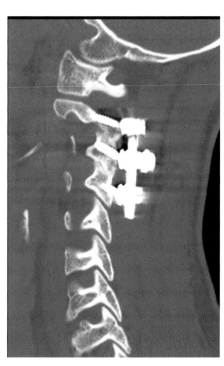
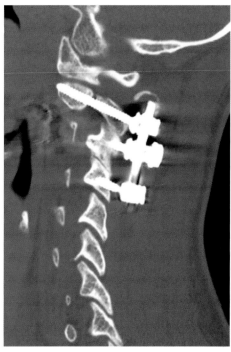

◀ 图 33-21　CT 扫描显示穿过峡部骨折的 C_2 拉力螺钉轨迹和位置

第 34 章　胸腰椎爆裂性骨折的手术治疗

Operative Treatment of Thoracolumbar Burst Fractures

John P. Kleimeyer　Ehsan Saadat　Keith W. Michael　**著**

周晓岗　任海龙　**译**

赵　宇　**校**

一、注意事项

- 治疗胸腰椎爆裂骨折的主要目的是减压和固定。
  - ➤ 直接和间接减压是治疗不完全性神经损伤或神经根损伤的必要手段。
  - ➤ 如果通过骨折复位可以达到充分的间接减压，可以采用非融合内固定治疗，并在二期取出内固定。
    - ■ 已经证实凸入椎管的骨块可以被再吸收。
  - ➤ 如果需要通过切除椎体完成减压，则需要行融合术。
- 对于单节段的减压和固定可以通过单一后路手术完成，这样可以减少手术时间、出血量和前路手术带来的创伤。
- 可以经前后联合入路切除椎体完成直接减压，并通过植入融合器或同种异体骨完成对前柱的复位和支撑。
  - ➤ 可以先经后路复位和固定完成间接减压，然后根据患者状况一期或二期行前路手术。
  - ➤ 如果椎管内有明显骨块压迫，通过后路复位存在神经损伤风险或者有非常明显的后凸畸形时，可以考虑先行前路减压和固定。
  - ➤ 如果后方韧带复合体结构完整，可以考虑单一前方入路手术。
- 经皮内固定系统可以完成复位、间接减压和固定，并减少切口相关并发症。
  - ➤ 手术适应证包括
    - ■ 不稳定的爆裂骨折。
    - ■ 保守治疗无效的稳定骨折。
    - ■ 后方韧带复合体损伤或后凸进展，同时不伴有严重椎管狭窄。
  - ➤ 术前没有非常可靠标准能预测间接减压是否充分，因此需要在术中实时评估。
- 将分别讨论后路、前后路和经皮手术方法。
- 每种方法的适应证都是相对的，需要具体分析（表 34-1）。

表 34-1　前路与后路手术方案选择

	前　路	后　路
优点	• 由于压迫通常在前方，可以完成直接减压 • 重建前柱高度 • 重建前柱形态 • 后路无须强化内固定	• 可以通过椎弓根螺钉同时完成间接减压、复位和固定 • 经皮固定可以减少切口相关并发症 • 如有必要，允许二期前路或外侧入路减压或辅助固定
缺点	• 切口大，并发症发生率高 • 骨科医生对入路不熟悉 • 可能发生开胸引起的疼痛、经腹或肺部并发症	• 完成直接减压困难，尤其在胸椎 • 缺乏前柱的支撑，后方的复位效果是有限的

二、影像学评估

- 胸腰椎爆裂骨折必须行 CT 检查以判断以下情况。
  - ➢ 合并伤。
  - ➢ 骨折的粉碎程度。
  - ➢ 后方结构是否破坏。
  - ➢ 有无骨块突入椎管。
  - ➢ 完成充分间接减压的可行性。
- 站立位胸片用于评估以下情况。
  - ➢ 负重情况下局部后凸和脊柱整体力线。
  - ➢ 大致骨密度情况：严重的骨质疏松能在标准 X 线检查中发现，也可以通过 CT 来评估。
- MRI 用于评估以下情况。
  - ➢ 神经受压的部位和程度。
  - ➢ 有无硬膜外血肿或硬脑膜破裂后造成假性膨出。
  - ➢ 后纵韧带或后方韧带复合体有无损伤。
- 单纯椎板骨折不会造成张力带损伤。
- 实施内固定前必须评估椎弓根解剖结构。
- 评估节段血管情况，尤其是要尝试行椎体切除术时。

三、单纯后入路手术治疗胸腰椎爆裂骨折

患者女性，50 岁，遭遇摩托车车祸后出现背部疼痛、下肢乏力、感觉减退和排便困难（图 34-1 至图 34-3）。

（一）特殊器械

- 合适的撑开系统。
- 反向的刮匙和骨杵。

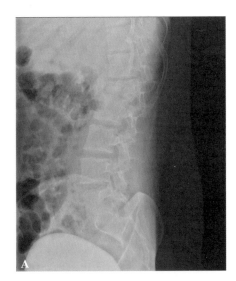
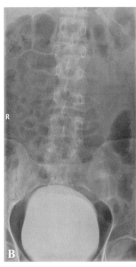

◀ 图 34-1　正侧位 X 线片显示 L₁ 爆裂骨折累及前中柱，椎体高度丢失。椎弓根间距增加，局部后凸。椎体后半部结构紊乱，提示骨块突入椎管

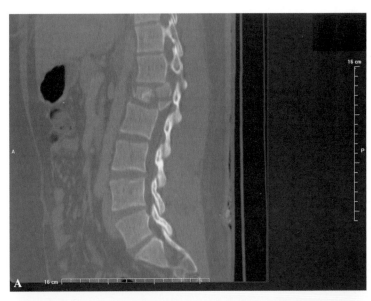

◀ 图 34-2　术前重建 CT 证实 L₁ 爆裂骨折，骨块压入椎管并有一大块骨块翻转。局部后凸，椎体高度丢失，椎体粉碎。评估合并损伤、后方结构完整性、椎弓根解剖，从而判断间接减压的可行性

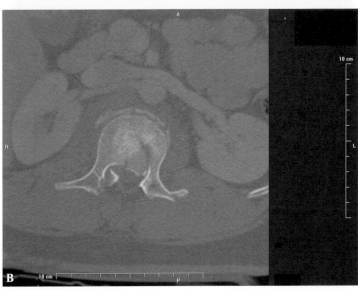

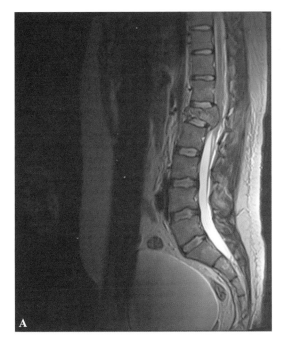
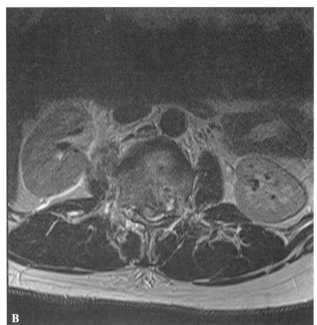
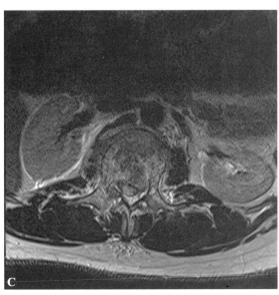

◀ 图 34-3 术前 MRI 进一步显示 L_1 爆裂骨折造成严重椎管狭窄压迫马尾，没有硬膜外血肿，后方结构完整。评估肌肉和血管结构

- Kerrison 钳和 Leksell 钳。
- 可以组装多轴单平面螺钉的后路内固定系统。
- 撑开和复位装置。
- 棒和横连接。

（二）手术体位

- 将患者小心地取俯卧位，置于 Jackson 脊柱手术床。
- 利用胸髂枕将髋关节固定于过伸位，放置正确体位有利于重建前凸和复位。

- 反向的 Trendelenburg 体位可以减少创伤部位的出血。

（三）麻醉和神经监护

- 在静脉全麻下使用体感诱发电位（SSEP）和经颅运动诱发电位（TcMEP），可以识别延长麻醉造成的最低程度信号恶化，从而监护脊髓功能。
- 如果体检和影像学检查发现并发颈椎损伤，插管应非常谨慎，避免颈部过伸。
- 在一些多发伤患者中，氨甲环酸可用于减少失血量和改善预后。

（四）切口定位

- 由于局部组织水肿和外伤造成解剖结构破坏，可能使体表定位不清，需要进行术前定位。
- 建议在手术部位放置针（如本书其他地方所述）并扩大范围行透视定位。骨折的椎骨可以作为标记。鉴于胸椎有骨结构重叠，可以用前后位或侧位透视进行定位。

（五）切口和撑开器放置

- 如本书其他章节描写，行标准后正中切口。

（六）减压和器械相关技术

- 完成后方切口后，植入椎弓根螺钉。如果不进行融合，保护好小关节囊。
  - ➢ 胸椎由于本身活动度不大，可以考虑多节段的内固定。
  - ➢ 固定钉可以增加复位的力度。
    - ■ 复位是在垂直于棒的平面进行的，所以螺钉的位置非常重要。
    - ■ 在骨质疏松的患者进行复位时螺钉可能被拔出。
  - ➢ 如果椎弓根结构是完整的，在骨折椎椎弓根植入螺钉可提高生物力学力度。
    - ■ 椎弓根螺钉长度应以不进入骨折碎块为宜，这样骨折块可以在椎弓根前方得到固定和愈合。
    - ■ 如果必要，仍旧可以进行前方重建。
    - ■ 保留足够螺钉头部结构，以便利用棒进行进一步的复位和间接减压。
  - ➢ 在腰椎可以使用 Schanz 钉进行骨折复位并重建前凸。
    - ■ C 形转换头旋至棒上。
    - ■ 钉限制多节段稳定。
- 通过撑开对骨折块进行初始复位，从而有利于在后外侧直接减压。同时应避免过度撑开造成医源性后凸。
- 在减压对侧置棒并固定。
  - ➢ 在 $T_{1\sim10}$ 节段将棒预弯成后凸，$T_{11}\sim L_2$ 水平放置直棒，腰椎置棒预弯成前凸。
  - ➢ 可以将同侧的棒去除以便于显露和减压。
  - ➢ 棒的长度要预留撑开的长度。

- 去除棘突、椎板、小关节和关节突峡部。
- 显露和分离椎弓根，用磨钻扩大椎弓根直至进入椎体。
- 用反向刮匙将松质骨压入椎体，形成一个凹陷的袋状空腔，以便于将突入椎管的皮质骨碎片进行复位。
- 凹陷空隙制成后用一个长足打压器将突入椎管的骨块碎片敲入，从而清除椎管内压迫。
  - ➢ 碎片通常位于椎间盘和上终板连接处。
  - ➢ 连接骨折块的纤维环和插入的椎间盘组织可能阻止骨块复位，切除部分椎间盘和附着的骨折碎片可以帮助完成充分减压。
- 垂直方向的椎板骨折可能造成硬膜破裂，可能需要修补。
- 完成充分的减压后在同侧安装连接棒并锁紧。
- 在靠近骨折部位安装横连可以增加抗旋转强度。
- 如果有指征，可以放置不同类型的植骨材料（见本书其他章节所述）进行后外侧植骨融合。
  - ➢ 也可以通过经椎弓根在椎体内植骨。
- 在关闭切口前，行 X 线透视正侧位确认复位效果、植入物位置和冠状位、矢状位力线（图 34-4）。

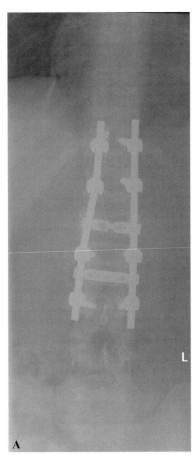 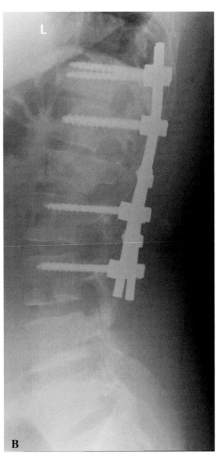

▲ 图 34-4　正侧位 X 线证实 T₁₁～L₃ 骨折行多节段固定后复位、减压和内固定的效果。棒的外形显示了跨胸腰椎连接处的良好矢状位和冠状位力线。在靠近骨折部位安装横连以提高抗旋转强度

（七）关闭切口技术

- 在深筋膜下放置伤口引流管，可以考虑局部使用抗生素。
- 常规关闭切口。

（八）术后处理

- 术后立刻进行详细的神经系统功能检查，尤其注意与术前对比，是否出现肌力下降和放射痛。
- 如果在失稳的节段完成开放减压且没有进行确切融合，不能在二期取出内固定。
- 固定后常使用外固定支具，但不是必需的。

四、前后路联合手术治疗胸腰椎爆裂骨折

患者，35岁，高坠伤造成后背疼痛、不能行走、会阴部麻木和排便障碍。

（一）特殊器械

- 撑开器。
- Doyen 肋骨锉。
- 肋骨剥离子和剪。
- 刮匙、骨杵和 Kerrison 咬骨钳。
- 固定或可扩张的人工椎体或结构性植骨块。
- 可选的前路内固定（图 34-5 和图 34-6）。

（二）手术体位

- 与胸椎椎体切除术相同，需将患者在常规手术床上放置为侧卧位。
  - ➤ 右侧或左侧卧位取决于骨折情况和血管神经解剖。

（三）麻醉和神经电生理监护

- 在静脉全麻下用 SSEP 和 TcMEP 可以识别延长麻醉造成的最小信号恶化，从而监护脊髓功能。
- 如果体检和影像学检查发现并发颈椎损伤，插管应非常谨慎，避免颈部过伸。
- 在胸椎爆裂性骨折中，与麻醉协调。如有必要，术中进行单肺通气，术后放置胸管。
- 对于一些多发伤患者，可以使用氨甲环酸减少失血量，改善预后。

（四）切口定位

- 可通过平片或术中透视进行定位。骨折椎可以用来定位。鉴于胸椎有骨结构重叠，可以用前后位或侧位透视进行定位。

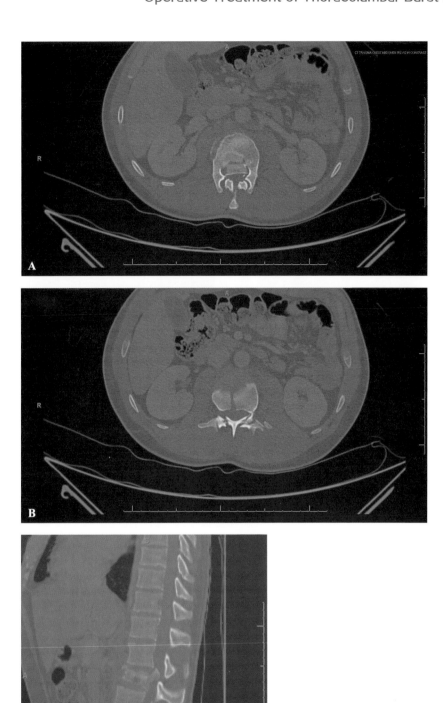

▲ 图 34-5　术前 CT 发现 L_2 爆裂骨折造成椎体高度丢失、局部后凸形成，垂直椎板的骨折。骨折块造成严重椎管狭窄。评估后方结构和椎弓根完整性和间接性减压的可行性

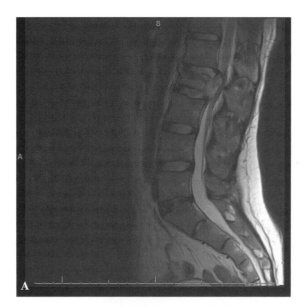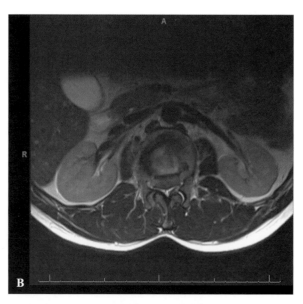

▲ 图 34-6　术前 **MRI** 再次证实 **L**₂ 爆裂骨折伴严重椎管狭窄，骨折块对马尾明显压迫。后方韧带复合体完整，可以评估局部软组织和血管情况

（五）切口和撑开器放置

● 参见前路胸椎切除术相关章节。

（六）减压和器械相关技术

● 通过切口显露骨折椎椎体及至少 1/2 的上下相邻椎体（图 34-7A）。

● 切除头尾侧椎间盘为进一步融合做准备，要注意椎体的深度和与硬膜的距离（图 34-7B）。

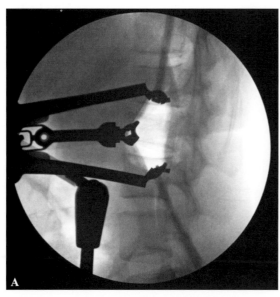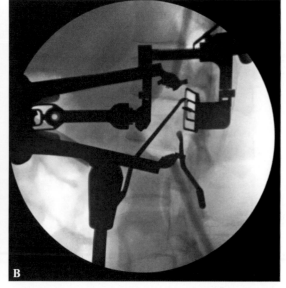

▲ 图 34-7　通过侧位和前后位透视确认撑开器位置，显露骨折椎体后缘及头尾侧部分椎体。从椎间盘和椎间孔水平开始切除部分椎体，利用椎弓根确认椎管位置。完成椎体切除和充分减压后，植入一个可撑开的融合器完成复位和固定。后方植入椎弓根螺钉系统固定

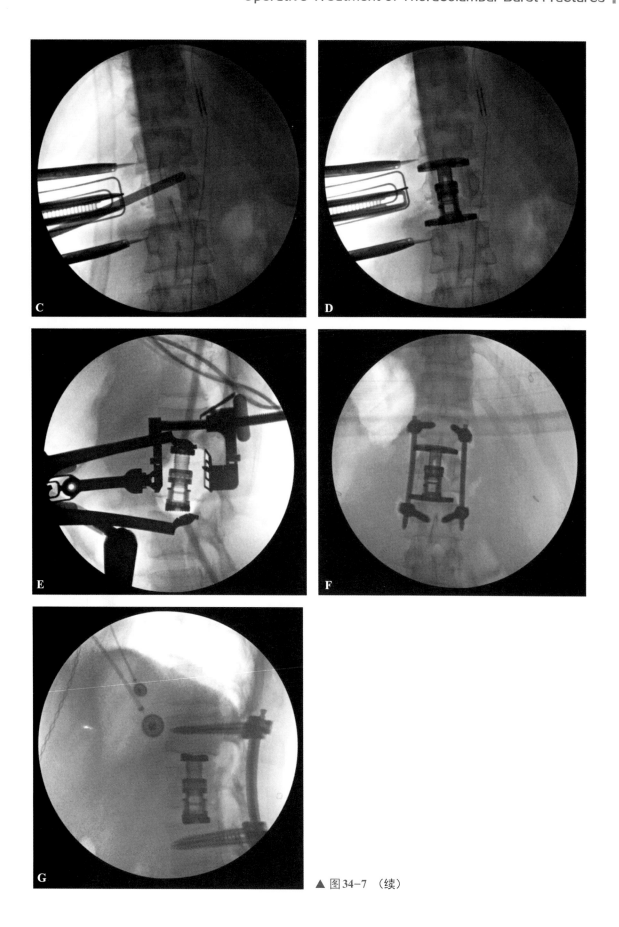

▲ 图 34-7 （续）

> ➤ 可以切除椎体，包括头侧或尾侧的骨折椎体和椎间盘。
- 椎弓根和椎间孔也可以作为衡量到椎管距离的参照。
  > ➤ 在胸椎，为了确定椎弓根和椎管可能需要切除肋骨头。
- 椎旁节段血管如果没有外伤性损伤，则需自其椎体中部发出的地方结扎。
- 咬骨钳咬除椎体骨质直至后壁，使用磨钻将椎体后壁磨薄，完成椎体次全切除（图 34-7C）。
  > ➤ 使用骨刀根据椎体次全切除的范围截骨去除椎体骨质。
  > ➤ 在椎间隙层面沿椎体后壁与硬膜囊间隙，使用长柄刮匙和咬骨钳去除椎体后壁，清理向后移位的骨折碎片，完成减压。
  > ➤ 硬膜外出血可通过双极电凝、止血材料、棉片止血控制。
- 选择可扩张/固定钛笼或同种异体结构性骨块置入，并确认其牢固无松动（图 34-7D 和 E）。
  > ➤ 使用前路器械完成撑开复位并维持。
  > ➤ 通过植入物试模、椎板撑开器、剪刀式千斤顶装置、模块化组件或可扩张钛笼来维持撑开复位后的前柱高度。
  > ➤ 前路放置植入物之前置入后路内固定可能会限制后续的骨折复位。
  > ➤ 椎体次全切除的骨质及肋骨可用于局部自体植骨。
  > ➤ 必要时可采用前路钛板或钉棒结构加强前路固定。
- 闭合切口前，必须通过正侧位透视拍片确认骨折复位情况、植入物位置、脊柱冠状面和矢状面序列。
- 后路切开或经皮置入内固定，具体操作见本章其他部分所述（图 34-7F 和 G，图 34-8）。
  > ➤ 后方张力带结构损伤断裂是单纯前方内固定的禁忌证。

（七）技术要点

- 由于需重建骨折椎体的前柱，术中应充分显露其相邻上下椎体的前方或侧方。
- 撑开是骨折复位与重建的关键，可通过使用多种器械在前柱进行操作完成。

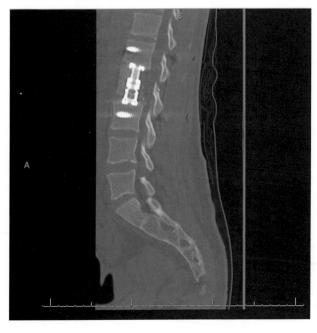

◀ 图 34-8　术后矢状位 CT 显示减压充分，复位满意，脊柱矢状位序列和植入物位置良好

- 放置前路内植入之前置入后路内固定可能会限制后续的骨折复位（图 34-7 和图 34-8）。

（八）关闭切口技术

- 对于胸椎次全切除术者，在闭合前放置胸管。
- 伤口按常规方式缝合。

（九）术后注意事项

- 术后立即进行详细的神经系统检查，需特别注意术后是否出现新的运动功能障碍或神经根性腿痛。
- 对于胸椎次全切除留置胸管者，术后必须进行连续的胸部 X 线检查。
  - 留置胸管直至引流量下降。
  - 如果有迹象表明胸管漏气，则需留置胸腔管直至漏气消失。

五、后路经皮手术治疗胸腰椎爆裂性骨折

患者男性，51 岁，踏空跌倒后出现背痛、下肢无力、会阴麻木（图 34-9 和图 34-10）。

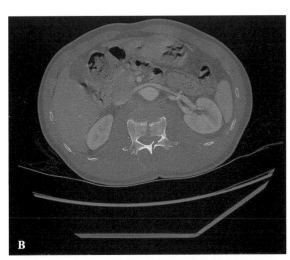
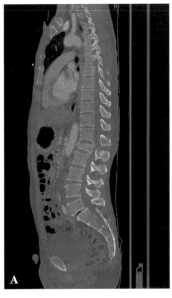
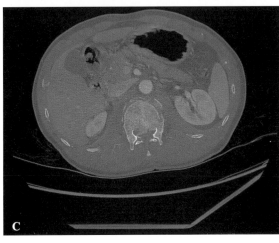

◀ 图 34-9　术前矢状位和轴位 CT 显示 L_1 爆裂性骨折，可见骨折块后突移位、局部后凸畸形、椎体高度丢失和骨折椎体碎裂；椎板存在纵向骨折。需评估其他损伤情况（是否累及后结构和椎弓根），以判断间接减压的可行性

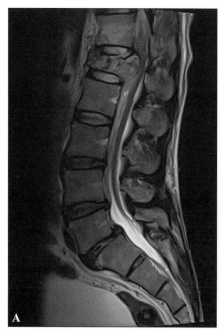
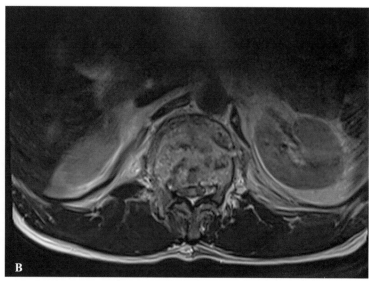

▲ 图 34-10　术前矢状位和轴位 MRI 的 T_2 像进一步显示椎管狭窄严重、脊髓圆锥受压，椎管腹侧存在硬膜外血肿，但后部结构完整。同时 MRI 还可以评估局部软组织和血管情况

（一）特殊器械

● 经皮椎弓根螺钉系统，包括螺钉延展器（screw extender）和除多轴螺钉以外的固定或单轴螺钉。

● 撑开器、复位架或相关装置器械。

● 钛棒和弯棒器。

（二）体位

● 小心地将患者以俯卧位放置于可透视的 Jackson 体位架上（参见本书相关论述）。

● 使用胸垫、髋关节垫（髋关节伸展位）从而产生前凸，正确恰当的体位有助于骨折复位。

● 反向 Trendelenburg 体位（头高足低）有助于减少创伤充血区的出血量。

● 保持患者体位和透视机之间相互垂直至关重要，要求对手术节段进行垂直透视，这一点必须在整个手术过程中予以保持。

　➤ 前后位透视以目标椎体上终板为中心，终板前后缘重叠；棘突必须双侧位于椎弓根正中间。

　➤ 侧位透视以重叠的椎弓根为中心。

　➤ 调整手术台位置，确保透视机与目标节段保持垂直。

　➤ 正确恰当的体位、放置影像增强器、使用低辐射透视及与放射技师的沟通是限制辐射显露的必要条件。

● 当不需要反复透视时，透视机可以放置在手术区域的尾侧。

（三）麻醉 / 神经监测

- 当静脉全身麻醉时间较长时，SSEP 和 TcMEP 神经监测可以辨别脊髓功能细微损害的信号变化。
  - ➤ 通过刺激经皮器械、椎弓根螺钉可以识别椎弓根是否断裂。
- 如果在外伤检查或影像学检查中发现并发颈椎损伤，在插管过程中要特别小心，避免颈部过度伸展。
- 对于一些多发伤患者，使用氨甲环酸可减少失血量和改善预后。

（四）复位与内固定技术

- 评估成像准确度，复位情况，体位性前凸。
- 完成骨折椎及邻近椎体的定位。
- 有关螺钉置入的具体操作请参阅经皮胸椎融合内固定的相关章节（图 34-11）。

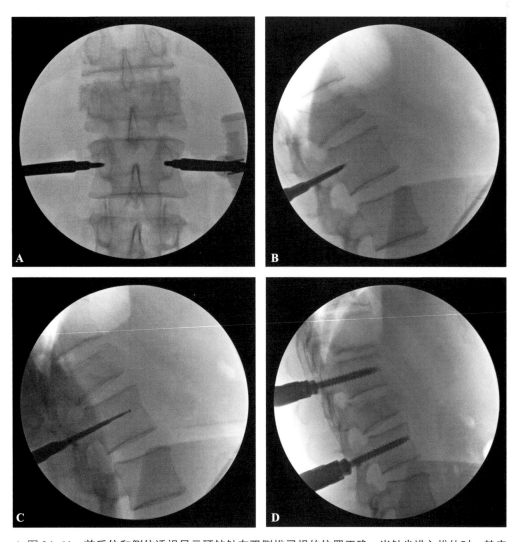

▲ 图 34-11　前后位和侧位透视显示环钻针在双侧椎弓根的位置正确。当针尖进入椎体时，其应位于椎弓根内侧距离的 2/3 处。可使用定位圆头探针或类似器械来降低穿破前方皮质骨的风险。置入带有延展器的固定螺钉，双侧对称撑开，完成骨折椎体的复位

➢ 通过定位导针或导丝测量螺钉长度，降低突破前方骨皮质的风险。

➢ 为提高椎弓根螺钉放置精度，可以考虑使用导航系统。

➢ 可以考虑在骨折椎上下 1～2 个节段内放置固定，但最近的研究仅支持在骨折椎头端、尾端的一个节段内放置固定。

➢ 固定椎弓根螺钉可增强复位力量。

- 复位所需的力要与钛棒垂直，因此椎弓根螺钉的位置显得尤为重要。

- 螺钉轨迹方向与终板平行有利于复位。

- 骨质疏松时，复位过程中有可能导致椎弓根螺钉拔出。

➢ 椎弓根螺钉良好的把持力和抗拔出力是复位所必需的。

- 大直径螺钉可增加结构稳定性。

- 双皮质或近双皮质螺钉固定有助于骨折复位。

- 对于骨密度较低的患者，额外的固定有助于复位时防止螺钉拔出。

- 对骨量减少的患者推荐使用多轴椎弓根螺钉，但与固定螺钉相比其复位的力量下降了。

➢ 如果骨折椎的椎弓根完整，伤椎置钉可提供更好的生物力学稳定性。

- 螺钉长度不应超过骨折粉碎处，应刚好在椎弓根内或稍超出椎弓根。

- 如果必要可能要重建前柱。

- 保留螺钉头部、放置钛棒，有助于改善复位效果、完成间接减压。

● 使用跨越螺钉延展器的撑开架，完成骨折复位（图 34-12）。

➢ 骨折椎体复位可以通过体位、韧带整复或内固定器械间接完成。

➢ 撑开有助于复位。

- 当旋转中心在椎体前方时，必须注意避免因撑开引起医源性后凸。

- 两点之间的撑开或加压可以恢复脊柱长度和矢状序列。

➢ 必须通过撑开才能发挥韧带整复作用，使后突的骨折碎片复位，以完成间接减压。

➢ 固定或单轴螺钉可以通过撑开更好的恢复椎体高度。

- 多轴螺钉不能控制脊柱矢状位序列对齐；然而，它们可以在复位后补充相邻节段的固定，这使放置钛棒变得易于操作。

➢ 刚性螺钉延展器可以更好承受复位的力。

➢ 在移除复位的力后，如果患者体位合适则仍能保持骨折复位状态。

● 通过同一或分开的皮肤切口穿入预弯钛棒完成内固定。

➢ 钛棒的长度应考虑撑开复位后的最终长度。

- 复位通常需要 1～2cm 的额外长度，可根据椎体高度丢失和畸形情况来判断。

➢ 置入钛棒时螺钉延展器可以辅助感知、判断钛棒的位置。

➢ 旋转预弯钛棒以达到并通过每个螺钉延展器。

➢ 可能需要多次折弯钛棒，在拆除钛棒置入器之前评估对准情况。

➢ 也可以通过复位架和置钉位置来获得有限的复位。

➢ 如有必要，应反复进行 X 线透视检查，以确定植入物位置、钛棒长度、螺钉是否拔出，以及钛棒与螺钉的适当关系。

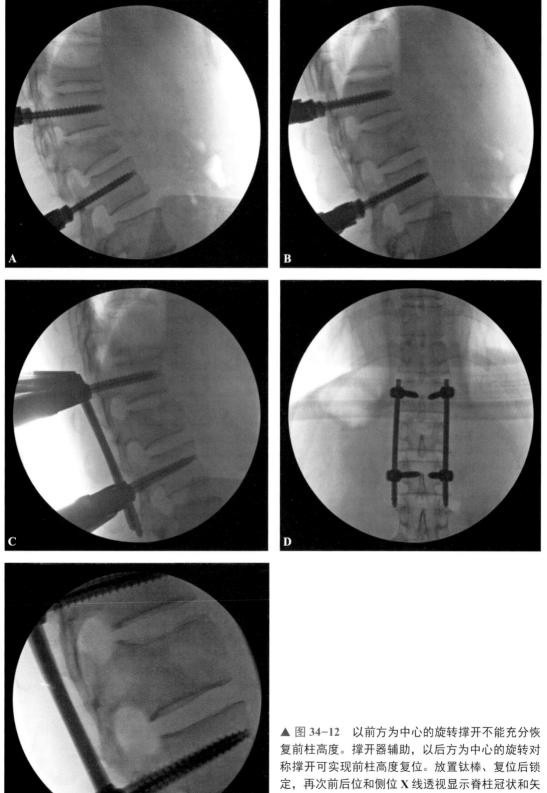

▲ 图 34-12 以前方为中心的旋转撑开不能充分恢复前柱高度。撑开器辅助，以后方为中心的旋转对称撑开可实现前柱高度复位。放置钛棒、复位后锁定，再次前后位和侧位 X 线透视显示脊柱冠状和矢状位序列良好。局部放大的侧位片可准确评估向后移位的骨折碎片是否复位

➢ 以棒复位产生的脊柱前凸或后凸的角度取决于钛棒的外形；轻度前凸有助于减少后凸畸形，同时可确保对称性地恢复椎体高度。

   ■ 使用固定角度椎弓根螺钉时，钛棒适当的矢状轮廓是必要的，因为序列取决于螺钉与钛棒的垂直关系。

➢ 垂直透视确认矢状位和冠状位序列是可接受的，然后锁定钛棒。

● 如果术中采用神经监护，复位前后应确认信号是否正常。

➢ 可以刺激椎弓根螺钉来评估是否存在断裂异常。

● 可考虑在骨折层面采用微型小切口，通过后路套管至小关节面，或必要时分阶段前入路协助骨折复位或融合。

● 在伤口闭合之前，前后位和侧位术中透视必须确认骨折复位情况、植入物位置、冠状面和矢状面是否对齐。

（五）闭合技术

● 伤口常规闭合，无须留置引流。

（六）术后注意事项

● 术后立即进行详细的神经系统检查；需特别注意术后是否出现新的运动功能障碍或神经根性腿痛。

● 术后 CT 和 MRI 评估骨折复位和间接减压情况，以及内固定的位置、脊柱序列。

● 如果没有进行融合，并且稳定和复位的主要目标已经完成，内固定可在骨折愈合和骨稳定性重建后移除。

➢ 骨折愈合一般在术后 6～9 个月内出现，可通过 CT 进行评估。

➢ 如果骨折未充分愈合，术后 1 年可能出现内固定松动现象。

● 经皮固定术后可考虑使用支具保护。

（七）技术要点

● 患者体位和反复透视检查对于评估经皮骨折复位和内固定置入至关重要。

● 固定角度椎弓根螺钉可提高复位力量，但在骨质疏松症患者中使用时应谨慎，因为在复位时有螺钉拔出的风险。

● 螺钉直径和长度有助于复位和增加把持力。

● 骨折复位依赖于撑开，通过韧带整复使向后移位的骨折片复位达到间接减压的作用。

● 由于钛棒和螺钉之间将保持垂直关系，因此应仔细规划钛棒轮廓与平行于终板螺钉的位置关系，以便使用固定角度椎弓根螺钉进行骨折复位（图 34-13 至图 34-15）。

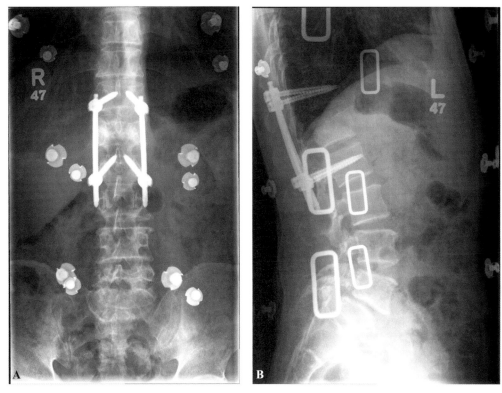

▲ 图 34-13　直立位前后位和侧位 X 线片显示骨折复位得以维持，冠状面和矢状面序列良好。术后患者佩戴支具保护

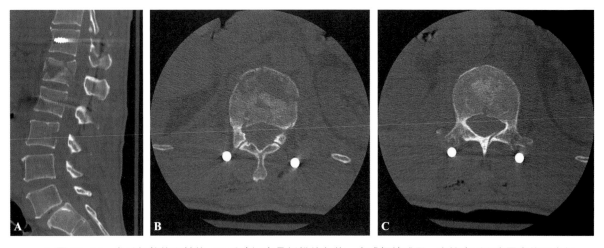

▲ 图 34-14　术后矢状位和轴位 CT 重建证实骨折椎体复位、完成间接减压。脊柱序列和内固定位置良好

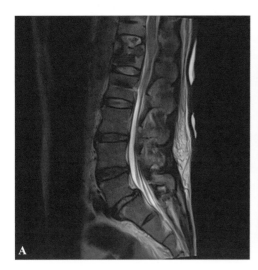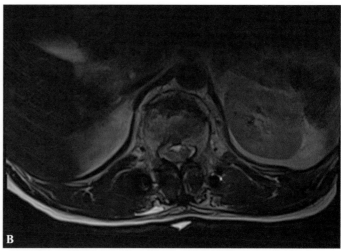

▲ 图 34-15　术后 **MRI** 显示骨折复位后损伤节段层面椎管狭窄明显改善

第 35 章 骶骨骨折
Sacral Fractures

Raj Gala   Andrew H. Milby   Keith W. Michael   **著**

仇胥斌 凡 进 **译**

周文钰 **校**

患者男性，29 岁，既往体健，跳伞硬着陆后受伤（图 35-1）。在急诊（ED）就诊时，主诉为严重的下腰痛和左下肢疼痛。神经系统查体无神经损伤，影像学检查发现多处损伤，包括左股骨干骨折、骨盆环损伤伴耻骨联合分离、右耻骨支骨折、双侧骶骨骨折。骨盆 CT 显示在 S_2 处有 H 形骶骨骨折伴有后凸畸形和腰骶分离（图 35-2 和图 35-3）。

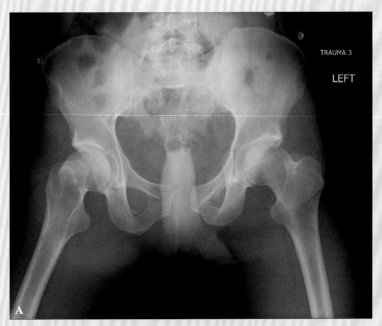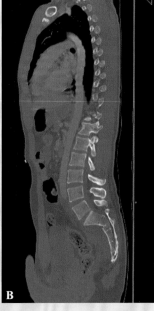

▲ 图 35-1　**A.** 骨盆正位 X 线片显示耻骨联合间隙增宽，右耻骨上下支骨折，并且 X 线检查有迹象显示双侧骶骨翼骨折及右侧骶髂关节骨折；**B.** 骨盆矢状位 CT 显示 S_2 骨折，后凸畸形

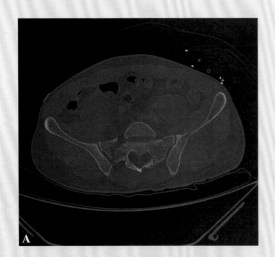

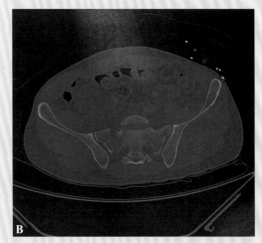

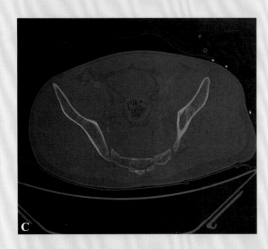

◀ 图 35-2　骨盆轴位 CT 更清楚地显示双侧骶骨骨折并累及右骶髂关节后缘。骶骨骨折累及左侧骶孔，位于右侧骶孔外侧。远端的平扫切面（C）显示骨折的垂直部分超过骶髂关节水平，累及骶骨的非承重区域

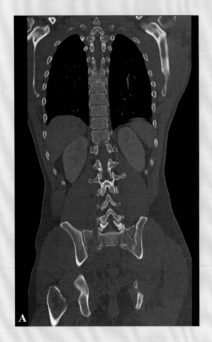

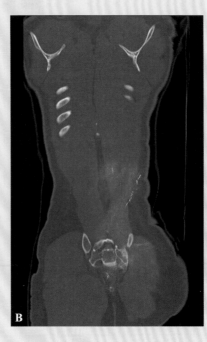

◀ 图 35-3　骨盆冠状位 CT 显示双侧骶骨垂直骨折，均位于骶骨的承重区域（A）及更远端（B）

一、手术指征

- H 形骶骨骨折伴有腰骶分离。
- 骨盆不稳，伴有耻骨联合分离和右骶髂关节骨折。

二、影像学评估

- 评估骨盆环损伤常用前后位（AP）、入口位和出口位 X 线片。骨盆入口位片可以显示骶髂关节骨折断裂以及半骨盆的旋转。骨盆出口位片可以显示骶骨骨折是否累及骶孔。
- 骨盆 CT 扫描对确定骨盆和骶骨骨折是必不可少的。轴位、矢状位和冠状位的切面对评估骨折形态非常重要。如果可能，三维重建有助于鉴别骨折形态从而避免漏诊不稳定损伤（图 35-4 和图 35-5）。

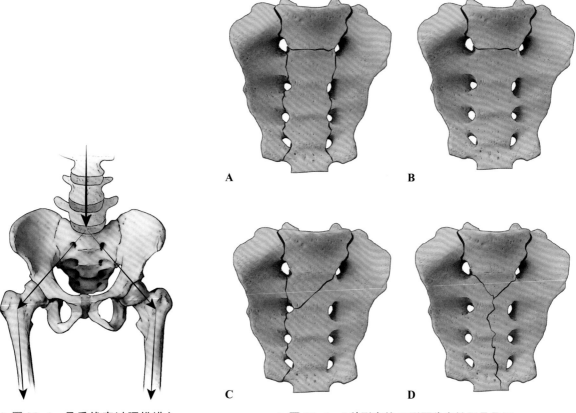

A **B**

C **D**

▲ 图 35-4 承重线穿过腰椎进入骶骨和骨盆

▲ 图 35-5 4 种形态的 U 形不稳定性骶骨骨折

三、体位

- 在病例 1 中，如果开始采用仰卧位，在近端骶骨下方的受力可以减少骨折后凸的程度。

- 在这种情况下，先采取耻骨联合切开复位和内固定稳定骨盆环（图 35-6），然后经皮置入骶骨螺钉（图 35-7）。
- 下一步要稳定脊柱骨盆，将患者取俯卧位于 Jackson 手术床，通过适当的垫高使髋关节相对过伸，有助于减少骶骨骨折的后凸畸形。

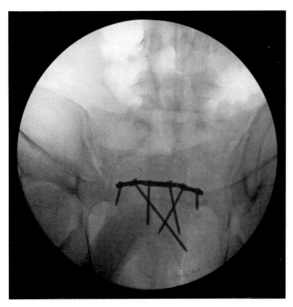 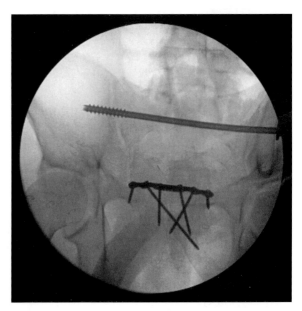

▲ 图 35-6　耻骨联合切开复位内固定　　　▲ 图 35-7　经皮置入骶骨螺钉固定骶髂关节和骶骨

四、麻醉 / 神经监测

- 合适的麻醉和复苏对患者至关重要。
- 不使用肌松药。
- 神经电生理监测（EMG）。

五、关键技术

- 经皮置钉技术可以降低多发伤患者的并发症发生率和感染风险。
- 目标是稳定骶骨骨折，促进骨折愈合。
- 在术前准备和铺单前，要确认合适的术中透视位置。
- 在固定髂骨时，采用闭孔出口位片获得理想的髂骨泪滴透视（图 35-8）。
- 在髂后上棘上做一个 1cm 的切口，从内侧向下显露至髂后内侧缘。
- 选择一个置钉位点使螺钉的突出程度最小化。
- 将 Jamshidi 针置于置钉点，通过术中透视确认穿过了内侧壁和外侧壁（图 35-9）。

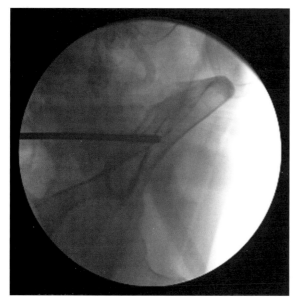

▲ 图 35-8 在闭孔出口位片上髂骨泪滴的透视图

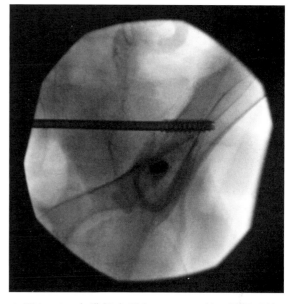

▲ 图 35-9 在进钉点置入 Jamshidi 针，透视确认，将针穿入内外骨板之间

- 移除 Jamshidi 针，并用探针进一步确认钉道。
- 摄髂骨斜位片确保探头位于坐骨切迹上方（图 35-10）。
- 将探针换成导针（空心探针使用方便）。
- 在对侧重复这个过程。
- 螺钉长度应在 100 mm 左右。
- 将螺钉通过导针置入（图 35-11）。

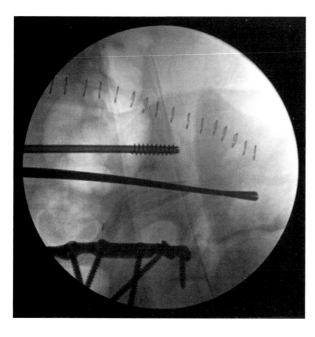

◀ 图 35-10 髂骨斜位片确保探针位于坐骨切迹上方

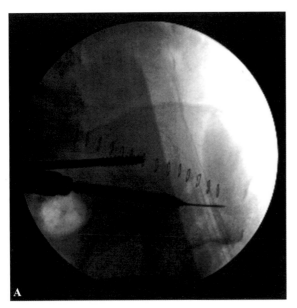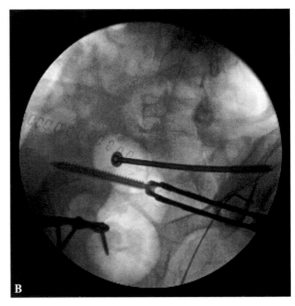

▲ 图 35-11　通过导针置入螺钉

- 接下来经皮植入 L~5~ 和 L~4~ 椎弓根螺钉。
- 拍摄包括终板的完美正位片（图 35-12 ）。
- 椎弓根外缘外侧 1cm 处切开皮肤。
- 将 Jamshidi 针从横突置入小关节面。
- 将 Jamshidi 针穿过椎弓根靠近椎弓根内壁（图 35-13 ）。
- 通过侧位片确认深度，放置导针（图 35-14 ）。
- 在 L~4~ 椎弓根重复上述操作，置入合适长度的螺钉（图 35-15 ）。

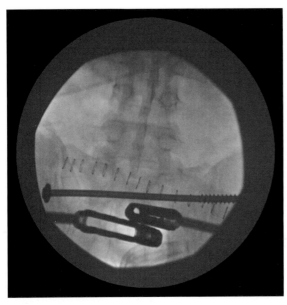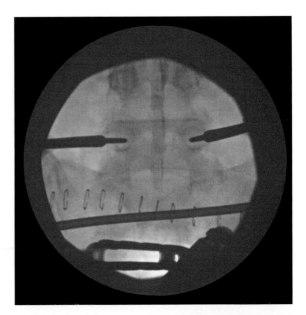

▲ 图 35-12　包括终板的正位片　　　　　　　▲ 图 35-13　将 Jamshidi 针穿过椎弓根，靠近椎弓根内壁

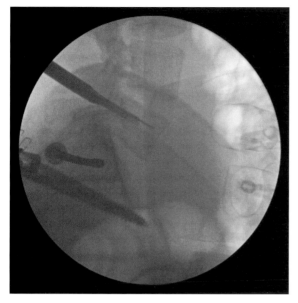

▲ 图 35-14 通过侧位片来判断，植入导针

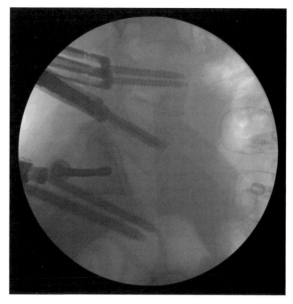

▲ 图 35-15 L₄ 椎弓根和适当长度的螺钉

- 选择合适长度的棒，根据需要折弯，从尾侧穿向头侧，确认在螺帽头内。
- 如果需要更多的复位，棒可以首先以过伸位固定到髂骨上，随后复位螺钉在 L₄~₅ 提拉背侧（图 35-16）。
- 拧紧所有螺塞，留取最后影像。

六、闭合切口

- 冲洗多个经皮切口。

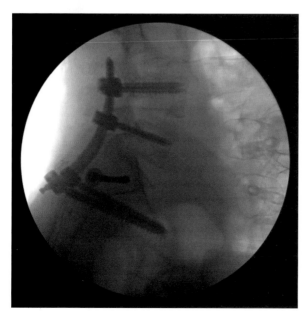

◀ 图 35-16 如果需要更多的复位，可先将连接棒以过伸位固定在髂骨上，在 L₄~₅ 处利用复位螺钉来提拉背侧

● 逐层缝合筋膜、皮肤。

七、术后处理

● 术后严密监测神经功能。

● 下床活动后拍摄常规 X 线片（图 35-17）。

● 6 个月后，影像学确认骨折愈合后去除内固定。

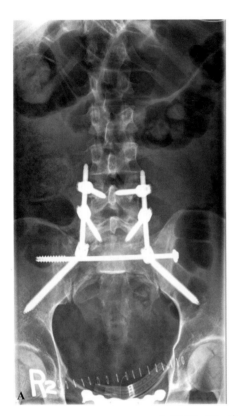
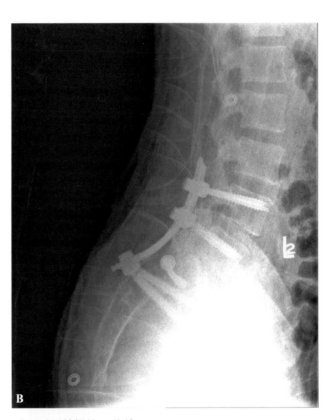

▲ 图 35-17　患者下床活动后拍摄的 X 线片

病例说明 2

　　患者女性，20 岁，既往体健，因车祸被送至急诊。在创伤中心时 Glasgow 昏迷评分仅为 4 分，迅速插管（图 35-18）。检查提示多系统损伤，包括脑、胸、腹和四肢损伤。骨盆影像提示双侧耻骨上支骨折伴双侧髂骨骨折（图 35-19）。

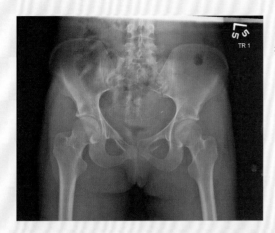

◀ 图 35-18　骨盆正位显示耻骨支骨折伴有骶翼受损，右半骨盆向头侧移位

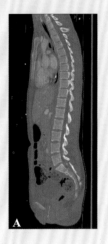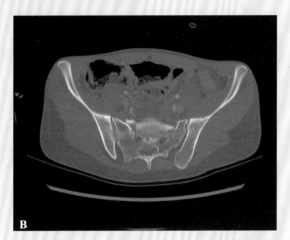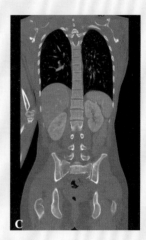

▲ 图 35-19　骨盆 CT 矢状位、轴位和冠状位片

矢状位片（A）显示 $S_{1\sim2}$ 骨折伴轻微后凸。轴位片（B）显示双侧髂骨骨折，累及右侧神经孔。右半骨盆近端移位在冠状位片（C）显示最清楚。这是一例典型的 U 形骶骨骨折。

八、手术适应证

- U 形骶骨骨折所致的腰椎骨盆分离。
- 骨盆环垂直撕裂损伤。

九、体位

- 俯卧于配有体位垫的 Jackson 手术床。
- 髋部相对过伸以减少骶骨后凸。
- 可能需要将右半骨盆向尾侧牵引。

十、麻醉 / 神经监测

- 适合多发伤患者的麻醉。
- 植入物置入期间无须肌松。
- 肌电图。

十一、手术技巧

- 经皮穿刺置入 L_4 和 L_5 椎弓根（图 35-20）。
- 拍摄髂骨"泪滴"样影像，做一小切口，解剖至髂骨后缘内侧（图 35-21）。

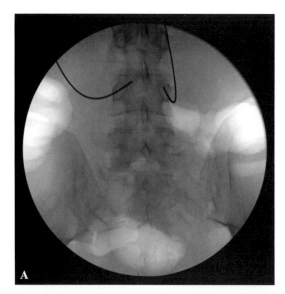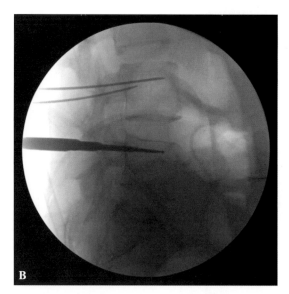

▲ 图 35-20 经皮穿刺置入 L_4 和 L_5 椎弓根

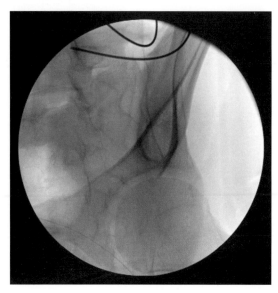

◀ 图 35-21 髂骨"泪滴"样影像

- 轻敲 Jamshidi 针穿过泪滴，用攻丝造钉道，在对侧重复（图 35-22）。
- 放置螺钉、棒和螺丝，留取术中最后透视影像（图 35-23）。

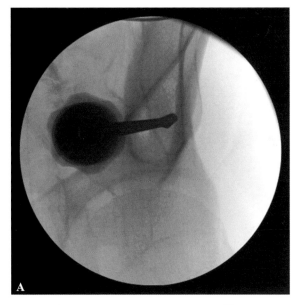
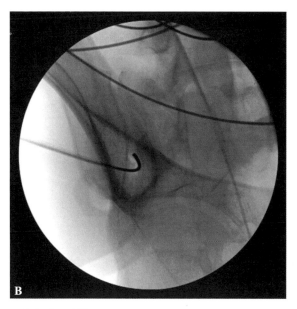

▲ 图 35-22 Jamshidi 针穿过泪滴影

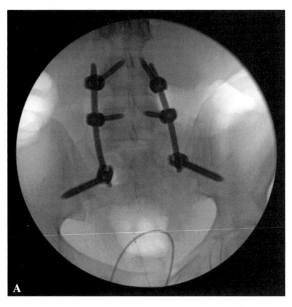
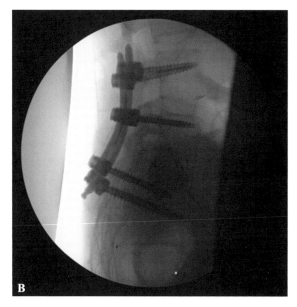

▲ 图 35-23 术中最后透视影像

十二、闭合切口

- 冲洗多个经皮切口。
- 逐层缝合筋膜和皮肤。

十三、术后处理

● 术后严密监测神经功能。

● 下床活动后拍摄常规 X 线片（图 35-24 ）。

● 6 个月后，影像学确认骨折愈合后去除内固定。

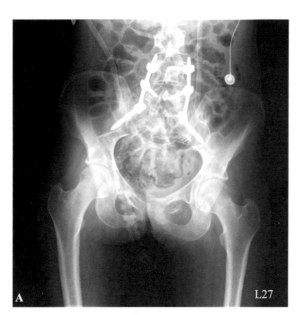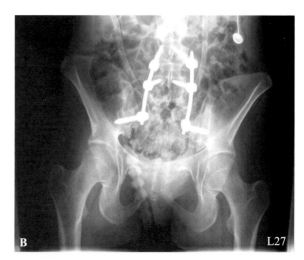

▲ 图 35-24　患者下床活动后拍摄的 X 线片

十四、特别提醒

　　患者年龄和骨质质量可能影响植入物的选择与放置。如果考虑骨质较差，可以有多种应对策略。选择经皮还是开放也需要考虑。

● S_2 翼髂（ S_2AI ）螺钉在生物力学上可能优于髂骨螺钉，因为其穿过多层皮质。现有有限的资料表明，选择 S_2AI 或髂骨螺钉依赖于术者的习惯。

● 增加横联可提高抗扭刚度并降低植入物拔出的风险。但是，相对于前述的经皮技术，这可能需要开放入路和剥离。

● 额外的髂骨螺钉（单侧 2 枚或更多）可以增加，但是可能使经皮穿棒变得复杂。

● 如果解剖条件允许（且没有经髂骨螺钉阻碍），可以置入 S_1 螺钉。但是，这可能使经皮穿棒和连接髂骨螺钉面临挑战。对于该患者，如果仍计划采用微创固定的话，可采用经皮 S_1AI 螺钉。

第五篇 并发症处理
Management of Complications

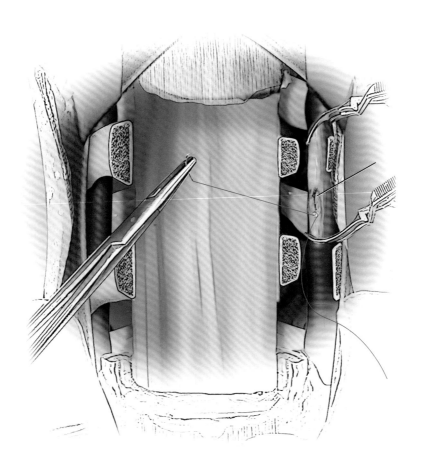

第36章　腰椎蛛网膜下腔引流

Lumbar Subarachnoid Drain

Christopher T. Martin　John G. Heller　Steven M. Presciutti　**著**

刘新宇　颜　滨　**译**

徐宝山　**校**

一、适应证

● 腰椎蛛网膜下腔引流常用于复杂硬膜撕裂或缺损无法严密缝合的病例。

● 一般是术中硬膜修复不理想时做出引流决定。

二、专用设备

● 腰椎引流套装包括一个大口径腰穿针、导管、注射器和一根置管用导丝（图 36-1）。

● 该设备还包含一个标有容量刻度的外部储液器，用于测定脑脊液（CSF）引流量（图 36-2）。

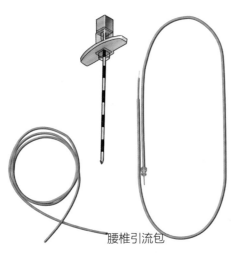

腰椎引流包

▲ 图 36-1　蛛网膜下腔引流套装，包括腰穿针、导管、管帽、导丝和将导管缝合固定在患者皮肤上的塑料套管

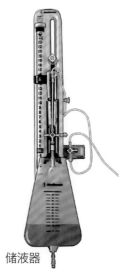

储液器

▲ 图 36-2　蛛网膜下腔引流装置，其中包含一个带刻度的引流袋用于测量脑脊液（CSF）的输出量及一个可上下调整引流袋高度的标尺（用于调节脑脊液的流速）

三、体位

- 若是术中硬膜撕裂后直接选择置管引流，则无须改变体位。
- 若为术后引流或接受颈、胸脊柱手术的患者，放置引流管应使患者翻转身体，背向术者，侧卧位并抱膝以开放椎管，类似于腰椎穿刺体位。

四、麻醉 / 神经监护注意问题

- 可在术后放置引流管。但为了患者舒适，最好在气管插管拔管前、患者仍处于镇静状态时放置引流管。
- 对于极可能出现不可修复的硬脊膜缺损的高危病例（如前路切除重度后纵韧带骨化），我们倾向于在脊柱手术前放置引流管。

五、切口定位

- 腰椎开放手术病例，引流管可通过开放的手术切口放置，无须定位切口。
- 在颈椎、胸椎或腰椎微创手术病例中，引流管应经皮放置。术者通过皮肤触诊棘突，找到 $L_{4\sim5}$ 或 $L_5\sim S_1$ 间隙并放置引流管。如果这两处置管困难可适当调高置管位置，但通常不应高于 $L_{1\sim2}$ 间隙，以避免穿刺时损伤脊髓圆锥。引流前应通过 MRI 确定脊髓圆锥位置。
- 在开放手术中，引流管可在直视下放置于任何水平。
- 需要时可透视检查，以确认导管位置。

六、经皮引流管的放置

- 患者侧卧位，膝盖向上抱于胸前使腰椎屈曲。
- 触诊棘突，大致选择 $L_{4\sim5}$ 或 $L_5\sim S_1$ 节段（图 36-3）。如这两个节段难以置管，术者可以选择更高

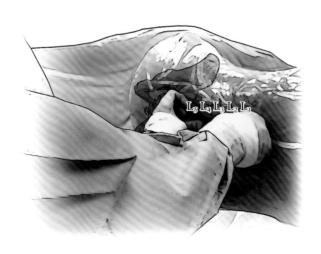

◀ 图 36-3 体表标志触诊
消毒铺单后，通常在 $L_{4\sim5}$ 水平，触摸并寻找棘突间软性部位。图中患者处于右侧卧位，头部位于图片右侧

节段。但如前所述，一般不建议选择高于 $L_{2\sim3}$ 的位置，否则穿刺时有损伤脊髓圆锥的风险。

- 消毒皮肤铺无菌手术巾，术者戴无菌手套。
- 在放置导管前，应确保导管能顺利地通过穿刺针，可用生理盐水冲洗进行验证。
  ➤ 虽可使用导丝，但我们发现不使用导丝时更容易通过穿刺针插入导管。
- 插管前用生理盐水冲洗导管，以避免将空气导入蛛网膜下腔。
- 在棘突间的软组织中线将穿刺针刺入皮肤，并向椎板间隙穿刺（图 36-4）。

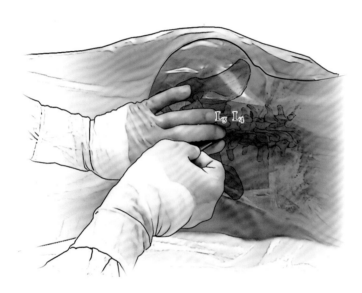

◀ 图 36-4 穿刺针穿入椎板间隙。在穿刺针穿过黄韧带时术者可感受到轻微的穿透感

- 穿针轨迹约由尾侧向头侧倾斜 20°~30°，与棘突方向一致。术前阅读影像资料可帮助医生确定穿刺方向。必要时可使用透视检查。
- 穿刺时可感受到轻微阻力，但针头通过较为容易。若遇坚硬组织可能是碰触到骨性结构，此时需重新调整穿刺方向。
- 每进针 1~2cm，应拔出内套管针看有无脑脊液流出（图 36-5）。若无脑脊液流出可继续进针。重

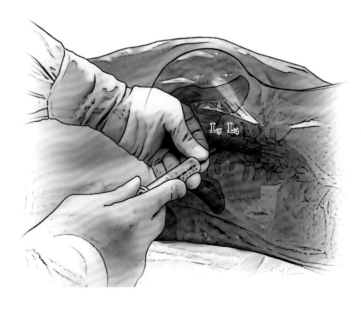

◀ 图 36-5 每进针 1~2cm，应取下内套管针检查脑脊液（CSF）流出情况

多数情况下刺入蛛网膜下腔时，取下套管针脑脊液会自发流出。某些脑脊液压力较低病例，可能需要使用注射器抽吸脑脊液

复此过程直至脑脊液流出或穿刺至骨性结构。如为后者则调整针头方向并重新开始前述过程。通常在针头穿过黄韧带时，会感觉到明显的落空感。

➤ 针头的斜角应指向头侧，以便随后导管向头侧进入。

● 一旦注意到脑脊液回流，导管应通过腰穿针向内置入 20～25cm 的深度（图 36-6）。理想情况下，导管应接近硬膜缺损部位。如果难以插入，导丝可以插入导管，以助导管获得一些额外的硬度。

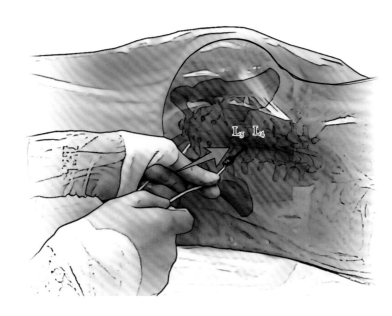

◀ 图 36-6　一旦确认脑脊液流出，导管经穿刺针置入 20～25cm

➤ 不要通过针头拔出导管，否则可能会有一块从针头上切割脱落，留在蛛网膜下腔。

● 一旦达到合适深度，脑脊液应从导管末端流出。

● 小心取出穿刺针（图 36-7）。

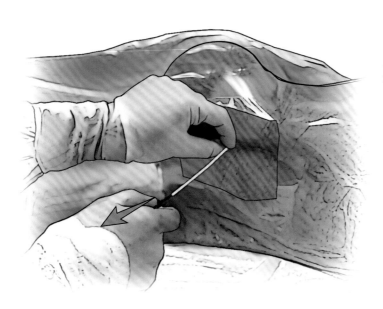

◀ 图 36-7　导管达到合适深度后，小心取出穿刺针，注意避免将导管随针退出

- 将导管帽盖在导管上，然后把储液器连接到导管上。
- 将引流管缝入皮肤以防止意外脱落（图 36-8）。
- 使用无菌敷料覆盖。

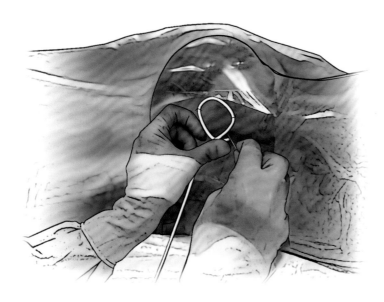

◀ 图 36-8　皮肤缝合固定引流管以防意外脱出

七、开放性引流

- 导管通道和放置的技术方面与经皮放置非常相似。因此，我们将重点介绍开放技术的关键点，读者可以参见经皮穿刺部分，逐步了解导管通道和放置技术。
- 术者必须首先选择放置引流管的位置。理想情况下，引流管应通过一些软组织，然后进入未减压的椎板间隙，这样，当引流管被移除时，完整的硬脊膜和上面的软组织可以在穿刺点起到加压的作用，防止脑脊液从引流点漏出。
- 在某些情况下，脊髓圆锥下的大部分腰椎可能已经减压，上文提到的方法不再适用。在这种情况下，脊柱穿刺针可以直接置入硬脑膜。如果选择了这个位置，我们一般会在导管进入处涂上硬膜密封剂，以增强效果。
- 穿刺硬脑膜并以与经皮穿刺相同的方式将导管穿入，将穿刺针从蛛网膜下腔取出。
- 然后用穿刺针穿过皮肤到切口外，在计划的出口位置进行引流。
- 接着将导管的外端穿过导管，穿出皮肤。
- 再次从导管中取出穿刺针，此时导管应该向下穿过皮肤进入伤口，穿过硬脑膜。
- 然后皮肤缝合固定引流管，连接引流袋，与经皮穿刺方式一样。
- 逐层缝合腰椎切口。

八、闭合技术

- 在腰椎开放手术的病例中，伤口通常闭合，深层留置引流管，筋膜用可吸收缝线缝合，然后全层缝合脂肪和皮下组织。

- 笔者通常倾向于在这些病例中使用深筋膜下引流。在严重的脑脊液漏的情况下，颅内压力低。因此，容易形成血肿压迫神经。深部引流一般在 2～3 周后拔除，此时血肿形成的可能性较低。

九、术后管理

- 不管引流管是开放还是经皮放置，术后处理方案是相同的。
- 此外，笔者更建议去枕平卧休息，如后面所述的腰椎和颈椎硬膜撕裂。在这两种情况下，目标都是减少修复部位上方的液量，从而降低静水压。我们认为最好是保持头部去枕平卧。
- 为了放置引流管时将脑膜感染的风险降到最低，我们常规使用第三代头孢菌素。
  - ➢ 此外，患者的精神状态或感染症状，如持续性心动过速、不明原因的非脊柱性头痛或精神状态改变也要密切监测。如果怀疑感染，需要送检脑脊液，进行培养和细胞计数。样品可直接从贮液袋中抽出，并保持无菌状态。一些外科医生也会常规培养无症状患者的脑脊液，但我们认为假阳性的发生使常规培养的必要性大大降低。
- 引流袋最初放置在与患者头部齐平的高度。脑脊液的引出应密切监测，并应达到 10～15ml/h。如果引出高于此值，则以 5cm/h 的增量升高引流管，直到引出适当减慢。如果引流量低于此值，则以类似的方式降低引流管。
- 放置引流管后，患者需卧床休息 4～5d，并密切监测脑脊液漏的迹象，如对光敏感或头痛。
  - ➢ 这段时间的脑脊液分流有望使硬脊膜撕裂处得以封堵。
  - ➢ 缺损越大，修复效果越差，需要保留蛛网膜下腔引流的时间就越长。
- 分步骤停止引流。
  - ➢ 首先，将排水管上的止水阀关闭 8～12h，观察患者。如果没有出现脑脊液漏的症状，就要把排水管夹紧，把引流袋移除。患者可以开始活动，并再次监测 8～12h。
  - ➢ 如果活动后没有出现任何症状，则请患者重新卧床，并将引流管移除。在引流口处加压包扎。然后患者再次平躺休息 12～24h，以便硬膜穿刺部位密封。
  - ➢ 随后，如果没有出现任何症状，则开始正常的康复治疗。
  - ➢ 如果在任何时候出现了症状，患者应重新回到病床上平卧，重新开始上述治疗方案。如果症状经过充分的卧床休息无法缓解，可能需要考虑翻修手术进行硬膜修补。

第 37 章 硬膜撕裂的处理

Management of Dural Tears

Ehsan Saadat　John M. Rhee　**著**

麻育源　**译**

黄　霖　**校**

一、硬膜修补的基本原则

- 处理硬膜囊撕裂的关键是防止撕裂。除非你绝对确定操作是安全的，否则永远不要在脊柱手术时轻举妄动。

- 一旦出现硬膜囊破口，需要十分小心，避免损伤下方的神经根丝，这些根丝可能从破口处疝出。

  ➢ 辨认并用神经钩提起硬膜破口的一条边，然后用小号扁平神经剥离子，将疝出的神经根丝回纳。

  ➢ 如果破口太小，以至于无法回纳神经根丝，则先要切开硬膜延长破口。

- 当用棉片覆盖保护好神经组织后，应集中精力防止硬膜囊破口进一步扩大，同时需切除足够骨质，以便不妨碍硬膜修补操作。

  ➢ 关键的步骤是获得足够的显露以便于修补。这通常包括在试图缝合前扩大椎板切除的范围。

  ➢ 在扩大骨切除范围时，使用棉片覆盖破口，可以保护破口处的神经根丝，以免操作时被误伤。

  ➢ 避免在显露的神经根附近使用高速磨钻，这样可能会形成高速气旋，从而把神经根丝卷入磨钻。如果必须使用磨钻，请确保所有外露的神经根丝已被棉片保护。

  ➢ 使用小号的显微吸引器，并尽量将吸引器放置在棉片上吸引，这样可以避免神经根丝被吸入吸引器。

- 一般而言，我们认为修补破口越早越好，这样可以减少因脑脊液漏出导致的硬膜囊塌陷和更多的硬膜外出血。

- 如果不能在术中实现水密性修补硬膜破口，那么很可能出现术后脑脊液（CSF）漏。

  ➢ 花更多的时间去修补，确保漏口的缝合尽可能严密。

  ➢ 如果做不到严密缝合，考虑放置腰大池引流装置，通过外引流，减少脑脊液从修补处漏出。

- 术后平卧休息。

  ➢ 通常为术后 24～72h，取决于术中修补情况。

  ➢ 在适当平卧休息一段时间后，床头可酌情逐步抬高，每 4～5h 增加 20°～30°，直到患者完全坐直。

■ 这期间，需观察患者有无体位性头痛。

■ 如果出现体位性头痛，患者重新平卧。

● 使用筋膜下引流，应注意以下几点。

➢ 如果术中止血满意，我们通常对硬膜修补的患者不放置筋膜下引流。

➢ 如果必须放置筋膜下引流，必须严密监测引流量和性状，以排除持续性脑脊液漏。

二、直接修补硬膜撕裂

● 直接修补硬膜建议尽可能做到水密缝合。

● 我们通常使用 6-0 的单股线，如 Prolene（Ethicon, Somerville, New Jersey）

● 我们通常选择小号的圆针（如 BV-1），使用 Castroviejo 持针器，进行单纯连续缝合。

➢ 也可以采用连续锁边缝合。

➢ 对于小的破口，可以采用一个或多个 8 字缝合封闭。

● 轻柔牵拉硬膜有助于完成修补，尤其是硬膜破口位于侧方时，较中线部位更难操作。

➢ 在较难缝合的破口末端，缝一根临时固定线。夹住固定线的末端并轻柔地牵拉，硬膜会被卷窗帘般拉向中线侧，从而便于剩余裂口的缝合（图 37-1）。

轻柔地将硬膜向
中线侧牵拉

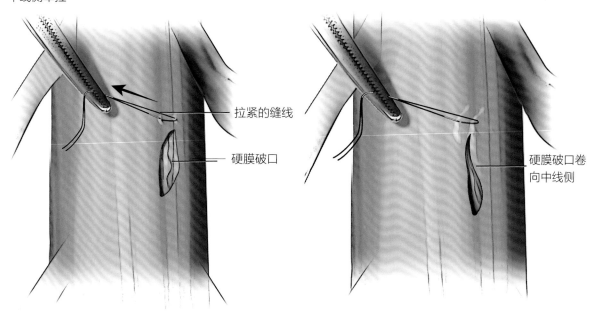

拉紧的缝线

硬膜破口

硬膜破口卷
向中线侧

▲ 图 37-1 通过牵拉缝线，将硬膜卷向中线侧
尤其是当破口位于侧面，器械难以操作时，这会方便下一步的修补

三、大面积硬膜撕裂或缺损的修补

- 并不罕见的是，硬膜可能有一个大的缺损，与局部黄韧带骨化、严重脊柱不稳、严重骨性压迫或瘢痕有关。

  - ➤ 这些可能在减压过程中显露出来。
  - ➤ 缺损可能足够大，组织质量易碎，根本无法进行初步修复。
  - ➤ 尽管如此，仍需水密性封闭。

- 我们通常会选择术区的肌肉片或可缝合的人工硬膜来封闭缺损。
- 任何区域包括破口末端，都应该全程修补。
- 一块比缺损范围略大的肌肉片覆盖于缺损处，并通过单纯间断缝合，固定于周围正常的硬膜组织（图 37-2）。

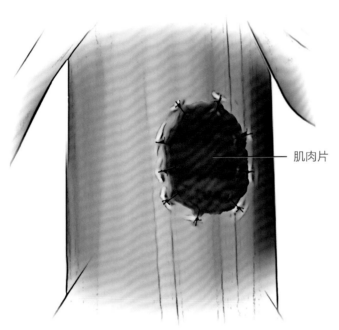

◀ 图 37-2　自体肌肉片或人工硬膜补片，可用于缝合修补大面积的硬膜缺损

肌肉塞子要恰好大于破口的尺寸，并部分塞入硬膜下，这样依靠脑脊液的压力会把塞入膜下的肌肉顶在硬膜的边缘

肌肉片

- ➤ 肌肉补片的中央部分被切成塞子状，这样就能"堵塞"破口，完全封堵缺损区域。
- ➤ 硬膜胶水涂抹在肌肉补片上，以加强密封效果。
- ➤ 如果尽管已经尽可能严密修补，但是 Valsalva 鼓气还是出现持续性脑脊液漏，那么则需考虑放置腰大池引流。
- ➤ 如果 Valsalva 鼓气无渗漏，我们通常不放置腰大池引流。

四、硬膜密封剂的使用

- 商用硬膜密封剂是纤维蛋白胶的衍生物。

- 将密封剂喷在修补处的上方以增强密封性。
- 一些硬膜密封剂具有亲水性，术后可能会膨胀，压迫硬膜及下方的神经组织。
- 我们更喜欢使用那些亲水性较弱、膨胀率较低的脊膜专用密封剂。

五、颈椎前路硬膜撕裂

- 颈椎前路椎间手术如果出现硬膜撕裂，由于操作空间狭小，直接缝合破口非常困难，除非将经椎间盘手术转变为椎体次全切除术。
- 然而，通过简单使用粉末状吸收性明胶海绵和棉片，会形成有助于阻止渗漏的凝块，这较腰椎硬膜撕裂更容易获得初步控制。
- 一旦渗漏停止，我们放置一小块肌肉来堵塞缺损。
- 在肌肉补片的表面涂抹一薄层的硬膜密封剂。
- 然后尝试用结构性植骨填充整个椎间盘切除术的宽度。
- 将硬膜密封剂涂抹在骨移植物及板的表面和周围。
- 如果撕裂较大，需要放置蛛网膜下腔引流管。

第 38 章　椎动脉损伤
Vertebral Artery Injury

Christopher T. Martin　John G. Heller　Steven M. Presciutti　John M. Rhee　著

罗 飞 王 涛　译

王 鹏　校

一、影像学评估

● 术前仔细阅片可使椎动脉损伤风险最小化。术前影像学评估应注意观察椎动脉迂曲或增粗的情况（图 38-1 和图 38-2），根据评估情况调整手术入路可最大限度降低椎动脉损伤风险。

● 比较两侧椎动脉的大小和内径，评估哪一侧椎动脉为优势动脉。

● 如果发生椎动脉损伤，术后需行血管造影检测，以明确受损侧和对侧的椎动脉血流是否充足（图 38-3）。

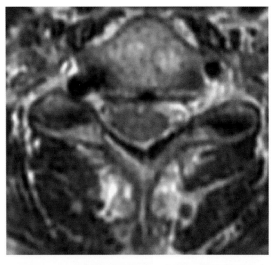

▲ 图 38-1　右侧椎动脉异常，相较正常位置明显向背侧移位在前路椎间孔成形过程中可能存在损伤风险。注意观察位置相对正常的左侧椎动脉

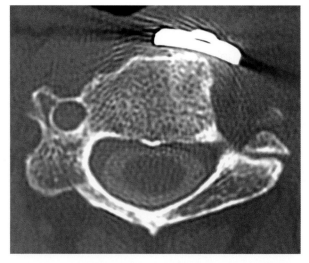

▲ 图 38-2　该患者接受过前路颈椎间盘切除及椎间融合术，术后临床症状没有缓解，但幸运的是，术中没有损伤椎动脉。影像学检查可以看到颈椎前路钢板附近的左侧横突孔异常，表明左侧椎动脉扩大并向内侵占椎体外侧

二、特殊器材

- 动脉夹。
- 6-0 的 Prolene 缝线。
- 显微手术镊和显微持针器。
- 止血材料。

三、麻醉 / 神经监护关注点

- 患者发生椎动脉损伤后可能导致快速、大量失血。细致的神经血管监测至关重要。手术室中应准备好红细胞，同时注意复查实验室检验，包括 H / H、血型鉴定及抗体筛选（如果之前没有检验）。

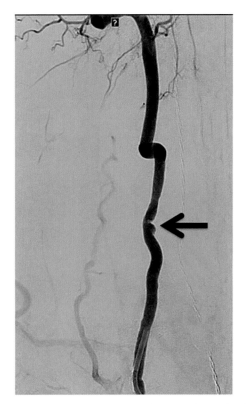

▲ 图 38-3 患者接受前路颈椎间盘切除及椎间融合术，术中发生右侧椎动脉损伤，该图显示术后右侧椎动脉血管造影情况，椎动脉损伤处迂曲未闭（箭）

四、椎动脉修复技术

（一）颈椎前路手术

- 一旦发生椎动脉损伤，立即用止血材料和脑棉局部加压止血。此时应避免使用小颗粒状的物质（如骨蜡），因为有导致动脉栓塞的风险。
- 局部压迫止血后，应暂停手术，让麻醉医生有足够时间补充失血并恢复患者的生命体征。这段时间还可使血液凝固。加压止血时间应持续 15～30min。
- 患者仅用压迫止血就可以控制局部出血。然而，有文献报道椎动脉损伤后止血不充分形成假性动脉瘤和动静脉瘘。因此，在严重出血情况下需要扩大显露范围，以直接修复或结扎椎动脉。
- 使用 Penfield 拉钩和轻柔的电凝向上牵开颈长肌来显露椎动脉损伤部位远、近端的横突。
- 使用磨钻和 1～2mm 的椎板咬骨钳去除覆盖椎动脉顶部的横突部门。如果遇到其他出血，可用止血材料轻轻加压控制出血（图 38-4A）。
- 用剪刀和镊子轻柔地钝性分离椎动脉，直到显露出血部位。
- 可在椎动脉损伤部位的远端和近端使用动脉夹来临时止血。
- 然后用光滑的，不可吸收的小直径缝线（如 6-0 Prolene 缝线）修复裂口。在完全缝合撕裂伤之前应先取下动脉夹排出空气或血凝块，否则这些空气或血凝块可能会成为栓子。先取下远端动脉夹，这样可以使修复部位充满血液并排出空气，然后在最终缝合裂口之前安全地去除近端的动脉夹（图 38-4B）。
- 止血完成后，应给予一次 5000U 肝素以降低血栓形成的风险。
- 复杂撕裂伤无法修补或者无法获得充分止血的时，就需要用 2-0 丝线和血管夹结扎椎动脉。当然，

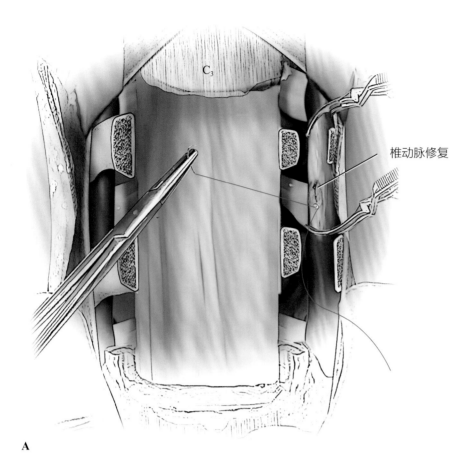

椎动脉修复

A

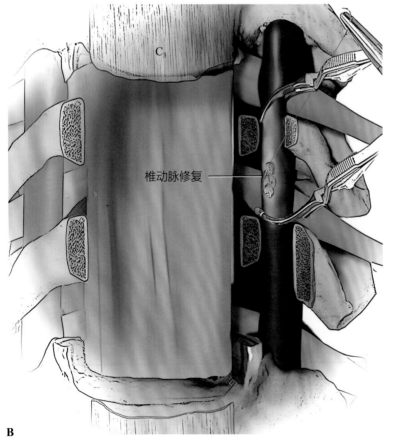

椎动脉修复

B

◀ 图 38-4　**A.** 骨膜下分离椎动脉损伤平面远端和近端横突，然后用椎板咬骨钳去除横突孔上的前侧骨质，在椎动脉损伤的远、近端使用血管夹后修复损伤的椎动脉；**B.** 修补完成后

考虑到脑干卒中的可能性，结扎椎动脉是在迫不得已的情况下才施行。MRI 可以评估左右侧椎动脉的直径大小进而确定优势侧。如果临时阻断损伤远侧，并通过动脉切开术可见动脉反流，这就提示对侧动脉供血足以提供反流压力。

● 充分引流并将颈长肌复位，然后按照标准术式逐层缝合伤口。

（二）颈后路手术

● 颈椎后路手术造成的椎动脉损伤大部分源于置钉过程中违反常规的钻孔操作。螺钉过长、下颈椎过于内收的置钉方向或者过于偏外的 C_2 和 C_1 置钉会伴随椎动脉损伤的风险。另外，寰椎后弓的显露也会带来椎动脉损伤的风险。当显露寰椎后弓上面时，向两侧剥离范围应限于距中线 10mm 以内。用于 C_1 的内固定操作的显露不必超过该范围。

● 违反常规的钻孔造成椎动脉损伤时，自钻孔处会有活动性血液涌出。此种情况下经后路显露椎动脉势必会造成显著的骨缺失，因而我们通常的简单操作是，沿钻孔置入一枚螺钉以达到损伤部位的永久性填塞止血。然而，这一方法有导致椎动脉阻塞的风险进而损伤中枢神经，所以必须权衡这种操作带来的风险和扩大显露的技术挑战。再次强调，优势侧椎动脉的判断有赖于术前的影像学检查。

● 在已经出现椎动脉损伤的对侧，应当避免使用内固定或者选择一种绝对避免造成这一侧椎动脉损伤的内固定方法。

> 通常，单侧椎动脉损伤不会出现临床症状。然而，双侧损伤会带来灾难性后果，所以在出现单侧损伤后要不惜一切代价避免双侧损伤的发生。

● 显露寰椎过程中出现的椎动脉损伤常常有可能通过充分的显露以获得修补的机会。手术医师可遵循与前述的前路手术相似的步骤：局部填塞止血，然后轻柔分离扩大术野，动脉夹临时夹闭椎动脉止血，最后用 6-0 Prolene 缝线直接修补椎动脉。

五、术后处理需密切关注的事项

● 患者应当出手术室后立即进行血管造影检查，血管造影结果用以确认椎动脉及 Willis 环存在血流通过，而且可以确定手术部位没有活动性出血。

● 应当对患者进行详细的神经系统查体和脑卒中体征监测。文献报道对于单侧不可逆性椎动脉损伤造成的脑卒中风险达 0%～45%。

● 动静脉瘘或迟发性假性动脉瘤亦可发生。

第 39 章　神经电生理监测在脊柱脊髓手术中的应用

Neuromonitoring Alert During Spinal Surgery

Ehsan Saadat　John M. Rhee　**著**

李良满　**译**

熊　伟　**校**

一、术中神经电生理监测

- 总体来说，术中神经电生理监测的适应证如下。
  - ➢ 脊髓病手术（颈椎及胸椎）。
  - ➢ 颈、胸、腰段脊柱畸形矫形手术（脊柱侧弯、脊柱后凸）。
- 在以下手术时，我们通常不使用术中神经电生理监测。
  - ➢ 神经根型颈椎病手术。
  - ➢ 退行性腰椎疾病（无论是否行内固定）。
    - ■ 例外情况：在腰椎侧方入路手术(如经腰大肌入路）时，我们需要使用肌电图（EMG）监测。

二、神经电生理监测的种类

（一）躯体感觉（躯体感觉诱发电位监测）

- 特异性较高但敏感性较低。不容易出现假阳性，但较容易出现假阴性。
- 更稳定，受麻醉药物影响更小。

（二）运动（运动诱发电位监测）

- 敏感性强但特异性低。不容易出现假阴性，但容易出现假阳性。
- 稳定性相对差，更易受麻醉药物影响。
- 对于手术时间较长的手术，采用吸入麻醉时，运动诱发电位常会随手术时间的延长而逐渐减弱。我们发现，在长时间手术时使用全程静脉麻醉能获得更稳定的运动诱发电位结果。

（三）肌电图监测

- 除经腰大肌入路的腰椎侧方入路手术以外，肌电图监测并不常规使用。

三、其他考量因素

- 一般不需要在摆放体位前取得相应诱发电位的基准值。
- 除非患者脊柱高度不稳定（如不稳定的颈椎骨折），或非常担心手术体位摆放本身有可能会造成神经损伤的患者。

四、术中神经监测报警时的处理

- 依据一套系统的、有条不紊地处置流程来处理非常重要，具体如下。

（一）术野之外需考虑的影响因素

- 首先，让神经电生理监测员检查电生理监测电极及电脑的连接是否正常。
  - ➤ 可考虑将表面皮肤电极片改为经皮针刺电极。
- 询问麻醉师麻醉方案是否有改变。特别是，是否使用了吸入麻醉药或肌松药，或增加了用量。
- 应确保以下几项指标。
  - ➤ 平均动脉压为 80～90mmHg。
  - ➤ 血细胞比容＞30%。
  - ➤ 血氧饱和度＞99%。
  - ➤ 保持核心体温＞37℃。
- 检查报警侧肢体的位置，以确保其不存在压迫情况。
  - ➤ 放松肩部束缚带。
  - ➤ 检查肘关节及腕关节。
  - ➤ 排除因体位原因（例如，患者大腿粗壮而膝关节处于过度屈曲状态）导致的肢体血流减少。
- 放松任何形式的脊柱牵引。

（二）术野范围内需考虑的影响因素

- 明确在报警发生前进行了何种手术操作。
- 在以下手术操作步骤后获得一次运动诱发电位的监测结果会非常有用。
  - ➤ 切皮之前。
  - ➤ 显露之后。
  - ➤ 在每个节段减压之后。
  - ➤ 在螺钉/植入物置入之后。

> ➤ 安棒之后。
> ➤ 在如下矫形操作之后。
>> ■ 脊柱侧弯矫正操作。
>> ■ 撑开 / 延长操作。
>> ■ 加压操作。
> ➤ 切口缝合之前。

- 必须严格遵循上述操作步骤，才可能确定发生报警前的具体操作。
- 先撤销发生报警前的手术操作，如电生理信号没有明显改善，则依照手术步骤逆序依次撤销，直至电生理监测信号恢复稳定的操作步骤。
- 如果电生理信号依然没有明显改善，则进行术中唤醒试验。

> ➤ 最好在术前向患者交代术中唤醒的可能性，并指导其术中应该如何配合医生的指令。

- 如果唤醒试验失败，我们建议中止手术。
- 考虑静脉内使用地塞米松。我们不使用 NASCIS 研究的推荐剂量。
- 进行 CT/MRI 等进一步的影像学检查。

第 40 章　颈椎前路椎间盘切除融合术后呼吸道并发症 / 环甲膜切开术

Airway Complications After Anterior Cervical Diskectomy and Fusion/Cricothyrotomy

Andrew H. Milby　David A. Reeder　John M. Rhee **著**

周文钰　王　博 **译**

黄　霖 **校**

病例说明（图 40-1）

　　患者女性，64 岁，患有神经根型颈椎病，因保守治疗无效而接受 $C_{4\sim6}$ 颈椎前路椎间盘切除融合术（ACDF）治疗，但在椎体钩突骨赘切除过程中意外切开了硬脊膜。术中应用纤维蛋白封闭剂后无明显脑脊液流出。她最初的术后病程简单，引流量极少，患者在卧床休息 48h 后出院回家。出院后次日，患者因进行性颈部肿胀、呼吸困难和体位性头痛紧急返院观察。

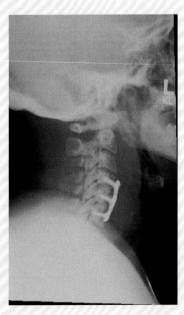

◀ 图 40-1　颈椎侧位 X 线片，示 $C_{4\sim6}$ 颈椎前路椎间盘切除融合术后改变及与脑脊液漏有关的椎体前方软组织密度改变

一、影像学评估

- 在亚急性情况下，可以先做颈椎侧位 X 线片来评估。
  - ➢ 如果可行的话，应与在症状出现前的影像学检查对比，仔细评估椎前软组织轮廓，以确定椎前软组织肿胀是否显著增加。
  - ➢ 椎前软组织因人而异，取决于手术水平，但一般都有个明显的轮廓，即从头侧 $C_{1\sim4}$ 有一个较薄的阴影，到远端超过甲状软骨和气管水平则有一个较厚的阴影。

二、特殊器械

- 如条件许可，使用经皮环甲膜切开术套件对住院患者来说是一种比开放性环甲膜切开术创伤更小的选择。
- 在野外或院前环境下，可仅使用手术刀和手柄或等效的锐器完成暂时性紧急环甲膜切开术。

三、适应证

- 气道受损的第一个征象可能是患者诉因感到呼吸困难而增强的焦虑，远远早于血氧饱和度或其他生命体征的任何客观变化之前。
  - ➢ 患者的这些主诉必须得到认真和及时的评估，以防止潜在的灾难性气道阻塞。
  - ➢ 通常症状发生时间为术后 24～36h。
- 应与以下情况进行鉴别诊断。
  - ➢ 咽部水肿。
  - ➢ 血肿。
  - ➢ 脑脊液漏。
  - ➢ 血管性水肿。
  - ➢ 移植物和（或）板移位。
- 颈椎前路手术后气道并发症的危险因素如下。
  - ➢ 颈椎前路手术后气道损害的总发生率为 1.2%～6.1%。
  - ➢ 以下因素与风险增加有关。
    - 年龄。
    - 男性。
    - 慢性阻塞性肺疾病病史。
    - 出血性疾病病史。
    - 手术时间长。
    - 失血过多。
    - 美国麻醉学会风险（ASA）评级＞2 级。
  - ➢ 其他因素，如多节段和椎体切除术，已证实与气道并发症并不一致，但也可能与上述因素相关。

四、治疗方法

- 一旦怀疑患者即将出现气道损害，应马上着手进行再插管。
  - ➤ 对于有早期症状但不是危急的患者，半选择性再插管可能是最好的预防方法。
  - ➤ 手术部位明显肿胀和（或）气管移位提示有血肿或积液扩大。在这些紧急情况下，先在床边打开切口。如果这样可以清除血肿或积液，并缓解呼吸道症状，那么插管可以推迟，或者经麻醉科或耳鼻咽喉科会诊后在更可控的情况下进行半选择性插管，但应密切监视患者。如果在床边打开切口无法解决气道问题，则应立即选择急诊手术。
  - ➤ 如果出现轻微的气道水肿，但因疑似手术部位血肿的占位效应而不能再行插管，这种情况下也应立即进行床边伤口探查和血肿清除。
- 如果没有明显的血肿且气道内水肿阻碍再插管或气囊通气，则患者已达到"无法插管，无法通气"的临界状态。这是经环甲切开术紧急气管置入的指征（图 40-2）

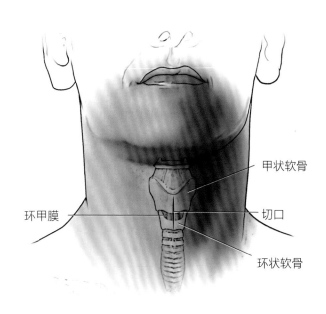

◀ 图 40-2　环甲切开术的表面标志及通常切口的位置

甲状软骨

环甲膜　　切口

环状软骨

五、经皮环甲膜切开术

- 经皮穿刺技术创伤较小，当有足够的时间进行序贯操作和有合适的成套工具可用，应作为首选方法。
- 在床边打开无菌包（图 40-3），包括以下物品。
  - ➤ 带内套管针的脊椎穿刺针。
  - ➤ 有无菌生理盐水的 5ml 注射器。
  - ➤ 15 号带手柄刀片。
  - ➤ Seldinger 钢丝。
  - ➤ 钝形空心扩张器。
  - ➤ 气管切开管。

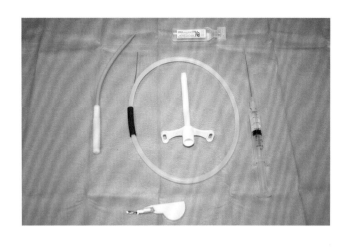

◀ 图 40-3 用于经皮环甲膜切开术的无菌包

- 习惯右手操作的医生站在患者左侧，用左手拇指和示指固定环状软骨，切开皮肤后轻轻按压可以使皮肤切缘分开。
- 若时间允许，应用无菌溶液对颈部进行无菌准备。
- 连接注射器和导管针，将扩张器插入气道导管内。
- 轻触环甲膜。
- 用 15 号刀片沿正中线从甲状软骨到环状软骨纵向切开，长度约 2cm。
  - ➢ 纵行切口可以减少纵向走行的颈前血管出血。
  - ➢ 逐层切开皮肤及皮下组织，直达甲状软骨和环状软骨，显露环甲膜（图 40-4）。
- 插入导管针，针头方向朝向患者尾侧，沿 45° 进入，轻柔抽吸注射器，直到抽出气体为止。
- 拔除注射器及针头。
- 顺导管置入导线，软的一端先置入，在皮肤外要预留出扩张器长度的导线。
- 拔除导管，沿导线置入扩张器，直到导线近端显露出来。

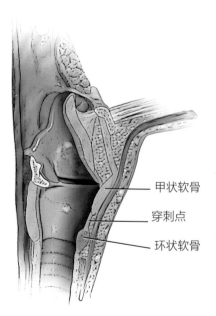

甲状软骨
穿刺点
环状软骨

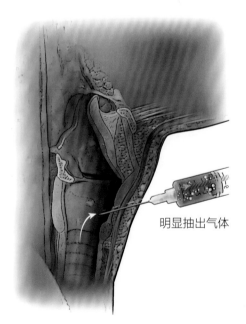

明显抽出气体

▲ 图 40-4 逐层切开皮肤及皮下组织，直达甲状软骨和环状软骨，显露环甲膜

- 握住导线，将扩张器和往复式气道装置送入环甲膜。
- 同时撤除导线和扩张器。
- 将气囊连接于通气装置上以稳定气道。
- 用胶带固定插管。

六、环甲膜切开术

- 准备合适型号的气管内套管或气管切开套管。应该使用可利用的最小型号的套管，以便后续具备指征的常规气管切开术的顺利进行。
- 习惯右手操作的医生站在患者左侧，用左手拇指和示指固定环状软骨，切开皮肤后轻轻按压可以使皮肤切缘分开。
- 若时间允许，进行颈前皮肤的无菌准备，否则直接进行急救。
- 用 15 号刀片或其他锐性器械沿正中线从甲状软骨到环状软骨纵向切开，长度约 2cm。
  - ➢ 纵行切口可以减少纵向走行的颈前血管出血。
  - ➢ 逐层切开皮肤及皮下组织，直达甲状软骨和环状软骨，显露环甲膜（图 40-4）。
- 通常用手术刀横行切开环甲膜进入气道。
- 用刀柄（或止血钳）扩大环甲膜切口（图 40-5）。
- 将手术刀放在一旁，将事先准备好的套管插入气管内，待套管充气后，把气管套管系在患者颈部。
- 用缝线或安全别针固定插管。

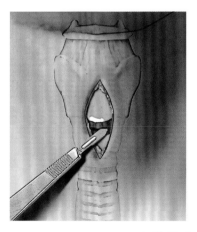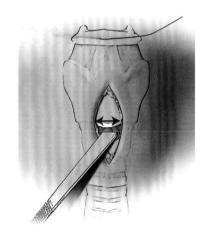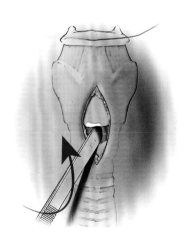

▲ 图 40-5 用刀片将环甲膜横向切开，再用刀柄扩大环甲膜切口

七、操作后的注意事项

- 在气囊通气的同时听诊肺野可以明确插管位置是否适当。
- 如果条件允许，检测 CO_2 饱和度可以评估通气是否充分。
- 如果因情况紧急气管插管未达最佳效果，待患者病情平稳后再次操作使其达到理想状态。

病例说明（续，图 40-6）

　　该患者立即进行了气管插管，随后放置腰部蛛网膜下腔引流，以引出脑脊液，修补硬膜，将引流摆放到更深处。因为在气管插管过程中发现气道水肿明显，该患者仍需术后当日整晚放置气管插管。

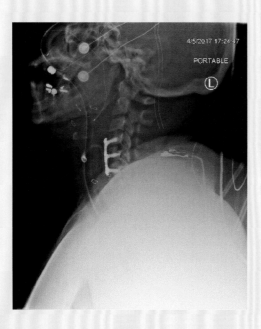

◀ 图 40-6　术后颈椎侧位 X 线显示气管内插管，椎前软组织密度影减小，以及可见深部引流装置

推 荐 阅 读

[1] Sagi HC, Beutler W, Carroll E, Connolly PJ. Airway complications associated with surgery on the anterior cervical spine. *Spine.* 2002;27:949-953.

[2] Lim S, Kesavabhotla K, Cybulski GR, Dahdaleh NS, Smith ZA. Predictors for airway complications following single- and multilevel anterior cervical discectomy and fusion. *Spine.* 2017;42(6):379-384.

[3] Manninen PH, Jose GB, Lukitto K, Venkatraghavan L, El Beheiry H. Management of the airway in patients undergoing cervical spine surgery. *J Neurosurg Anesthesiol.* 2007;19:190-194.

[4] Palumbo MA, Aidlen JP, Daniels AH, Bianco A, Caiati JM. Airway compromise due to laryngopharyngeal edema after anterior cervical spine surgery. *J Clin Anesth.* 2013;25:66-72.

[5] DiGiacomo C, Neshat KK, Angus LD, Penna K, Sadoff RS, Shaftan GW. Emergency cricothyrotomy. *Mil Med.* 2003;168:541-544.